经方体悟讲记

——雒晓东经方讲稿及李可、黄煌经方思维探讨

主　编　雒晓东

副主编　王启章　周世雄　苏巧珍

编　委　(以姓氏笔画为序)

　　　　刘梓言　许燕娟　李　哲

　　　　余泽程　周志成　曾　艳

中国中医药出版社
·北京·

图书在版编目（CIP）数据

经方体悟讲记：雒晓东经方讲稿及李可、黄煌经方思维探讨／雒晓东主编 . —
北京：中国中医药出版社，2021.9（2022.8重印）
ISBN 978-7-5132-6700-7

Ⅰ . ①经… Ⅱ . ①雒… Ⅲ . ①经方－研究 Ⅳ.①R289.2

中国版本图书馆 CIP 数据核字（2021）第 007912 号

中国中医药出版社出版

北京经济技术开发区科创十三街 31 号院二区 8 号楼
邮政编码 100176
传真 010-64405721
山东百润本色印刷有限公司印刷
各地新华书店经销

开本 710×1000 1/16 印张 16.75 字数 304 千字
2021 年 9 月第 1 版 2022 年 8 月第 2 次印刷
书号 ISBN 978-7-5132-6700-7

定价 58.00 元
网址 www.cptcm.com

服 务 热 线 010-64405510
购 书 热 线 010-89535836
维 权 打 假 010-64405753

微信服务号 zgzyycbs
微商城网址 https://kdt.im/LIdUGr
官 方 微 博 http://e.weibo.com/cptcm
天猫旗舰店网址 https://zgzyycbs.tmall.com

如有印装质量问题请与本社出版部联系（010-64405510）

前　言

究天人之际，通古今之变，成一人之方，这就是中医思维。中医思维是建立在中医理论基础上的。中医理论是把人与自然界看成一个整体，中医学认为人的本质是生物、自然、社会、思维多方面属性的综合体。考察一个人，要考察这个人周围的自然环境、社会环境及其心理状态，是一个综合的考察。我们要诊断一个病证，要治疗一个人，要考察是什么季节，什么天气，什么地方，什么社会环境，什么心理特点，要因时、因地、因人来看。而且，中医的脏腑经络是一个和宇宙相联系、与四时相通应的活体的结构、气化的结构，功能占了大部分，不要把中医的脏腑和西医的脏器去对应，不要用西医思维代替中医思维，应该在天人合一的整体观念下依据中医脏腑经络的生理去探究病理。

本书在天人合一的整体观念下依据中医脏腑经络的生理去探究病理，具体阐释了中医思维、中医的哲学思考、五脏六经的生理病理及其中医思维在临床经方体系与具体疾病中的主导和运用。

本书是我近十年来的讲稿，贯穿一个中心内容就是在学习李可、黄煌两位老师经方体系的基础上，结合个人对经方体系的思考和运用，注重中医思维和六经气化学说在临床经方体系与疾病辨治中的具体运用，故曰"经方体悟讲记"。

雒晓东

2021 年 1 月

目录

经方体悟讲记
雏晓东经方讲稿及李可、黄煌经方思维探讨

第1讲　中医不能丢掉中医思维

一、中医是怎么思维的

中医学和其他医学不大一样，中医学类似于百科全书，比如《黄帝内经》（以下简称《内经》）里就有天文、地理、气象、音乐等方面的知识，另外，中医学和哲学也有较深的融合。远古的中医学分为几个流派，有针灸的、经方的、医经的，《内经》是医经学派的奠基之作。《灵枢》是专门讲针灸的，但也有很多基础理论的东西。《伤寒论》《金匮要略》是经方学派的代表作，《汉书·艺文志》中谈到经方十一家，但在那个时代，几乎所有用草药治病的方都叫经方。而现在，我们认为张仲景《伤寒论》《金匮要略》中的方属于经方的核心，除此以外，还有《千金要方》《外台秘要》《小品方》等，这些书籍总结了唐代以前的医学知识。

《灵枢》主要是探讨针灸学的。像《针灸甲乙经》《针灸大成》都是一个体系。另外，在当时还有一种叫祝由的医学体系，类似于现在的心理疗法，是由祈祷和一些迷信的内容融合而成的。《内经》里还有一个医经的体系，当时讲"医经七家"，比如《黄帝内经》《黄帝外经》《扁鹊内经》《扁鹊外经》《白氏内经》《白氏外经》《白氏旁经》，我们现在能看到的只有《黄帝内经》这一本了。还有《难经》这部分，有些人认为《难经》可以和《内经》相媲美，实际上《难经》远不能和《内经》相比，内容少很多，它只是对《内经》里某些问题的进一步阐述。没有《难经》的话，中医理论体系基本不受影响，而如果没有《内经》，中医理论体系就不复存在了。整个中医理论体系都是《内经》所奠定的，没有哪一块是没有谈到的，包括阴阳五行、脏腑经络、病因病机、治则治法、用药原则、摄生防病，等等。

现在的中医内科主要是医经和经方两个体系的传承，这两个体系在汉代是不同的派别，而现在是融合在一起的。《内经》是中医的生理病理学，《伤寒论》《金匮要略》是中医的诊断治疗学。章太炎曾说："吾于方书，独信《伤寒》。"他把《伤寒论》和《金匮要略》当作方书、验方来看。医经和经方这两个体系，理论在前，用药在后，或者说《内经》在前，《伤寒杂病论》在后。当时还有一本著作叫《神农本草经》，可能还有《胎胪药录》，但后者现在看不到了。通过多年的思考，我认为《神农本草经》应该不是《伤寒杂病论》用药的基础。医经学派、经方学派、药物学派可能是并驾齐驱，各有传承的。张仲景不是因为读了《内经》《神农本草经》才写成了《伤寒杂病论》，可能《伤寒杂病论》中大多数方子都是上古时代传下来的。比如说"发热恶风，脉缓"，用了桂枝汤就会好；出现麻黄八症，用麻黄汤就能解决；出现"项背强几几"，用葛根汤就会很有效……。为什么叫"经方"？黄煌老师给它起名叫"必效方"。张仲景的方剂有一大部分是来自《汤液经法》（亦称《汤液经》）的，陶弘景的《辅行诀脏腑用药法要》（以下简称《辅行诀》）可以看作是《汤液经法》的节略本。《汤液经法》在西汉之前就有了，至少在张仲景出生前两百年，《汤液经法》就存在了。按《汉书·艺文志》的记载，《汤液经法》是商代的伊尹所作。同时代的方剂，比如甘肃武威出土的医简是东汉的一些医方简牍，马王堆出土的《五十二病方》，等等，这些内容比起《汤液经法》和《伤寒杂病论》，都要落后很多。在那个时代，中医的传承或者说交流是非常差的，很多都属于"国家机密"。像《史记·扁鹊仓公列传》里讲："我有禁方，年老，欲传与公，公毋泄。"非人不传，方子是保密的。

张仲景是传方之人。像皇甫谧讲的"仲景论广《汤液》为数十卷，用之多验"，他是把《汤液经法》拿过来扩充成了《伤寒杂病论》。我们现在通过看《辅行诀》就知道，麻黄汤、小柴胡汤、小建中汤、理中汤、四逆汤等，在《辅行诀》里都有，所以说这些方子都不是张仲景的。六经的关键方剂，除了厥阴病的特殊方剂外，在《汤液经法》里基本都能见到。《伤寒论》里桂枝加桂汤、桂枝加芍药汤等，这些加减法可能是张仲景的东西。桂枝汤是小阳旦汤，小柴胡汤是大阴旦汤加味，黄芩汤是小阴旦汤，真武汤是玄武汤，黄连阿胶汤是朱雀汤，麻黄汤是小青龙汤，小青龙汤属于大青龙汤……《汤液经法》已经有了二旦六神五脏大小补泻的理论体系。实际上，中医学来源于道家，《内经》里可以看到很多道家的东西，《汤液经法》也是道家的体系，像青龙、白虎、朱鸟、玄武、勾陈、螣蛇等。白虎汤是潜镇阳气的，它是西方之神；青龙是东方之神，它是升阳治水的，所以可以治痰饮病，兴阳助阳；玄武是北方之神，是治水的；朱鸟是南方之神，都有其象征意义。在《五十二病方》及医简里没有理论体系，《汤液经法》里有理论体系，而且有方药剂量、组方规律。

怎样才能学好中医？我们需要有一个理论体系，实际上这个体系提炼给大家的并不多，中医学是个融合的百科式的系统。中医学的核心理论是脏腑经络学说，后来讲病因病机、治则治法，中医学就把阴阳五行放了进去，实际上从春秋战国一直到汉代，阴阳五行是一个哲学思想。不仅中医学用它，各个学科说理都用它，讲自然科学或社会科学都用它，现在则变成了中医学的一部分。也就是说，它既是哲学的内容，又是中医学的内容。阴阳表示两个相对面，比如阴代表阴暗的、阴沉的、黑暗的部分，阳是属于阳热的、上升的、亢奋的部分，是两个相对的哲学概念。**在中医学里面，阴阳已经被赋予生物学的具体概念了**，阴又指阴精、肾精，阳指阳气、精气、人体功能的一部分。所以在中医学里，阴阳五行已经不是单纯的哲学概念了。一部分是哲学的概念，比如"万物之纲纪，变化之父母，生杀之本始"；还有一部分是具体的概念，比如某些特定情况下，阴专指阴精，阳指阳气。

　　我想跟大家讲讲，中医学是怎么思维的？应该把握哪几个方面。

　　第一，中医学是宇宙医学。马克思讲过，人的本质是人的社会关系的总和。一个人交什么样的朋友，有什么样的社会关系，大致就可以确定这个人的本质，那是社会学意义上的本质。中医学对人的本质的认识更加广泛和全面，**中医学认为人的本质是生物、自然、社会、思维多方面属性的综合体。**恽铁樵曾经说过，"《内经》之五脏，非血肉的五脏，乃四时的五脏。"什么意思呢？就是中医学不仅仅是个生物学的概念，考察你这个人，要考察你周围的自然环境、社会环境、心理状态，是一个综合的考察。所以我们要诊断一个病证，要治疗一个人，要考察是什么季节，什么天气，什么地方，什么社会环境，什么心理特点，要因时因地因人来看。《素问·六节藏象论》里讲到，肝气通于春，心气通于夏，肺气通于秋，肾气通于冬，脾气旺于四时，因此说中医学是宇宙医学。古人不是把人看成独立的存在，而是把人看成大自然的很渺小的一部分。在《内经》时代，把人叫"倮虫"，把动物界分成几个大类，人只是其中很小的一个种类，属于身上没有毛的一类倮虫。所以说时间、空间都会影响我们，把人放到自然界去考察。

　　最近几年说得比较多的一句话是"人身一小宇宙"，有两个方面的含义，一个是人受宇宙的影响，受社会的影响；还有一个方面是不断建立联系的一个分子，就像在我们的网络里，他可能只是一个节点。所以学中医要有宇宙的观念，要有天文地理，要有四时阴阳，要有五脏六腑，把所有的时间、空间全部都要考虑到。从西医学来看，心脏坏了就换个心脏，肾脏坏了就换个肾脏，这样的思维是很局限的。中医学从一开始创立就是这样一个庞大的体系，把天文、地理、宇宙、四时阴阳全都考虑到，来认识一个疾病。过去把这个叫作整体观念，现在叫宇宙医学。人只是宇宙里的一个分子，很渺小，我们治疗疾病要考虑到这样一个问题。所有的季节、气候、日月星辰、社会、自然都会影响人体的生理和病理。

在中医学里对社会的描述相对少一些，对自然的描述相对多一些。"人定胜天""改造自然""改造社会"这样的思想，在《内经》里面、在道家里面是不成立的，人是要服从自然的。像老子说的"人法地，地法天，天法道，道法自然"，最高的层次是自然，在自然规律那里，人最好不要和自然对抗，而是去适应自然。恩格斯在《自然辩证法》里也讲过类似的话，他说我们对自然界的每一次"征服"，自然界都"回馈"了我们，都给了我们最严重的惩罚。《内经》里也讲到"必先岁气，无伐天和"。古人为什么能不得病，为什么能长命百岁，就是因为《素问·生气通天论》里所讲的"此因时之序也"。再比如说，"平旦人气生，日中而阳气隆，日西而阳气已虚，气门乃闭。是故暮而收拒，无扰筋骨，无见雾露，反此三时，形乃困薄。"阳气旺盛的时候我们就起来，开始工作，到了中午阳气隆盛，到了下午阳气要潜降了，"百病皆以旦慧，昼安，夕加，夜甚。"什么叫"春夏养阳，秋冬养阴"？春天要助阳气的生发，夏天要助阳气的旺盛，秋天要助阳气的收降，冬天要助阳气的潜藏。我们的养生、用药都要考虑这些，四气调神实际上是这样的一个概念。还有子午流注，《伤寒论》里的六经病"欲解时"都非常关注时间节律的因素。总之，**我们需要把人放到自然中去考虑，人要顺应自然，而不是改造自然。**

第二，中医学是时空医学。中医学的"证候"就是时空医学的节点。中医的"证"是空间的表现，或者说是临床表现，比如说眩晕、头痛。中医所讲的"证"，实际上是"证候"，所以我一直主张**中医是"辨证候论治"**，而不是"辨证论治"，一定要有"候"的概念，就是一定要有时间的概念。有一句俗话，叫**"走马看伤寒，回头看痘疹"**。说的就是不同的疾病，进展变化的速度不同。"走马看伤寒"，说的是出去骑一阵马的功夫，伤寒的症状就变化了，就有可能从太阳病的恶寒、发热、无汗到阳明病的恶热、汗出、脉洪大了。"回头看痘疹"，说明痘疹的进展更为迅速，初看痘疹是斑疹隐隐，回头的功夫已经斑疹紫黑，从营分到血分了。还有"温邪上受，首先犯肺，逆传心包"，一旦逆传到心包，人很快就昏迷了，这种患者刚来的时候可能精神还可以，一个时辰不到可能就昏迷了。比如乙脑的表现可能就会这样，很短的时间内证候变化迅疾。所以，中医一定要根据"证候"

开处方，因时、因人、因地制宜。"五日谓之候"，"候"就是个时间的概念。简单来说，就是根据这个时候的证据，用这个处方，单纯辨"证"论治就不严谨了，没有了时间的概念。

第三，**病机方面，最关键的是要掌握定位、定性**。"**谨守病机，各司其属**"，**掌握病机就是明确定位定性**，病机十九条实际上就是告诉你怎样定位定性的。首先五脏定位，要考虑定在哪个脏，然后再定性，是火？是热？是寒？是风？是燥？这里六气不是气象学或病因学的概念，而是病理生理学的概念。大家要学习病机的话，病机十九条是比较好的，它开创了定位定性的体系。大家要扩展开来，以脏腑经络、五体九窍、气血精津液定位，六气、八纲、疫毒交错定性。

第四，**中医学是功能医学**。中医学脏腑的概念绝对不能和西医学的脏器直接简单对应。中医学是注重讲功能的。五脏中的"心"不单是指胸腔里的那个解剖学的心，中医的心是主神明的，是整个意识思维活动的主宰，整个生命活动由心所管。"心主血脉"，心给血脉一个最初的推动力。舌为心之苗，面为心之华，汗为心之液。讲到中医的肺，是宣发肃降，通调水道，主气司呼吸。讲到脾的话，是主运化、主升清的，是气血生化之源，主肌肉的。讲到肾是主藏精的，主持生长发育的原动力，其华在发。中医是以五脏为核心，喜、怒、忧、思、恐五志都是放到五脏里的，皮、肉、筋、骨、脉五体也是分属五脏的，大家一定要有这样一种观念。中医只讲活人，尤其是脏腑经络学说，人死了，就没有心、肝、脾、肺、肾了，经络、经气也没了。**人死了，中医意义上的人就已经不存在了。**

第五，**中医学是形神医学**。像《素问·上古天真论》讲的"形与神俱"是一个最佳状态，不一定是养形养体，更重要的是养心养神。在内脏疾病里，中医更关注"神"。人体的君主之官是主神明的，"神明出焉"，主持人的生命活动，主持人的意识、思维活动。而且中医学在形神方面，更关注于神，是用神来主形的。所以在养生保健的时候，形与神要同时考虑。在中医学里，神是统帅形的。心是君主之官，神明出焉，"主明则下安，主不明则十二官危"，人体的五脏不是平起平坐的，心是居主导地位的，心是"皇帝"，其他脏腑要听从其指挥。《素问·四气调神大论》，为什么不叫"四气调形大论"呢？所以，**我们不但要养形，更重要的是养神，调节心情，养神重于养形。**

第六，还有一个思路，**要以生理来阐释病理**。比如"太阴之为病，腹满而吐，食不下，自利益甚，时腹自痛"，太阴病为什么会腹满？就是因为脾的运化功能不行了，水谷精微积聚其中而腹满，不通则满，积在其中，胃气上逆，故呕吐。所以一定要用生理去阐释病理，而不是见到"发热，汗出，恶风"，上来就用桂枝汤，但却不知道为什么要用。我们要通过《内经》阐释六经的生理病理，比如这个患者为什么出现水肿？是脾的问题，肾的问题，还是三焦的问题？肌肉萎缩了，是脾不能主四肢了，还是肺热叶焦？心里一定要清楚生理，用生理去阐述病理。中医生理学最核心的概念就是五脏生理。腑的功能是依赖于脏的，比如肾阳不足，膀胱气化自然不行了；脾的功能不好，胃也降不下去了。虽然李东垣是讲《脾胃论》的，但他谈得更多的还是脾，他的大部分方剂是升清健运为主的，而不是降胃为主。一定要有生理的概念。比如心气虚了，出现气短心慌，惕然而动，面白，舌淡，脉弱；脾气虚，腹满，腹泻，疲乏；肝气虚就不能升发，比较郁闷，不能调达，不能耐疲劳；肾气虚就会出现头发白，腰酸，耳聋耳鸣。**讲中医的东西一定要以五脏功能为根据**。

最后，谈一下怎样才能算得上中医大师。我想有几个标准。**第一个要功底扎实**。熟悉四大经典，对中医著作至少要读到几千本以上，民国前的中医著作大概一万五千本左右，方子则动辄以万计，但我们能掌握几百首方已经算不错了。黄煌老师曾经说过，"中医最重要的是选择"，但怎么去选择？怎么才能用得好？我专门提出经方内涵八字诀"方、药、剂、量、煎、服、证、禁"，方方面面搞清楚了，才算真正掌握了这个经方。如果用的是经方，但量不对，比例不对，煎服法也不管，这就算不上是经方。中医学最精华的部分还是经方。另外，像《千金要方》《外台秘要》，以及从金元四大家到明清大医家的著作，至少都要读读，精读或细读。像徐大椿就讲过，他自己仔细看过的书，做了眉批的，认真读过的，至少有上千本，泛读过的有上万本。

第二个，要成为大师的话，要疗效卓著。不是说每个病都能看好，但至少要有几个拿手的病，搞得清清楚楚。自己心里明白能够解决哪些问题，能够解决到什么程度，吃几剂药能达到什么效果。

第三个是要有理论创新。现在的中医能有系统的理论创新的屈指可数，没有说能像李东垣、刘完素、朱丹溪、张子和等创立一个流派出来，有一套自己的体系，像岳美中、蒲辅周等算是佼佼者了，但都没有形成自己系统的理论体系。

二、中医就要有中医思维

中医就要有中医思维。现在中医临床上使用的西医知识太多了，基本是中西两套并行，中医高校就是这样培养学生的，病房更不例外，这也是目前中医院普遍的一个情况。但像韩国、马来西亚的话，他们的中医师只能开中药，没有西药处方权，开化验单的权力也没有。中国的中医将来怎么走，还要继续探索。但**至少要保持中医思维，就是要有以证候为核心的辨证体系**。不要认为某个药可以降血压，某个药可以抗感染，不要用这样的西医思维代替中医思维，要以证候为核心，阐述它的病机，然后思考怎么治疗。

不要把中医的脏腑和西医的器官去直接对应。中医的肝，是主疏泄、主藏血的肝，而不是分泌胆汁、参与生物转化的肝；讲到心，就是主血脉、主神明的心，开窍于舌，汗为心之液；讲到脾，就是主升清、主运化的脾，是气血生化之源。如果和西医解剖简单对应的话，中医的脾和西医的脾是风马牛不相及的两码事。所以要搞清楚，中医是气化结构，是功能结构，中医治病主要是调整机体的功能。人活着，他的五脏六腑都在，一旦生命结束，那么五脏六腑也就没有了。西医就不一样，人死了，他的肝还在，他的心还在；但中医的观点，人死后他的心就不存在了，就没办法主血脉、主神明了，肝的疏泄、藏血功能也没了，脾的运化、升清也没了。所以**中医的脏腑是活体的结构、气化的结构，功能占了大部分，决不能和西医解剖简单对应**。

中医视角下的人体和自然界是一体的，肝气通于春，心气通于夏，脾气通于长夏，肺气通于秋，肾气通于冬。中医不光把人体看成独立存在的个体，还是天、地、人一体的气化结构。每时每刻，机体都是和天地宇宙相通应的。那么秋天要养什么？冬天要养什么？秋天要考虑阳气不降了，冬天要考虑阳气不能潜藏了，这就要根据季节变化去用方，要因时因地考虑问题。

还有一个最重要的方面，所有的病理都是生理的失常。比如"太阴之为病，腹满而吐，食不下，自利益甚"，"腹满"就是脾的运化功能不行了，中焦气机阻滞，胃气上逆就吐了……就是告诉我们，要先了解人体的生理，然后用病理去推导生理，再用方药来调整失常的生理功能。不能简单方证相对，看到"发热，汗出，恶风，脉浮缓"就用桂枝汤，而不知其所以然。一定要思考生理是怎样的，病机是怎样的，然后用方药来使之恢复正常的生理功能。

对于六经的认识，大多数医家都认为六经是可以统万病的。所有时方、所有疾病都可以统括在六经之下，但现在还不大现实。中医高校的教学体系还是以内科学为主，这是以病为纲的一个体系。比如说感冒，诊断清楚后，下面再分几个证型。但这样有个非常大的弊端，就是把学生的思维限制死了，只知道这七八个

经方体悟讲记

雒晓东经方讲稿及李可、黄煌经方思维探讨

证型，根据这些证型去用药，这是按图索骥或按书索病。所以现在的中医内科学教材是不太成功的，使得学生只知道那几个证型，对着证型来开方。但实际上疾病是千变万化的，因时因地，千人千方，一人一方，不可能一个疾病就只有七八个证型。比如说，像《证治准绳》中光中风的方子就有 92 首，但现在的《中医内科学》中，中风也就十来个证型。为什么会出现这样的情况？就是教材太过于教条化了，这样培养出来的学生水平普遍不高。

我还是强调大家要用六经统经方，否则的话，所有的经方在人的脑海里就会成为一盘散沙，用六经为纲就能把经方掌握得比较好。用生理带病理，六经基本把人体所有生理都概括了，所以才能阐述所有的病理机制。太阳不只是手太阳、足太阳，也把小肠、膀胱概括进去了。十二经就把我们的五脏六腑、四肢百骸、五体九窍全都概括进去了，所以六经是脏腑经络等人体全部功能的概括。要实现生理统病理的话，就要把人体的生理功能搞清楚，用六经统经方，把六经看成生理的六经，而不是看成六个条框，或者说六个症候群，应看成六个相互联系的生理结构。

第2讲 中医临床几个问题的思考

现在讲几个在临床中我们经常遇到和思考的问题。

第一个问题，中医和西医之间的协同和矛盾的问题。现在普遍存在的一个情况，像我们省中医这样的大医院，在病房里面，单纯的中医和单纯的西医都是很难生存的。如果只是懂得西医而不了解中医，在我们省中医院是不行的。同样，在现在的社会形势下，如果只懂得中医而不了解西医的话，其实也是无法生存的。假设现在有一个患者有咳嗽的症状，但他是一个肺癌，如果只是依靠脉诊而不是现代检验手段，那可能就无法做出正确的诊断。再比如说，一个严重的感染，没有现在这些抗生素的话我们是很难解决的。所以说，缺乏西医的话，完善的诊断和全面的治疗都是很难做到的。在这样的情况下，要想在大医院立足，我们就要具备两套本领，中医和西医水平都要过关。在大多数地方，中医和西医其实是可以做到协同的。比如说我们可以把西医的 MR、CT、B 超这些检查手段作为中医望诊的延伸，显微镜检查也可以作为望诊的延伸。比如蛋白尿，我们的肉眼是看不到的，而显微镜下就可以，那我们就可以通过扩展的望诊来说这个患者是肾精不固。中医和西医是有协同的情况，越是在大医院就越能体会到这一点，因为这里有 B 超、CT、MR，乃至 PET 来寻找病灶。通过腰穿、血常规、肝功、肾功、生化等检查来拓展望闻问切的精度和深度，这样我们就能对疾病的认识更加清晰，更容易抓住它的主要矛盾。在基层医院的话，体会可能就没有这么深刻，觉得单用中医也行，因为遇到解决不了的情况可以推到大医院去。在大医院就不同，只要是收到病房的专科患者，我们一定会尽最大的努力来搞清楚他的病情，99%的情况都要弄明白，哪怕请各科的专家会诊。即使是世界性的难题，比如像克雅氏病，就是我们所说的疯牛病，极为罕见，它的发病率是百万分之几，按广州市 1000万人口的话，那也只有十几个，这是很少的病例。但我们如果碰到了，也必须努力去弄清楚，通过各科专家会诊，查资料，以及应用最新的指南等手段来给他诊治，所以在大医院就能够体会到中西医之间的协同作用。

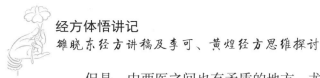

　　但是，中西医之间也有矛盾的地方，尤其是现在，有以下几个趋势。第一，中医学是辨证论治，按症状体系说话，根据他的症状、主症来处方用药，或针灸、理疗等各种疗法来解决他的问题；但西医的话，是用西医学的这一套理论来解决问题的，这就出现了矛盾。比如说，临床用的"疏血通"这个药物，它的成分有水蛭和地龙，水蛭素是比肝素作用还强的抗凝药，可以活血化瘀，有血瘀症状就可以用。假设患者有消化道出血、脑出血，你给他用了疏血通，一旦出现医疗纠纷，就有问题了。在中西医之间出现矛盾的时候我们也必须要关注西医学的发展，包括中药学的现代药理，不能违背现代药理毒理来用中药，否则很容易出问题。再比如，一个偶发或者频发的室速、室早或者有严重传导阻滞的患者，你给他用洋地黄，大量的川乌、生附子，几十克，甚至上百克，违反了《中华人民共和国药典》（简称《药典》）的规定，一旦出现中毒的情况，那就会出现法律纠纷了，所以我们要关注这些。

　　还有一个比较矛盾的地方，就是现在有一些专家，他们在用中药的时候可能就会考虑，这几个药有降压作用，那几个药有抗心律失常的作用，麻黄附子细辛汤可能有治疗窦性心动过缓的作用，这是根据现代药理来指导用药，而我们中医传统上又要求辨证论治。这样的矛盾下，我们怎么处理问题？就我个人来看，我们还是应当以传统的中医理论为主，其他的一些理论，某些药可以治疗癫痫、治疗出血，像半枝莲、白花蛇舌草可以治疗肿瘤，等等，都可以适当地加进去。但是，还是要在中医理论的框架下来进行处方用药。而不能说看到一个肿瘤的患者，就用一堆有抗肿瘤药理作用的中药堆砌成方，这是不合适的。我们必须坚持用中医的理法方药体系来作为中医处方的核心，西医的理法方药则作为辅助。也可以西药中用，在这方面推荐大家学习一下张锡纯的《医学衷中参西录》，书名就提示了作者把中医当作灵魂，西医作为辅助的思路。

　　第二个问题，中医是时空医学，必须同时把握时间与空间两个方面。证候就是时空医学的重要载体。关于"证"，我很赞同姚梅龄老中医的说法，它是证据的意思，"候"就是时间。在《内经》里面我们可以看到"五日谓之候"，五天就是一个候，十五天就是一个节气，证候就是空间体系和时间体系的结合。所以中医治疗疾病强调"因时制宜，因地制宜，因人制宜"。在不同的地方、不同的时间，处方要有不同的思路。大家学习中医学，一定要对时空敏感，甚至可以说，离开了时间与空间的限制，中医就不成其为中医了。一个处方往往只是对这个人这个时间得的这个病才有效。中医证候的灵魂是一个对应的时空节点，我们必须掌握这个思路，才能从整体上把握中医。

还有，中医学是功能医学。我觉得这个落脚点在藏象学说，任何一个脏器都是要落实在一定的功能之上。不能拿中医的脏腑和西医解剖的器官做简单对应。一定要有功能医学的思维，才能有效解决问题。运化功能不好了，这才是脾的问题；肺不宣发，甚至排汗有困难，我们才考虑是太阳，是肺的问题。

还要提一点，人体的经络只在活体上存在，比如手太阴肺经，起于中焦，下络大肠，还循胃口，上膈属肺，从肺系横出腋下，下循臑内，行少阴、心主之前。这些都是以活体为基础的，离开活体去探讨，就没有任何意义了。

另外，经方是中医学的精华和灵魂。刘渡舟老先生，大家可能没见过，我去北京还听过他的课。他对经方现状感到悲哀，"我们以前硕士生、博士生都是要求去读《内经》《伤寒论》的，但是现在的这些研究生，哪个还会去翻《内经》，读《伤寒论》？关心的都是怎么去做实验，怎么去查生化指标，怎么搞老鼠！"刘力红教授也讲过，"要是哪个博士、博士后书桌上摆了一本《伤寒论》或者《内经》，不但不会被人认可，甚至还会被人笑话老土！"刘力红老师他自己对待经方的态度是"朝于斯，夕于斯，流离于斯，颠沛于斯"，对经典要早也看，晚也看，旅途要看，休息更要看。他的经方功底，我们可以在《思考中医》这本书中窥见一斑，完全是按照张仲景的伤寒学术体系展开的。

第三个问题，对于六经的看法，我们是先定位，后定性。用功能定位的思路，先定位，然后来定性。讲阳明的问题，手阳明大肠，足阳明胃，就是胃肠这块的问题。所谓定性，就是确定了是胃的问题，可以有寒证，也可以有热证。陆九芝在《伤寒论阳明病释》中讲，"伤寒有五，传入阳明，遂成温病"，就是说阳明病都是温病的思路。我认为这个是不对的，先定位，后定性，阳明只是定位，说明问题在胃、在大肠或其经络，凡是这几个部分的问题都是阳明病。而阳明不但有热证，也有寒证，讲到阳明病寒证的时候，张仲景写的是"食谷欲呕，属阳明也，吴茱萸汤主之"。吴茱萸汤还治厥阴病的问题，厥阴病其实也有寒有热，吴茱萸汤证就是厥阴寒证，当归四逆汤证也是厥阴寒证，白头翁汤证则是厥阴热证，乌梅丸证是厥阴病的寒热错杂证。定位，我们是按照功能来定的，你要定在阳明就考虑大肠和胃的问题，定在太阴就是脾和肺出了状况。《伤寒论》里面三阳的问题重在经络，三阴是重在脏腑的。但阳明的时候，已经是里证了，腑证也很重要，所以我们看到在阳明病篇有很多承气汤类方。陆渊雷的《伤寒论今释》中谈到厥阴病是千古奇案，搞不清楚，就是因为他没有对厥阴定位，导致很多问题解释不通，条文也像是拼凑起来的。但是如果先定位，把心包、肝及其经络的问题都放到厥阴的框架里面，我们大致就能够把厥阴篇厘清了。所以**我们学习六经，要先定位，后定性，才能把六经搞清楚。**

每一经的疾病都有寒有热，都有阴阳虚实，寒热湿燥，等等。所以要先把定位搞清楚才行。定位清楚的话，就不会狭隘地认为太阳病篇除了麻桂没有别的了。太阳病就是皮毛、膀胱、小肠及其经络出了问题，更确切地说是膀胱气化的问题，是小肠的升清泌浊问题，是皮毛的问题。太阳是六经藩篱，皮毛的问题都归于太阳病。六经是以脏腑为核心，而不是经络。唐容川专门讲过，六经出于脏腑，脏腑各有一经脉，游行出入，以布其化。脏腑的功能是在经脉之上的。讲到太阳就要想到小肠和膀胱，讲到少阳就要想到胆和三焦，太阴的话是脾和肺，厥阴是肝和心包，少阴是心和肾。六经不要拘泥于经络，它是相应脏腑经络功能的体现。唐容川专门把六经分了十二经，把各经具体的寒热虚实、处方用药都写了出来。

第四个问题，关于中医读经典的问题。现在关于中医的古书可以说是汗牛充栋了，我们可以查到的中医古书，大概有两万多本。《中华医典》收录了一千多本，大学图书馆里大概一万四千多本。药方的话更是难以计数，我们能够掌握多少呢？所以有一次黄煌教授讲课就提到，对中医来说最难的就是选择，你不知道要读哪一本书，不知道要记哪一个方，不知道重点在哪里，我们被淹没在知识的汪洋大海之中，能够从中捞取精华的人很少，大多数都是随波逐流，甚至直接被冲走了。

在第一届中医临床优秀人才培训班开班的时候，王永炎院士作为教师代表给我们讲话，就说要"读经典，重临床"，要把学习的重点放在经典上。过去老先生们都说"昼临床，夜读书"，白天跟着老师临床，晚上回家去翻书，过去学徒出身的都是这样。在中医范围内，哪些是经典，《内经》《伤寒论》《金匮要略》《神农本草经》，还有《温病条辨》。《内经》相当于中医的生理病理学，《伤寒论》相当于中医的诊断治疗学。比如"太阳病，头痛发热，身疼腰痛，骨节疼痛，恶风，无汗而喘者，麻黄汤主之"。它就是教你出现什么证候用什么药，这是《伤寒论》《金匮要略》告诉你的，它没有给你讲道理，你要想明白更深层次的缘由，就要回到《内经》里面去。但如果你只看《内经》，那基本上可以说是不会看病的，里面没有几个处方，所谓"十三方"都是很简单的，很少用到。《伤寒论》就教你怎么辨证论治，怎样真正去治病。它虽然经历了一千八百多年，还是生命犹在，活生生的在这里，《伤寒论》的方子或者由其变生出来的处方还是我们现在的经典，还是大多数临床家愿意采用的。所以大家学中医，一定要把经典学好。

临床可用的方剂数以万计，怎么去学？我的思路是以六经统经方，以经方统时方，比如病在太阳用麻桂，麻黄汤系列，桂枝汤系列；到了少阳病有柴胡系列，大小柴胡汤、柴胡桂姜汤、柴胡加龙骨牡蛎汤等；到了阳明病就是白虎、承气这些；太阴病就是理中、建中系列；少阴病就是四逆、真武、白通、附子汤等；厥阴病有乌梅丸、当归四逆、吴茱萸汤等。每一经的疾病都有一系列的方，若不用六经概括，这些方子看起来就非常杂乱，没有头绪。在中医学里，如果有一个树状结构的话，根就是六经，树干就是六经分出去的经方，桂枝汤、麻黄汤系列等，然后把成千上万的时方系于经方之下，成为枝叶。这就是我倡导的"**以六经统经方，以经方统时方**"。也就是说，我们可以以六经，以为数不多的经方去统帅千千万万的时方。比如五积散，属于麻黄汤系列的，就可以统于麻黄汤之下。补阳还五汤是黄芪桂枝五物汤的变方，就可以将其统于黄芪桂枝五物汤之下。

　　经方很重要，但到底什么方可以称为经方？《汉书·艺文志》讲了，"经方者，本草石之寒温，量疾病之浅深，假药味之滋，因气感之宜，辨五苦六辛，致水火之齐，以通闭解结，反之于平。"这个概念比较宽泛，和现在的经方概念是不同的。现在所说的经方是以仲景之方为核心，也包括唐代之前《小品方》《千金要方》等所载的方。

　　我们开处方一定要有一个方底，比如以理中、四逆、白虎、桂枝这些来做底。如果没有底方，自己拼凑一个方子，就是很多老先生所说的"有药无方"。从经方的体系来讲，大家一定要有一个经典方子做底，并且不要加减得太过。陈逊斋先生（陈修园的直系后裔）甚至说过"经方以不加减为贵"，不过到底经方要不要加减，大家自己去体会。

　　药的方面，我认为张仲景不是按《神农本草经》去用药的，它是在实践中形成的方剂。经方为什么有效？可能就是因为它来源于实践，不是根据理论创制的。中医学大规模创方是从唐宋以后，尤其是宋代以后，根据中医药理论创制了大量的处方，《太平惠民和剂局方》就有七百多首了。而经方是从实践中产生的，它的数量不是很多。对于经方药物的学习，推荐大家看一下吉益东洞的《药征》和《药征续编》，还有黄元御的《长沙药解》，而不是后世的一些本草书籍，因为它们不能说明张仲景的用药思路。

　　第五个问题，有关方源、方根、方类、方族的问题。像一棵树一样，由此可以把经方扩展开来，可以统帅千军万马了。比如桂枝汤的方源是《汤液经法》的阳旦汤。它的方根是什么？桂枝、芍药吗？包括甘草吗？一味甘草是治疗少阴病咽痛的方根，芍药甘草汤治脚挛急，似乎也不是桂枝汤的方根，桂枝汤的方根应该是桂、芍、草这三个药。方类，就比较好弄，这方面有两本著作，一本是徐灵胎的《伤寒论类方》，日本的吉益东洞还写了一本《类聚方》，它把《伤寒论》和《金匮要略》的方子都统一分类，里面有很多值得探讨的东西。桂枝系列，柴胡系列，苓桂系列，承气系列，当归四逆系列等，我们需要一个一个地去分析。关于方族，傅延龄教授的《张仲景方方族》，按照桂枝汤方族、麻黄汤方族、小青龙汤方族、承气汤方族等，把相关的经方和时方都归入其中，收录了一千多首方。

经方应该是每一位大医的底色，希望更多的医生能够重视经方，以经方为根本，只有这样，功底才能深厚起来。有医家就说过，如果我们从《药性歌括四百味》《药性赋》等书开始学医，可能起初比较容易，但后面会越学越难。如果我们从经典开始学起，开始非常难，但是一旦学到一定程度以后，就会越来越容易。希望大家还是要以经典为底，把基础打牢，选择后面一条路，把经方知识在自己的脑海里建立起一个树状结构，放置到一个合理的框架里面，经方就会在我们的心中扎根，使用起来也就非常方便。

第3讲 漫谈几个中医问题

首先谈一下中医人的三观，天人观、时空观、道术观。

天人观。做中医，一定要讲天人观。人生于天地之间，天地的变化时时刻刻都在对人体的生理病理产生影响。司马迁在《史记》中谈到他写史的目的是"究天人之际，通古今之变，成一家之言"。借用他的话，开一个处方，我们要做到"究天人之际，通古今之变，成一人之方"。开一个处方，肯定要看看天气怎么样，是什么地方，当地的生活方式有什么特别之处，等等，这都是我们开方的重要依据。老子讲"人法地，地法天，天法道，道法自然"，简化一下就是"人法自然"。这样看的话，老子就是天人观的开创者。

《内经》是中医理论的奠基之作，书中处处都体现出天人观的思想。"四气调神大论""生气通天论"整篇讨论的是人与自然相互通应的问题，"人与天地相参，与日月相应"是中医学的基本原则。张仲景的"六经病欲解时"理论、张志聪的六经气化学说、《内经》的五运六气学说等都是天人观的具体体现。张志聪讲天有风寒暑湿燥火六气，人身一小宇宙，人体内也有风寒暑湿燥火六气，二者相互通应，相互影响，天之六气在很大程度上影响了人体的生理病理活动。

第二个是时空观。关于时空观，先给大家介绍一首元代徐再思写的词，题目叫《折桂令·春情》，"平生不会相思，才会相思，便害相思。身似浮云，心如飞絮，气若游丝。空一缕余香在此，盼千金游子何之。证候来时，正是何时？灯半昏时，月半明时。"这是一首爱情诗，描写了相思病发作时的特点。借用过来以解释证候，比教科书描写得还细致。首先描述了相思病发病时的症状，"身似浮云，心如飞絮，气若游丝。"然后介绍了发作时间，"证候来时，正是何时，灯半昏时，月半明时。"证候反映了两个方面的问题，证体现的是当下的症状表现，候则反映的是时间，合在一起，则表明不同的时间段，疾病的表现可能会有变化。每个疾病都有一个候，晚上发作和白天发作是不一样的，下午发作和上午发作也是不一样的，刘力红教授在《思考中医》里谈到开方就是开时间！

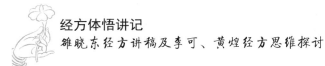
我们对证候的认识，证就是空间的症状表现，候就是时间，证候就是时空节点上的一些特征。所以中医学一定要有时空观，开的方子对不对，除了看脉和症状是否对应，还要看时间对不对。可能昨天吃是对的，今天吃就不对了。我非常反对把证候叫证型，证型的意涵是固定的型别，但丢掉了时间观念。而不同的时间，症状是在不断变化的。

第三个是道术观。道术观与王阳明的"知行合一"一样，就是我们要理论联系实际，要有道有术。山西的张英栋老师也讲过类似的问题。他讲中医不能有术无道，哪些症状出现时针刺哪几个穴位，哪些症状出现时用哪个方子，而不知道其道理，这就是有术无道，把理论丢掉了。要想达到比较高的高度，既要知其然，也要知其所以然。既要知道这种脉证用这个方，也要知道其内在的病机是怎样的。

对此问题，邓铁涛老也讲过，他说作为一个好中医，第一要功底扎实，至少要把《伤寒论》《金匮要略》《内经》搞得很熟。第二个是疗效要好。第三要有理论创新。李东垣有脾胃学说，刘完素有火热论，朱丹溪有相火论，张仲景有六经辨证，都要有自己的理论体系。做一个有功底的中医，一定要有自己的理论体系。郑钦安也强调要"先明理法，而后可以谈方药"。这是我讲的中医人的三观。

接下来谈一下中医学的三个基础：哲学基础、理论基础和临床基础。

中医学的哲学基础源自《道德经》《易经》等，和道家的联系非常紧密。老子《道德经》体现了"人法自然"的观点，还给了中国人逆向思维，教我们从反面、从另一个方面看问题，比如"反者道之动，弱者道之用"。《易经》告诉我们要从阴阳的角度思考一切问题，包括中医学也是一样。任何一个疾病，首先要把阴阳搞清楚，否则就没有办法施治。张景岳在《景岳全书》中谈道："凡诊病施治，必须先审阴阳，乃为医道之纲领。阴阳无谬，治焉有差？医道虽繁，而可以一言蔽之者，曰阴阳而已。"分清阴阳是中医学的根本。

中医学的理论基础源自《内经》和《难经》，尤其是《内经》。陈修园在《医学三字经》中谈到"医之始，本岐黄；灵枢作，素问详；难经出，更洋洋"。《内经》是中医学的病理生理学，探讨的是中医视野下人体的构成，脏腑经络，皮肉脉筋骨，以及五脏六腑的生理功能。除此以外，还探讨了病因病机、诊法治则等问题。《难经》则对中医理论的一些细节做了补充。《内经》和《难经》，尤其是《内经》，构成了中医学的理论基石。《伤寒杂病论》是中医学的诊断治疗学，《伤寒杂病论》的病机可以通过《内经》的理论予以阐释。若是没有《内经》，中医学就失去了理论基础，但若只知道《内经》的理论，如心主血脉、肺主气、肾主水等，是没办法看病的，这样就不能把《内经》的理论落到实处。《内经》和《伤寒杂病论》相结合，就是理论体系和实践体系的相结合。

中医学的临床基础就是张仲景的《伤寒杂病论》。假如我们生活在张仲景时代，把《易经》《道德经》《内经》参透，同时把《伤寒杂病论》也学好了，即便李东垣、刘完素、朱丹溪、张子和等后世的东西完全不学，放在现在来说也肯定是一个好医生。中医学最核心的内容都是在汉代以及汉代之前产生的，金元四大家也只是对《内经》有所发挥。《伤寒杂病论》中最重要的就是六经辨证体系，通过六经辨治伤寒。除此以外，还有脏腑辨证，辨治杂病。书中辨证、理法、处方、用药、炮制、煎煮、调护等方方面面都介绍得很详实，相当于一本《临床诊疗手册》，后世很多医家的辨证、处方、用药都从《伤寒杂病论》中有所借鉴。

接下来谈一下阴阳辨证的问题。**辨证首先要辨阴阳，阴阳不辨错，大体上不会出方向性、原则性的错误，阴阳辨错的话，那就彻底错了。我们就从舌、脉、神、气、声、色、便这七个方面来辨病的阴阳属性。**首先是舌，舌红苔黄干燥属阳证，舌淡苔白滑润属阴证。其次是脉，脉洪大有力属阳证，脉弱无力就属阴证。第三是神，神指的是精神、意识、神志。病后仍有神的属阳证，说明正气足，脏腑功能未衰；无神的属阴证，比如少阴病的但欲寐，这是正气已衰、脏腑功能衰败的表现。郑钦安说："神者，阳之灵也。"我们的精神就是阳气的外在表现，精神没有了，神志昏迷了，那阳气肯定也不行了。第四是气，气的亢奋状态属阳，疲乏状态属阴。第五是声，声音高亢洪亮属阳，声音低弱属阴。第六是面色，面色红赤属阳，面色青白或晦黯属阴。第七是二便，小便短赤属阳，清长属阴；大便干燥属阳，稀溏属阴。**这些都是阴阳辨证的关键，通过这七个方面的综合考虑，阴阳辨证基本错不了。**但临床上经常见到阴阳混杂的情况，比如阳中有阴、阴中有阳、上寒下热、寒热错杂、厥热胜复等。这时的难点不在于辨阴阳，而是阴阳混杂之后怎样去解决问题。对此，还要辨别五脏六腑的阴阳虚实寒热，比如畏寒肢冷就是肾阳虚；食少便溏就是脾阳虚；肝为罢极之本，疲乏倦怠就是肝阳虚馁；声低息短、言语无力就是肺气虚；面白心慌就是心阳虚。

仲景六经辨阴阳的思路，发热恶寒为阳，无热恶寒为阴。太阳病是发热恶寒，阳明病就是但热不寒，少阳病是寒热往来，都有寒热的情况。关于三阴病，仲景谈到太阴病，"自利不渴者，属太阴，以其脏有寒故也，当温之，宜服四逆辈。"少阴、厥阴也会有脏寒，三阴寒证就是谈阳衰脏寒的问题。

下面谈一下六经的生理病理体系。首先，《伤寒论》的六经是一套生理体系，

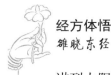

讲到太阳，是膀胱、小肠，以及手足太阳经；讲到阳明，是指胃和大肠，以及手足阳明经；讲到少阳，是指三焦和胆，以及手足少阳经；讲到太阴，是指脾、肺，以及手足太阴经；讲到少阴，是指心、肾，以及手足少阴经；讲到厥阴，是指肝和心包，以及手足厥阴经。人体的六经生理构成及功能体系奠定了六经病理的基础。六经最早见于《素问·热论》，但《素问·热论》的六经主要是讲经络，仲景从《素问·热论》中拿出六经名称，赋予了其新的内涵。

搞清楚六经的生理，对六经的病理也就一目了然了。三阳病是与六腑关联的，太阳病和膀胱、小肠相关，阳明病和胃、大肠相关，少阳病和三焦、胆腑相关；而三阴病是和五脏相关联的，太阴病和脾、肺，少阴病和心、肾，厥阴病与肝、心包。六经之间不是平等的，三阴重于三阳，三阳病比较轻浅，三阴病比较深重。三阴病里的少阴病是生死关，就是因为少阴主心、肾，心为君主之官，肾涵命火，心阳命火都在少阴，一旦心阳命火衰微，人也就危在旦夕了。

明白六经的生理，清楚六经的病理，知道该用什么方治疗，就可以根据六经的生理病理体系来统帅经方，然后再以经方统帅时方，这样就可以在我们脑海中形成一个庞大的六经方剂体系，使中医知识系统化，逻辑化，便于使用。

六经体系对中医来说非常重要，但对于六经的内涵，从古至今又各有不同的认识，有的认为六经是经络；有的认为六经是指经络中的足经，和手经没关系；有的认为六经就是脏腑。民国的祝味菊认为六经是疾病发展变化的六个阶段，太阳病是外感病的初期阶段，阳明病是外感病的极期，少阳病是外感病正邪交争的阶段，太阴病、少阴病是邪气有余、正气虚衰的阶段，厥阴病是疾病后期正邪相搏由阴出阳的阶段。民国的陆渊雷认为六经就是六个证候群。

清代的张志聪认为六经是经气，其在《伤寒论集注·凡例》中谈到"太阳、阳明、少阳、太阴、少阴、厥阴，乃人身经气，而各有分部"。由此创立了气化学说。俞根初在此基础上进一步把五体及各部层次也和六经气化关联起来，其中，太阳主皮毛，阳明主肌肉，少阳主腠理，太阴主肢末，少阴主血脉，厥阴主筋膜。六经的部位层次，太阳主胸中，少阳主膈中，阳明主脘中，太阴主大腹，少阴主小腹，厥阴主少腹，等等。历代医家对六经的认识，就如盲人摸象一般，有人摸到了鼻子，有人摸到了腿，有人摸到了躯干，但每个摸象的人都没有全面把握。

我的看法，六经是人体全部生理功能的概括，是有机联系和动态变化的六大功能体系，其以脏腑经络为核心，包括了五体九窍、气血精津液的全部结构基础和功能活动。这就是我对六经的认识，供大家参考。

第4讲　怎样做一个好中医

今天我讲一下怎么做一个好中医。好中医的存在都有特定的时代背景，而现在这个时代，对于中医来说，不是太好。因为大部分的患者都去西医院看病了。现在的中医同时又面临着一个变革，中医学到底该怎么发展？到底应该怎么干？我们应该怎样学中医？当今的中医大师，包括任应秋、刘渡舟、任继学、周仲瑛、李可、黄煌等，他们都认同的，叫昼临床，夜读书。临床、读书和参师悟道是中医成才的三要素。在第一届国家中医优秀临床人才培训的会议上，王永炎院士提出**"读经典，多临床，参师襄诊悟性强"**。中医的成长，无非就是读书，临证，跟老师学习，自己多体悟。过去很多名老中医都是如此，像岳美中教授讲"昼临床，夜读书"。任继学教授那时候跟老师学习也是白天看病，晚上看书。有的时候遇到不懂的，先背下来，以后再慢慢搞懂。**现在要想成为一名好中医，也是需要以下几个方面：第一，要读书；第二，要临证；第三，要跟师；第四，要悟道。**中医学是个性化的医学体系，每个老师开的处方都是不一样的，所以跟师非常重要。而西医是标准化的医学体系，大家跟着指南学习就行了。所以中医、西医是两个有着不同特色、不同原则的医学体系。

第一，读书的问题。在读书这方面，西医只需要读当下近 20 年的书，甚至近 10 年的就足够了，但中医却是要读近两三千年的书。比如《伤寒杂病论》是1800 多年前的，《内经》是 2000 多年前的，《汤液经法》大概 2500～3000 年前的，《周礼》也大概是这个年代的。在殷墟甲骨文中，有 323 片与医学有关，涉及 20 种病，如疾首、疾耳、疾目、疾齿、疾腹、疾止、疾子、疾育、疟、蛊等。《中国医学大成》收录古籍 365 部；《中国医籍提要》收录 504 部；《中华医典》收录 1000 多部，约两亿字；1958 年出版的《全国中医联合目录》收录 7661 部，1991 年出版的《全国中医图书联合目录》收录 1949 年以前出版的中医图书 12124 部。现在最新出版的《中国中医古籍总目》收录了 1949 年以前出版的中医医书 13455 部。上面这些数据，我们要心里有数，可以大概知道我们能够找到的中医书有多少。徐灵胎讲，他所读的医书有上万册，批阅过的有一千多册。对现在的我们，从经济的角度来说，《中华医典》是不错的选择。《中华医典》收录的中医古籍大概有一千多部。在中医优秀临床人才培训班上，王永炎院士列的书目，有《内经》《伤寒论》《金匮要略》《温病条辨》《温热经纬》《素问玄机原病式》《素问病机气宜保命集》《儒门事亲》《脾胃论》《兰室秘藏》《格致余论》《丹溪心法》《医贯》《血证论》《医林改错》，还有《本草备要》《理虚元鉴》《类证治裁》等。

学中医的要读书，要读哪些书？我的建议，至少要把经典读得非常精熟，条文要背，至少《伤寒论》《金匮要略》的重要条文要背，有方剂的条文要背，剂量要背，煎服法要背，这些要做到。《内经》如果背不全，至少把脏腑经络学说、病因病机学说的关键内容要背会，至少要把《内经知要》背会。详读的，泛读的，泛读的书至少要一千本左右，至少你要知道大致内容，知道《医贯》是怎么回事，知道《儒门事亲》有些什么东西，知道李东垣、朱丹溪有哪几本著作，知道刘完素主要有什么观点，有什么著作，张景岳、王肯堂、张璐，他们都有哪些东西。这就是读书的功底。如果要详细分类的话，医经类的，伤寒类的，杂病类的，温病类的，方剂类的，本草类的，针灸类的，脉学类的，医案类的，医话类的，综合类的，至少要分这几个方面。读书的量，古人要读一万本，你读到一千本，1/10怎么样？人家是精读一千本，你把精读的缩到几十本，至少经典这部分要读了。

第二，临证的问题。大家如果要临床的话，第一，自己生病、有小病的话要吃中药，自己给自己开中药。要从经方开始，时方也可以用。要从小方子开始，要从小剂量开始，要拿自己试验，要去尝药。自己用过之后，才会有切身的体会。表虚感冒了，开一剂桂枝汤吃一吃，看看怎么样，体验一下效果。学了半天中医，自己却从来没尝过，那是不行的。

第三，跟师的问题。中医是非常个体化的医学体系，要想当一个好中医，跟师学习也很重要。但跟师还是要有所选择的，你认为哪个好，哪个够得着，都是要考虑的。每个老师都是不同的，每个专家都有不同的特点，所以你要自己选择，要自己判断。比如看病，有的老师认为这个是主证，有的老师认为另外一个是主证，所以说中医的个体化不但表现为患者的个体化、开方的个体化，还表现在医生的个体化！每个医生都不一样。因为每个医生的教育背景、临床经验、知识结构都不一样，导致了所开处方的不一样。中医看病不是以指南为参考，而是以医生自身的背景为指导看病的。这在中医来说无可厚非，不能说哪个老师对，哪个老师不对，但要学生自己做出选择和判断。最后评判的标准就是看疗效怎么样，看吃了药有没有效，有没有副作用等。

第 5 讲 　经方的内涵

经方的内涵是什么？ 是不是辨五苦六辛，能通闭解结就是经方？真正经方的内涵，我们读懂了它、掌握了它，就能在临床上运用，就能够起到效果。这样，我总结了几个字，叫**经方内涵八字诀——方、药、剂、量、煎、服、证、禁**。如果你的方不对，药不对，药量不对，那你用的就不是经方。我们知道张仲景的桂枝汤、桂枝加桂汤、桂枝加芍药汤，药是完全相同的，为什么会有不同的名称呢？因为虽然只是药量的变化，但方的格局随之一变，治疗的疾病就不同了。所以用经方，我非常强调原方原量，要改变的话就要有变的道理。目前国内状况，李可老中医的方子是最接近仲景剂量的，他一两按 15.625 克，约简之后就是一两按 15克算，像桂枝汤桂枝用 45 克，麻黄汤麻黄用 45 克，都是用这样一个剂量。黄煌教授的剂量比较小，但是他尽量保持张仲景的相对剂量，保持比例。

接下来，这八个方面的内容，我一个一个讲。

首先是方。我们目前所讲的经方，至少是张仲景《伤寒论》《金匮要略》的方子。在李可老中医看来，唐宋以前的大部分方子都是经方，比如小续命汤，他按经方对待，所以李老自称古中医学派，他认可唐宋以前的东西。实际上《千金要方》《外台秘要》保留了很多经方。《小品方》也是经方，但是很可惜，《小品方》现在只有残卷，内容很不系统。所以，经方比较有代表性的东西还是在《伤寒论》和《金匮要略》里，或《伤寒杂病论》当中，就是张仲景的这部分。经方的原创人到底是谁现在已经无法考究。像《伤寒论》的麻黄汤、桂枝汤、四逆汤、大小柴胡汤等重要的方剂在《汤液经法》里都有了，也就是说，这些重要的经方内容不是张仲景原创，而是出自《汤液经法》。按现在的说法，《汤液经法》出自商代伊尹，但很多人认为他是一个托名。我们目前能看到的经方，主要就是**《伤寒论》和《金匮要略》保留的这部分，是经方的典型代表，剩下的要从《千金要方》《外台秘要》里面挖掘**。"经方十一家"，都是属于经方的内容，但是没有传承下来。

经方是有方根的，就是说这个方子是有重点药物的。张仲景对经方也不只是

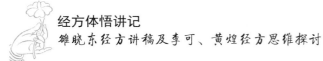

保持原方原量、不加不减的，他也有很多的加减。如桂枝加桂、桂枝加芍药、桂枝加大黄、桂枝去桂、桂枝去芍药，等等，都会有变化的。像桂枝和芍药就代表桂枝汤的方根了，而且这两个药比例要适当。如果是芍药倍桂枝，我们就怀疑是小建中，或桂枝加芍药，如果是桂枝大于芍药二两，就是桂枝加桂了。柴、芩、夏代表小柴胡汤，但一定要知道比例。小柴胡汤中，半夏是半升，柴胡八两，黄芩三两，一定要保持这个比例才是小柴胡汤。如果不能维持原量，至少要维持原来的比例。还比如像石膏、知母代表白虎汤，吴茱萸和生姜代表吴茱萸汤。方根这部分，到时我们还可以展开讲。

还有就是方人。我们研究经方，要研究人的体质。 黄煌教授在这方面做得比较多，像桂枝体、麻黄体、承气体等。有一位长期找我看病的患者，每次一见就是大黄舌，他就是口干舌燥、舌红苔黄、体型偏胖、总是便秘的这样一个腑实体质，你给他经常服承气、麻子仁丸，他还是这样一个阳热的体质。还有柴胡体质，性格比较情绪化，胸胁苦满，闷闷不乐。而像武松、李逵这样的体质就是麻黄体质，林黛玉这样弱不禁风的就是桂枝体质。我现在用桂枝汤就看三个方面：一个看汗的情况，有汗还是无汗；一个看是不是桂枝体质，如果像林黛玉这样弱不禁风的体质，很虚弱，虽然是发热、无汗、头痛、脉紧，我也是用桂枝汤，不会上来就开麻黄汤；还有一个就是看脉，脉如果是比较柔软、偏缓的，一般都是桂枝体。我用桂枝汤主要就看这三个方面。体质学说，大家可以看看黄煌教授的著作，黄煌教授主要讲药人、方人。

第二，药。 关于经方药物这一块，存在很多问题。张仲景用的究竟是什么药，他是自己采药吗？那时没有杀虫剂、农药，现在的药肯定不如那时的。最大的问题是药质，张仲景用的药物是干药还是新鲜的湿药？药物的品种和用药部位有没有变化？还有很多问题有待研究。可以确定，有一些药物仲景用的是湿药，像奔豚汤用的生葛根。生姜不用说，肯定是新鲜的。百合七枚，若是干百合，必须掰开才能晒干，整个的百合七枚，应该也是新鲜的。生地黄有些也是新鲜的，像炙甘草汤应该就是用的鲜地黄，百合地黄汤的地黄是可以绞汁服用的。而肾气丸中明确写的是用干地黄，那就应该是晒干的地黄。麦冬在经方里有些是要去心的。百合知母汤里的知母是要切的，现在的知母干药很难切。那么这就出现一个比较大的问题：张仲景的药量和现在的药量差别就很难衡量了。如果是湿药的话，水分可能占了 2/3，或者至少是一半，我们用药时怎么换算？

药物的品种和用药部位也有很大的问题。仲景所用的桂枝是肉桂树树干或大树枝的枝皮，所谓的"去皮"指的是去掉树皮的粗干皮，留下含水层作为药物使用。现在用的桂枝是肉桂树的细枝，连皮带木一起用，叫柳桂或桂枝尖，表面没有需要刮去的干皮，这是明代以后才开始广泛使用的。

仲景用的芍药是赤芍还是白芍？我认为是赤芍，赤芍和白芍基本为一种植物，赤芍多为野生品，白芍多为种植品。赤芍直接晒干生用，白芍则需要去皮水煮的炮制过程。仲景在用芍药时没有写需要炮制，其他需要炮制的药物都写有具体的炮制方法。另外，再结合《神农本草经》所描述的药性，基本可以判断为赤芍。我在临床用经方时，基本用的是赤芍，但偶尔也会用白芍，比如像用芍药甘草汤缓解痉挛，或用桂枝汤敛汗，我会用白芍。

仲景所用的枳实为现在的枳壳。枳实和枳壳同为一物，但枳实为幼果，5～6月间采收。枳壳则为成熟果实，秋季采收。《神农本草经》在枳实条目下明确写有"九月、十月采，阴干"，所以，尽管称为枳实，但实为枳壳。5～6月间采收的枳实是在唐宋以后才开始广泛应用的。小承气汤用枳实三枚，幼果的枳实一枚约 2克，三枚就是 6克，用量太小，方中大黄四两（60克），厚朴二两（30克），三味药的量不匹配。而枳壳一枚约 20克，三枚就是 60克，和大黄的量相同。所以，仲景所用的枳实是现在的枳壳，已无疑义。

关于半夏，李老说现在的法半夏等炮制品，炮制太过，没什么药性。仲景在半夏的炮制中明确写明是"洗"，所以仲景用的是生半夏，李老也是如此。

柴胡方面，《神农本草经》和张仲景用的是柴胡的根茎，现在的很多柴胡把杆也加进去了。张仲景时代用的白术是现在的白术还是苍术？我的观点倾向于苍术。仲景用的炙甘草和现在的也不同，汉代的炙甘草是把甘草挖出来以后，火上烤干，相当于现在的生甘草。而现在的炙甘草，则是喷了蜜水，然后炒干。这就有很大的区别。所以，关于药物方面还是有很多争议的。

不仅是湿药还是干药，湿药、干药连带的是药量的问题，两者差了几倍的药量。还有，如果连桂枝、柴胡、枳实、白术都搞不清楚，那么张仲景的重要方剂就乱了。像麻黄汤、桂枝汤都有桂枝，承气汤都有枳实，理中用到的术……连这些重要的药都没搞清楚，临床怎么用？如果我们不去研究这些，就无法知道张仲景用的什么药，如果不知道什么药，那么你用的就不是经方。

经方的药物炮制。桂枝和厚朴，仲景是去皮的，意思是去掉外面的干粗皮。大黄是酒洗的，可能当时用的大黄比较湿。"炙"是烤干的意思，"熬"是干煎的意思，把药物里的水熬干。瓜蒌下面写着"捣"。半夏、吴茱萸下面写有"洗"或

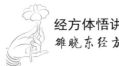

"汤洗"。所谓"汤洗"就是用沸水洗去烈性。现在李老也是这样用，尤其是吴茱萸，他是先把水烧开，把生半夏或吴茱萸放进去，煮3～5分钟，然后把水倒掉，再和其他药同煎。半夏后面有些写着"洗去滑"，洗去滑的黏液，然后再用。生姜"切"，知母"切"，附子"切"，我们药房的附子，你用刀根本切不动，为什么仲景能切得动？他用的附子可能是有水分的，是新鲜的。大枣是"擘"，我们做过试验，中等大小的大枣，十二枚约45克。雄黄"研"，附子"炮"，杏仁、桃仁"去皮尖"。

我们用经方，一定要尽可能使用经方里原有的药材，药物的采摘时节、贮藏、炮制方法要对。如果没有这些做基础，那就不是经方。还要注意药禁的问题。哪些药可以用，哪些药不可以用，什么情况下可以用，大家要掌握这方面的知识。

第三，剂型的问题。五苓散是散剂白饮和服，那就要用散剂，如果改了五苓汤，就不是原方用法了。桂枝不见火，你拿到水里一煮就不一样了。乌梅丸，理中丸，可能慢性病时做丸药使用，急的时候就煮汤了，他有他的用意。仲景方的剂型以汤剂为主，但也有丸、散、丹等剂型。我们尽可能遵守原著，仲景用的剂型是有他的道理的。

第四，量的问题。由于有出土文物的佐证，汉代的度量衡我们已经非常清楚了，汉代的一尺大约是23厘米，一升大约是200毫升，一两13～16克，虽然汉代的度量衡已经非常清楚了，但是现在经方的用药量却没有体现这一点，依旧远小于汉代的用量。

第五，煎煮的问题。煮药的溶媒方面，张仲景很多时候是用水的，也有用白酒、清酒的，叫"冬月用酒，春月用水"。黄芪芍药桂枝苦酒汤用醋；麻黄连翘赤小豆汤用潦水一斗，就是下雨后地上的积水；枳实栀子豉汤用酸浆水煮，助消化；五苓散白饮和服；苓桂枣甘汤用甘澜水；瓜蒌薤白半夏汤用白酒；当归四逆加吴茱萸生姜汤、炙甘草汤都是用清酒。我们用经方，也要参照经方的煎服法，如果用的溶媒不对，有效成分可能就出不来，疗效就会打折扣。张仲景时代的白酒、清酒和现在的不一样。现代的白酒，经过了蒸馏过程，度数很高，而汉代的白酒和清酒没有这个蒸馏过程，度数都很低。韩国和日本还有清酒。麻黄汤、大小青龙汤、葛根汤，麻黄都先煎去沫，然后再下诸药。泻心汤、大小柴胡汤都是去滓再煎，有一个浓缩的过程。乌头汤、大乌头煎、乌头桂枝汤都要用白蜜，这些都是有讲究的。大黄黄连泻心汤，用麻沸汤二升渍之，这是用开水冲泡药物，又是一种煎服法。所以，对待不同的经方，一定要清楚它的煎服法，这样才可能做到疗效的最大化。

第六，服药法的问题。比如桂枝甘草汤，"心下悸，欲得按者"，桂枝四两，甘草二两，顿服之。干姜附子汤，"昼日烦躁不得眠，夜而安静，不呕不渴，无表证，脉沉微，身无大热者，干姜附子汤主之"，也是顿服的，干姜一两，生附子一枚。这样顿服的话，就比四逆汤还厉害了。四逆汤是以水三升，煮取一升二合，去滓，分温再服。就是说一枚生附子是分两次服的，但干姜附子汤是一次就喝下去了。十枣汤是早上服一次，如果不效，今天就不能服了，第二日早上再服，先煮大枣，强人服一钱匕，羸人服半钱。甘草干姜汤，干姜二两，炙甘草四两。芍药甘草汤，芍药四两，炙甘草四两，服后其脚即伸，缓解痉挛。小承气汤是以水四升，煮取一升二合，分温再服。麻黄汤、桂枝汤、大小青龙汤、柴胡剂、真武汤这些都是分三次服的，这个三次服就是常规。

大家一定要把桂枝汤的煎服法背下来。桂枝汤煎服法是"上五味，㕮咀三味，以水七升，微火煮取三升，去滓，适寒温，服一升。服已须臾，啜热稀粥一升余，以助药力。温覆令一时许，遍身漐漐，微似有汗者益佳，不可令如水流漓，病必不除。若一服汗出病瘥，停后服，不必尽剂。若不汗，更服依前法。又不汗，后服小促其间，半日许令三服尽。若病重者，一日一夜服，周时观之。服一剂尽，病证犹在者，更作服。若汗不出，乃服至二三剂"。张仲景的一日是十二小时，半日是六小时，"半日许令三服尽"就是半天要喝三次桂枝汤，一次喝一升，就是半日喝完一剂，"一日一夜服"就是一天可以喝四剂桂枝汤。吴鞠通对这方面比较有见解，像银翘散、桑菊饮都有这样详细的煎服法。

我们的煎服法好像定死了，不管好不好都是一天服三次，张仲景如果一服汗出好了，就止后服。像我跟李老也是，李老给患者用麻黄汤，一摸患者身上已经出汗了，没什么症状了，剩下的麻黄汤就倒掉了。麻黄汤不需啜粥，温服，覆取微似汗，余如桂枝法将息。五服的，像当归四逆加吴茱萸生姜汤，以水六升，清酒六升，煮取五升，温分五服。调胃承气汤，少少与服之。黄芩汤昼二夜一服，理中丸昼三夜二服。这个就是服法。我们心里要有底，张仲景是非常灵活多变的，但是他把煎服法的重点放在桂枝汤里了。他那个时代是写在木片上的，是惜墨如金的时代，不可能每个方子都写得那么清楚。

第七，证的问题。我们用经方一定要知道它的"证"，像麻黄八症，头痛、发热、身疼、腰痛、骨节疼痛、恶风、无汗而喘。柴胡四症就是往来寒热、胸胁苦满、默默不欲饮食、心烦喜呕。像口苦、咽干、目眩，我一般是用黄芩汤的，

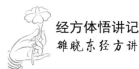
这是相火上炎。理中四症，食不下、腹满、腹痛、腹泻。我们用方，要知道这个方对应的证、舌、脉。太阳病的脉是浮缓或浮紧，少阴是脉沉细或微，少阳是脉弦，太阴是脉缓，阳明经证是脉大，阳明腑证是脉沉紧、沉而有力。张仲景那个时代不注重舌，而注重脉。阳明腑证需要重点看舌，其他全是注重脉。少阳病里讲到"但见一证便是"，但一定要讲病机，辨寒热往来一定要有柴胡的病机。另外，辨体质，像我刚才讲黄煌老师研究的经方体质，桂枝体质、麻黄体质、柴胡体质、大黄体质等，有了这个体质才可以用这个药。黄煌老师在研究经方时用"方人""药人"这样一些概念来阐述经方体质。

第八，经方禁忌的问题。比如脉浮紧、发热、汗不出者，不能用桂枝汤，用桂枝汤有它的禁忌，酒客不能用，呕吐者不能用。麻黄汤也有它的禁忌，比如阴虚、阳虚的，尺中脉微、脉细，就不能用麻黄。吴鞠通讲的白虎四禁，脉浮弦而细者不可与也，脉沉者不可与也，汗不出者不可与也，不渴者不可与也。我们用经方，一定要知道它的禁忌证。像桂枝汤煎服法里"禁生冷、黏滑、肉面、五辛、酒酪、臭恶等物"，这不仅是为桂枝汤说的，而且是所有经方的共同服药禁忌。《素问·热论》讲到"病热少愈，食肉则复，多食则遗，此其禁也"，还不能多吃饭，肉食也不能吃。还有妊娠禁忌，这些都要非常清楚。

调养将息方面，桂枝汤、理中汤都是要啜粥的，桂枝汤是要温覆一时许的，麻黄汤、葛根汤都讲到要"覆取微似汗"。"一升许"是200毫升，"一时许"相当于现在两个小时。五苓散方后说"白饮和服方寸匕"，"白饮"大概是米汤之类。大青龙汤中"汗出多者，温粉粉之"，就像小孩用的那个扑粉一样。如果汗出多了，就会亡阳，所以用温粉止汗。

这就是我讲的经方内涵八字诀"方、药、剂、量、煎、服、证、禁"。

张仲景的方子是经方的典型代表，这没错，但张仲景只是传方之人，而不是创方之人，真正的来源可能在《汤液经法》。经方可能是产生在理论之前的，可能《内经》还没诞生，一些经方就已经存在了。黄煌老师称经方为"必效方"，是效如桴鼓的。中医有医源于巫的说法，但我认为《汤液经法》的方子是来源于厨师的。伊尹就是厨师，给商汤王做饭、煲汤的。那时的贵族吃饭很讲究，秋天要用什么酱，牛肉要配什么饭，厨师可能也会用到像桂皮、砂仁这些东西，用得多了就有经验了。像生姜对感冒有效，慢慢地经验就积累下来了。所以我认为经方是诞生在理论之前，是在长期实践中总结出来的。只要看到发热、汗出、恶风、脉缓，用上桂枝汤就有效。只要是麻黄八症、柴胡四症，用上对应的方剂就有效。

为什么呢？因为它是来源于实践的，后来才用理论来阐述它。

经方的渊源一部分体现于《辅行诀》，《辅行诀》源于《汤液经法》。《辅行诀》里面有药量、禁忌、二旦六神理论，像阳旦、阴旦、青龙、白虎、朱鸟、玄武、勾陈、腾蛇，以及五脏大小补泻等都有了。《伤寒论》的麻黄汤在《辅行诀》里是小青龙汤，竹叶石膏汤和大白虎汤很相近，黄连阿胶汤是朱鸟汤，真武汤是玄武汤，大玄武汤类似于附子汤，腾蛇汤相当于承气汤，还有理中、四逆等。就是说，《伤寒论》里重要的方剂，《辅行诀》里都有了。《针灸甲乙经》序里已经讲到"仲景论广《汤液》，为数十卷"。所以《伤寒杂病论》主要源于《汤液经法》。而《汤液经法》自身是有一套二旦六神理论体系的。中医实际上源于道家，《素问·上古天真论》就是道家的东西，《汤液经法》的青龙、白虎也是来自于道家。张仲景最大的贡献，就是用了《素问·热论》的六经框架，然后把《汤液经法》的方剂放了进去。陆渊雷认为《伤寒论》为经方之冠，治疗之极，为学医所必由。李老也认为经方是治疗疑难病的金钥匙。刘渡舟老先生讲经方是我们的灵魂，《伤寒论》是我们的灵魂。

青龙是道家的图腾，青龙、白虎、朱鸟、玄武是来自道家的理论。但张仲景那个时代有黄巾军起义，道家的东西是受到牵连、否定和打击的，所以方子都改名了，否则就没办法保存下来。陶弘景去茅山修道时，为了以备不时之需，"今检录常情需用者六十首，备山中预防灾疾之用耳"，从《汤液经法》中抄录了60首方，命名为《辅行诀脏腑用药法要》。他还写道："商有圣相伊尹，撰《汤液经法》，为方亦三百六十首。……实万代医家之规范，苍生护命之大宝也""汉晋以还，诸名医辈，张机、卫汜……咸师式此《汤液经法》，悯民疾苦，造福含灵。"陶弘景在书中明确写到，《伤寒杂病论》是根据《汤液经法》写成的。

经方一个重要的特点就是药少量大，力专效宏，这也值得我们学习。对于我的学生，我是让他们从小方用起。比如让他们体会甘草汤治少阴病咽痛者，不瘥者，桔梗汤；芍药甘草汤服了后，其脚即伸，小腿肌肉的痉挛就缓解了；桂枝甘草汤是心下悸，欲得按者；麻黄汤是治喘、治汗、治水的方子，如果加了石膏就成越婢汤了；许叔微的《普济本事方》里有柴胡甘草汤，用来治热的，现在的柴胡颗粒、柴胡针剂是退热的，石膏甘草汤、石膏粳米汤，还有《医方集解》里的石膏散都是用来退热的。我们用经方，一定要知道这些。后面我会专门讲到经方"达药"问题，就是六经的关键药，一定要知道它能解决什么问题。甘草干姜汤治虚寒肺痿唾涎沫，还有附子甘草汤、乌梅甘草汤，等等。

六经的主药一定要掌握好，然后才能往大了扩展。这是"六经达药"。褚澄《褚氏遗书》讲到："多诊识脉，屡用达药。"我们知道"达人"的概念，就是在某个领域非常厉害的人，"达药"这个概念用在这里的话，说的是六经有几个非常关键的药。太阳病有几个关键的药，阳明病有几个关键的药，见到柴胡就知道可能涉及少阳了，见到石膏、硝、黄就知道可能涉及阳明，见到麻、桂就知道太阳病了，见到诸姜就知道是太阴，见到附子就知道涉及少阴了，见到吴茱萸、乌梅就是厥阴了。就是**每一经有每一经的关键药**，它们是解决这些经的关键问题的，一定要熟悉这些关键的药物。像麻桂各半汤，这是麻桂合剂，是开太阳的，如果单用麻黄剂的话，治喘、治水，如果麻桂合剂的话，主要是开表的。如果治水的话，越婢汤是不加桂枝的，但是治表证、痹证、无汗才会加桂枝。如果治喘的话，没有表证就是华盖散、麻杏石甘汤。像石膏治热化两感证，涉及阳明的问题。湿家身烦疼，就用麻黄加术汤。

桂枝系列，桂枝加附子汤、桂枝去芍药加附子汤、白虎加桂枝汤、柴胡桂枝汤（太少合病）等，我们要考虑这一系列加减后会产生什么结果，不同组合后能产生什么作用。再比如葛根，张仲景用葛根的没几个方，葛根汤、葛根加半夏汤、桂枝加葛根汤、葛根芩连汤。桂枝加葛根汤的葛根用四两，葛根芩连汤的葛根用半斤，因为葛根没什么副作用，所以我一般可以用到仲景的剂量，而且都是用野葛根，或者叫柴葛。桂枝加葛根汤，葛根我一般用60克，还不行的话就用到100克，用它来缓解肌张力，帕金森病患者经常用到，现在还用葛根注射液来缓解肌张力高的情况。

人参在张仲景那里是救阴的，不是救阳的，我们现在说人参是补气的，实际上是救阴的，像"恶寒、脉微而复利，利止亡血也，四逆加人参汤主之"。再比如阳明病出现大汗、大烦渴的时候，才用白虎加人参汤，用来救阴液的。大家如果把《伤寒论》《金匮要略》《伤寒论类方》全搞清楚了，把它的对应证全部搞清楚了，我们就可以演绎出来，比如芒硝有什么作用，大黄和枳实能解决什么问题……

干姜是太阴之药，像四逆汤、通脉四逆汤、白通汤这些都是干姜、附子同用的，实际上是太阴、少阴并病，就是先后天并治的方剂。

附子是救命之药。李老在深圳中医大讲堂专门讲了用四逆汤养生，而且不是小养，起始就用100克炮附子。我们都是用四逆汤去急救的，只有李老用四逆汤去养生保健，开拓了一个时代。现在大部分人都是用熟附子、炮附子，只有李老及一些弟子用生附子，李老也是2000年以后才用生附子的，以前都是用炮附子，炮附子用 300～500 克，生附子的话一般不超过 100 克，除非非常特殊的情况。

乌梅是厥阴之药，山茱萸、五味子这些也是。像乌梅汤、张锡纯的来复汤、李老的破格救心汤都用到山茱萸。吴鞠通对于汗出、脉散大用生脉散，用到五味子，也有类似的作用。

关于细辛。河北有个老中医叫刘沛然，写了一本《细辛与临床》。李老用细辛一般用到 45 克，而且到后期都是后下的，刘沛然最多用到 120 克。细辛是交通表里最好的药。

刚才我讲到麻、桂是太阳之药，但是太阴也用桂枝，像小建中汤、桂枝加芍药汤。柴胡绝对是少阳之药。石膏、硝、黄是阳明之药。但像人参、甘草是六经之药，太阳的新加汤用参，少阳的小柴胡汤用参，阳明的白虎汤也加人参，到了太阴就用参、术，到了少阴可用四逆加人参汤，到了厥阴乌梅丸里也有人参。有些药是六经用的，有些药是单经用的。

我们用经方一定要对药量敏感。桂枝五两是桂枝加桂汤的量，三两是桂枝汤的量，二两是麻黄汤的量。芍药六两是桂枝加芍药汤的量，三两是桂枝汤的量。麻黄六两是越婢汤、大青龙汤的量，四两是麻杏石甘汤的量，三两是麻黄汤的量。杏仁七十枚是麻黄汤的量，四十枚是麻杏石甘汤的量。葛根芩连汤的葛根是八两，葛根汤、葛根加半夏汤、桂枝加葛根汤的葛根都是四两。白虎汤、竹叶石膏汤的石膏都是用一斤，麻杏石甘汤的石膏用半斤，大青龙汤的石膏是鸡子大。栀子豉汤系列的栀子都是十四枚。大黄在陷胸汤里是六两，三个承气汤里大黄都是四两，用清酒洗。芒硝在调胃承气汤里用半升，在大承气汤里用三合。枳实在大承气汤里用五枚，小承气汤里用三枚。厚朴在大承气汤里用八两，小承气汤用二两。大小柴胡汤的柴胡都是用八两。茯苓在苓桂枣甘汤里用八两。对这些关键药的量一定要敏感，这样才能做一个好医生。中医是有量效关系的，量上不去，效果也出不来。

关于药这方面，建议大家看看吉益东洞的《药征》。就像刚才我说的桂枝四症、麻黄八症、柴胡四症、白虎症、承气症、理中四症等，这些关键证候一定要掌握得清清楚楚，才能用好方。

我们再谈谈 "方内有方" "方外有方" 的问题，像桂枝汤、桂枝加桂汤、桂枝加芍药汤、桂枝加附子汤等。桂枝汤里的甘草一味就是一个方子，姜、枣组成姜枣饮等。这一个桂枝汤就能演变出上百首方剂。黄煌老师讲过一句话，"我们最大的问题是面临选择"，中医古籍里面有多少首方呢？有根据的起码有几十万首方子。我们医生能掌握的也就几百首方子，万里无一。我们的研究生，考他们一个补阳还五汤，考它的药、剂量、加减法，有一半人是不及格的。就是对一个方子不敏感，对一个方子的剂量不敏感，对它的加减法不敏感。

柴胡汤是很少加减的，不像桂枝汤那样，柴胡汤实际上是"柴胡七方"，偏表的是小柴胡、柴胡桂枝；偏里的是大柴胡、柴胡加芒硝汤；偏于痰火的是柴胡加龙骨牡蛎，兼水饮的是柴胡加桂枝、柴胡桂枝干姜汤，还有四逆散也归在这边。小柴胡汤后面已经告诉你怎么加减了，"若胸中烦而不呕，去半夏、人参，加瓜蒌实一枚。若渴，去半夏，加人参合前成四两半，瓜蒌根四两。若腹中痛者，去黄芩，加芍药三两。若胁下痞硬，去大枣，加牡蛎四两。若心下悸，小便不利者，去黄芩，加茯苓四两。若不渴，外有微热者，去人参，加桂枝三两，温服微汗愈。若咳者，去人参、大枣、生姜，加五味子半升，干姜二两。"每一个加减就是一首方子。

在太阳病里，桂枝汤的加减是另一种写法，到了少阳就省略了，不是一条条去写了，若是都写出来的话可能又是七八十条。理中汤的加减法，"若脐上筑者，肾气动也，去术加桂四两；吐多者，去术加生姜三两；下多者，还用术；悸者，加茯苓二两；渴欲饮水者，加术，足前成四两半；腹中痛者，加人参，足前成四两半；寒者，加干姜，足前成四两半；腹满者，去术，加附子一枚。"然后讲到"服汤后如食顷"，就是一顿饭时间。然后"饮热粥一升许"，我们知道桂枝汤里要"啜热粥"，这是太阳、太阴都要有的。还讲到"微自温，勿发揭衣被"。到了理中汤，腹泻，腹痛，也是要盖被的，给腹部保暖，太阳病是"覆取微似汗"，太阴病也相似。到了四逆汤，通脉四逆汤实际上也是四逆汤，是大四逆汤，用附子大者一枚，干姜三两半。四逆汤的加减法，面色赤的加葱白九茎，就变成白通汤了，出现戴阳、虚阳上浮的时候就用这个，咽痛者加桔梗，腹中痛者加芍药，呕者加生姜，利止、脉不出者加人参。我们知道《伤寒论》有"恶寒，脉微而复利，利止亡血也，四逆加人参汤主之"，没有脉了就要用人参，相当于现在说的血容量不足了，用来救阴，像炙甘草汤、白虎加人参汤都涉及这样的问题。所以四逆汤、理中汤、小柴胡汤都是有加减的。不同于麻黄汤、桂枝汤写出很多条文，这些加减其实是可以写出很多条文的。关于经方的类方，大家可以看看徐灵胎的《伤寒论类方》、吉益东洞的《类聚方》。《类聚方》和《伤寒论类方》的差别就是前者把《金匮要略》的方子也放进去了。大家还可以看看傅延龄编的《张仲景方方族》，他把很多时方都放到六经里，放到《伤寒论》的类方里。

　　麻黄汤的类方。实际上续命汤也是一个麻桂合剂，像桂枝麻黄各半汤、桂枝二麻黄一汤、桂枝二越婢一汤这些配伍给后世带来很多启示。栀子豉汤类方，少气者加甘草，呕者加生姜，心烦懊恼的直接用栀子豉汤，心烦腹满、上热下寒、腹胀便溏的用栀子干姜汤，腑实的用枳实栀子豉汤。白虎系列、承气陷胸系列、理中系列等。我们要学理中汤就先学白术怎么用，干姜怎么用，最好能先用单味药的方子，然后两个药的方子，不要上来就用十几味药的方子。像五苓散，如果按张仲景那个比例，利尿效果就很好；如果换了比例，各种药物药量相等的情况下，利尿效果就差了很多，所以我们要尽可能保持原方的比例和服法。

　　熬药方面。孙思邈的《千金要方》里面专门提到熬药问题，大概是二十两药用一斗水煮取四升。陶弘景也是这个说法，相当于 300 克药用 2000 毫升水，煮成800 毫升。桂枝汤煎服法是经方煎服法的代表，余如桂枝法将息。张仲景是煎一次，我们现在是煎两次，郝万山教授讲过，第一次可以煎出有效成分的百分之四五十，第二次可以煎出 30%左右，所以我现在都是让患者煎两次。《伤寒论》中的一两我一般按 10 克算，如果是大病、重病，还是按一两 15 克。

　　中医最关键的部分还是在经方这里，但要想掌握经方还有很多问题，现在最难的是连张仲景用的什么药材有些都没搞清楚。还有经方药量的标准化研究，经方煎服法的标准化研究，经方脉证和禁忌的标准化研究。要拿得出标准，我们才好去学它用它。

第6讲　病机十九条讲解

　　现在中医界有一个方证派，什么证对什么方。对于这个学派，我是不赞同的。作为中医临床医生，一定要有理论和临床两个方面，如果只管方证相对，有什么证就用什么方，不管病因病机，就容易落入比较低的层次。

　　中医从渊源上讲，《内经》创建了中医理论体系，张仲景的《伤寒杂病论》开创了临床医学的先河，实际上在张仲景之前还有《汤液经法》，《汤液经法》已经有了辨证论治的雏形。在那个时代还有很多医学著作，可惜我们现在都看不到了，只能从《汉书·艺文志》中看到记载有经方十一家、医经七家，医经类有《黄帝内经》《黄帝外经》《扁鹊内经》《扁鹊外经》《白氏内经》《白氏外经》《白氏旁经》等，而现在就只能看到《黄帝内经》了。如果只读《伤寒杂病论》，你可能也会看病，但张仲景为什么用这个药，就只知其然，不知其所以然。

　　我在临床的时候经常跟学生讲，大多数学生**"师其行而不能师其意"**，看到老师用这个药，他下次碰到这种患者也用这个药，但他不知道为什么要用这个药，为什么要用这个剂量，不知道它的渊源在哪里。只有把《内经》和《伤寒杂病论》结合起来研究，才能成为一个比较有功底的医生，否则，你只背了《伤寒杂病论》，只有论治，不懂得道理，不懂得病因病机，你就只是个医匠。只学《内经》，不学《伤寒杂病论》的话，就只懂理论，不会看病，不会指导临床。简而言之，**《内经》是中医的生理学和病理生理学，《伤寒杂病论》是中医的诊断治疗学。没有《内经》，则《伤寒杂病论》之理不能明；没有《伤寒杂病论》，则《内经》之理不能用，两者相得益彰才是中医学术之千古绝唱。**

　　"病机十九条"出自《素问·至真要大论》，这也是《内经》里最重要的一篇，所谓"至"是极高的、至高无上的，"真"是非常真实的，"要"是很重要的，起这个名字是为了说明在《内经》里它是最重要的一篇。病机十九条又是《至真要大论》里的重中之重，作为中医生，要求能把它背下来，更重要的是要能够理解它、运用它。

病机十九条中，风、寒、暑、湿、燥、火，是按六气来的，还有按五脏来分的，实际上就是五脏六气，或者说五运六气。五脏病机：诸风掉眩，皆属于肝。诸寒收引，皆属于肾。诸气膹郁，皆属于肺。诸湿肿满，皆属于脾。诸痛痒疮，皆属于心（火）。上下病机：诸痿喘呕，皆属于上。诸厥固泄，皆属于下。风寒湿病机：诸暴强直，皆属于风。诸病水液，澄澈清冷，皆属于寒。诸痉项强，皆属于湿。火病机五条：诸热瞀瘛，皆属于火（心）。诸禁鼓栗，如丧神守，皆属于火。诸病胕肿，疼酸惊骇，皆属于火。诸逆冲上，皆属于火。诸躁狂越，皆属于火。热病机四条：诸胀腹大，皆属于热。诸病有声，鼓之如鼓，皆属于热。诸转反戾，水液浑浊，皆属于热。诸呕吐酸，暴注下迫，皆属于热。

刘完素的《素问玄机原病式》就是专门讲病机十九条的，而且他还补了一条"燥"，"诸涩枯涸，干劲皴揭，皆属于燥。"

我们先讲讲五脏病机，"诸痛痒疮，皆属于心"，基本上都是这样的格式。所谓"诸"就是大多数，"皆属于"指大体上有关系，但不要把它看得绝对化。这句话的意思是，大多数疼痛、瘙痒、疮疡这类疾病，多与心相关。后世有不少医家认为是"皆属于火"的，但我们知道，在五行里心和火是相配属的。但是你说寒证会不会痛呢？我们理解《内经》要从"有者求之，无者求之"的角度来看，病机十九条只是给你一个提示，很多也是不全面的。"诸气膹郁，皆属于肺"，和气息、呼吸相关的疾病大多和肺有关系，"膹郁"就是郁闷、痞闷、胸满之类，和肺关系密切。比如现在的"慢阻肺"——肺胀，肺气胀满，气息喘急。"诸湿肿满，皆属于脾"，和水湿、胀满有关的疾病与脾关系较大，湿、胀、满有时候是内因产生的，有时候是外因导致的。病机十九条里面涉及的六气——风、寒、暑、湿、燥、火，都应该从内、外两个方面去看。"诸寒收引，皆属于肾"，和寒邪、收引有关的疾病多和肾相关，寒也不能光从外寒去看，比如说天气寒冷，或人受了寒，更重要的是内寒的情况。比如阳气虚了，不能产生足够的阳热，别人都不怕冷，他就冻得不得了，甚至到夏天还怕冷。我见过一个患者夏天在广州还要穿棉袄，这些内寒也会产生"收引"。"诸风掉眩，皆属于肝"，所谓"掉"是摇动、肢体的颤动，"眩"是眩晕、眼花、眼黑，这类病症都和肝有关系。类似的，这个"风"有可能是外风，也有可能是内风，比如说热极生风、血虚生风、肝阳化风。

六气方面，"诸涩枯涸，干劲皴揭，皆属于燥"，所谓"涩"就是干涩，比如肌肤甲错；"枯"就是变得枯萎了，肌肉萎缩；"涸"就是干燥，水分不足；"干劲皴揭"变得干了，比如舌苔、肌肤；"劲"是比较硬了；"皴"是变得比较粗，可以"揭"起来了。"诸暴强直，皆属于风"，多数突然发生的、僵直的病症和风邪有关系，比如中风。风邪也应从内风和外风去看。"诸痉项强，皆属于湿"，所谓"痉"就是不柔和的意思，"项强"是脖子比较僵硬，内湿、外湿皆可导致。"诸病水液，澄澈清冷，皆属于寒"，比如尿液、汗液、白带、口涎、呕吐物等，清澈的、寒冷的水液都和寒邪有关。这里风、寒、湿各一条。火热比较多，放在后面讲。

"诸痿喘呕，皆属于上"，大多数痿病，如《素问·痿论》里讲的"五脏皆因肺热叶焦，发为痿躄"。大多数肌肉萎缩无力的，还有喘促、呕吐的病症，都属于身体上部病症。"诸厥固泄，皆属于下"，所谓"厥"是昏厥或肢厥；"固"是大便秘结，小便癃闭；"泄"是大便滑脱，小便失禁，白带淋漓不断，伤口脓血不止，多数都和身体下部的病症相关。

剩下的就是火热方面的病机，"诸热瞀瘛，皆属于火"，"瞀"是昏冒，天旋地转的眩晕，或者昏厥过去；"瘛"就是抽动，类似癫痫发作。"诸躁狂越，皆属于火"，中医说的"烦"和"燥"是有区别的，"烦"是内在的，不易看出来的；"燥"是躁动的，手足舞动，心烦不安。"狂越"就是到了登高而歌、弃衣而走的程度了。火和心是相配的，这是心主神明出现问题了。"诸逆冲上，皆属于火"，像胃气上逆、肺气上逆、肝气上逆这类病症多和火邪相关。"诸病胕肿，疼酸惊骇，皆属于火"，就是脚背浮肿，类似现在痛风的疾病，还有比较容易惊吓的疾病，都和火邪相关。"诸禁鼓栗，如丧神守，皆属于火"，心主神明，心和火相配，神志出了问题，也归属于火。"禁"就是出现牙关紧闭，不能张开；"鼓"是鼓颔；"栗"是战栗。"诸胀腹大，皆属于热"，一定要知道，这不是绝对的，热可以腹胀，寒也可以腹胀。像《伤寒论》讲的"发汗后，腹胀满者，厚朴生姜半夏甘草人参汤主之"，是治汗后伤了阳气，脾气不运出现的腹胀。"诸病有声，鼓之如鼓，皆属于热"，肠鸣不断，叩诊鼓音比较多，多属于热邪，但也可能是寒邪。"诸转反戾，水液浑浊，皆属于热"，如尿液比较浑浊，涕比较浊，黏稠的黄痰、脓液。"转"像扭转痉挛；"反"是角弓反张；"戾"是身体或肢体屈曲，这类病症可能也和热邪有关。"诸呕吐酸，暴注下迫，皆属于热"，就是突然泄泻很严重，甚至下脓血，还有呕吐、吐酸，这些和热邪相关。

学习病机十九条，我们要把思路放开，这都不是绝对的。病机十九条的六气是个病理生理学的概念，而不是单纯气象学的概念。

病机十九条给了我们哪些重要的提示呢？第一个，它讲到病机的概念，"夫百病之生也，皆生于风寒暑湿燥火，以之化之变也。"六气不仅是气象学的因素，更是病理学的概念，是内在的五脏功能失调产生的，包括所有病因刺激人体产生的内在的风寒暑湿燥火的病理变化，这样理解才通透。第二个是讲到"谨守病机，各司其属""必先五胜"，所谓"谨"是比较恭敬严谨的意思；"守"是要掌握，我们要严格掌握病机；所谓"各司其属"，是说所有的症状、所有的病理变化，在人体里是有一个体系的，这个体系最核心的部分就是脏腑经络学说，在脏腑经络学说里最核心的是脏腑，脏腑里最核心的是五脏，要树立这样的概念。"脏腑者，经络之根本；经络者，脏腑之枝叶。"

在脏腑学说里，脏腑是相配的，五脏是统领六腑的。比如说脾和胃，脾有统领胃的作用；肾和膀胱，肾气虚了，膀胱气化就不行，膀胱气化不行要补肾，要用金匮肾气丸。像中央管理地方，五脏是六腑的主导。从中医解剖概念来讲的话，一个是五脏的体系，一个是经络的体系，一个是五体的体系。所谓"五体"指的是皮、肉、筋、骨、脉，还有一个九窍。四时、方位、五志、七情都是相配属的。比如说一个人容易惊恐，那是肾气不足了；常忧思的话，是脾出问题了。写《理虚元鉴》的汪绮石讲过，"顾私己者，心肝病少；顾大体者，心肝病多。不及情者，脾肺病少；善钟情者，脾肺病多。任浮沉者，肝肾病少；矜志节者，肝肾病多。"情绪变化在中医里都是和五脏相连的，中医看病要考虑到时辰、方位、情绪等问题，最好的中医要"形与神俱"。五脏不是平起平坐的，有君主之官，相傅之官，将军之官，决断之官，作强之官。心者，君主之官，主明则下安，主不明则十二官危。

"各司其属"，我们治病就要"各求其属"，比如咳嗽了，我们要找到肺。"必先五胜"就是"必先五脏"，一定要先找到它的"领导"，然后再分析出了什么问题。就像神经系统要求定位定性，病机就是要把病位病性定清楚了，"必先五脏"也可以理解为五脏的定位。

病机十九条实际上就讲了两方面的内容，一个是五脏，一个是六气，六气是我们病理生理学的六气，而不是气象学的六气。比如出现掉眩了，我们会找到肝风。病机的关键是定位定性！

"有者求之，无者求之，盛者责之，虚者责之。"我们知道，心是主神明、主血脉的，那么有瘀血了，神明出问题了，神昏了，癫狂了，就找到心了，叫"有者求之"。再举个感冒的例子，感冒有三大类症状，一类是上窍不利，如鼻塞、流涕、咽喉不适；一类是肺气不畅，如咳嗽、喘；还有一类会出现营卫不和，身痛，头痛不适，发热恶寒。但有的人感冒了，为什么没有出现鼻塞流涕？这是不是感冒？有了病症，我们去分析，叫"有者求之"；该出现的症状没有出现，我们也要去分析它，这就叫"无者求之"。所有的问题，我们要从正反两面去考虑才全面。"盛者责之""虚者责之"，为什么会出现这些实的表现？为什么会是虚的表现？"精气夺则虚，邪气盛则实。"

病机十九条后面还讲到"必伏其所主，而先其所因"。这也是一句非常有境界的话，就是说要把病治好，要掌握它的"所主"。中医是非常重视正气的，正气为本，邪气为标，要把邪气控制住，一定要掌握五脏六气所主。定位上，我们要定在五脏的心、肝、脾、肺、肾；定性上，要定在六气的风、寒、暑、湿、燥、火。举个例子，比如皮毛出问题了，皮毛和五脏离得很远，但我们知道"皮毛者，肺之合也"，皮毛出问题了，我们要到肺脏去找原因。我原来跟过一个老师，他创了一个方子叫养阴疏风汤，是专门治疗皮肤病的，里面除了疏风的药外，还有四物汤。"治风先治血，血行风自灭"，还有泻白散在里面，这是用到"皮毛者，肺之合也"。现在我们清楚了，所谓"伏其所主"，就是要找到它的上级领导，"先其所因"就是要分析它的病因。

病机十九条讲了所有疾病在五脏六气的定位定性，虽然不全面，但是可贵之处在于给后世树立了纲领。我只是简要给大家分析一下，要把它理解透彻非常难，我给大家推荐两本书，一本是刘完素的《素问玄机原病式》，一本是任应秋教授的《病机临证分析》。

第7讲　我的拜师与经方临证之路

今天谈一下我的拜师与经方临证之路。大家知道，**不管是中医的哪一个学派，不管学派之间的分歧有多大，都有一个共识：在临床的诊病处方中，经方始终处于中医学的核心地位**。经方基本上指的是张仲景的处方，或者说是《伤寒杂病论》中的处方。

在历史演进的过程中，《伤寒杂病论》被一分为二，分成了《伤寒论》和《金匮要略》。《伤寒论》和《金匮要略》相比较，又以《伤寒论》为重，这是因为《伤寒论》中含有以六经为提纲的体系，太阳、阳明、少阳，太阴、少阴、厥阴。而《金匮要略》的前半部是脏腑经络先后病——脏腑经络的体系，后半部则是以病为纲的体系，这种以病为纲的体系与现今的《中医内科学》非常相似。比如《中医内科学》中的感冒、咳嗽、喘证、哮病等，《金匮要略》中的疟疾、百合病、虚劳、中风、历节、痰饮、咳嗽等，这些都是病名，在病名之下分出数个证，都是这样的体系。所以，《伤寒杂病论》含有两套辨证论治体系，**但真正开创中医临床辨证论治体系的还是《伤寒论》的六经辨证。《伤寒论》中的六经辨证体系以及保留下来的大量经方，为中医学的发展奠定了重要基础。**

今天的话题，就是通过我学习经方的经历，如何学习经方，哪些地方重要，应该掌握哪些，等等，给大家提供一个参考。在演讲题目的下方，我列了一个副标题："以六经统经方，以经方统时方"，这就是我学用经方经验的核心。等大家把《伤寒论》六经的方子掌握了以后，如太阳的麻黄汤、桂枝汤、五苓散、桃核承气汤、抵当汤系列；阳明的白虎汤、承气汤系列；少阳的柴胡系列；太阴的理中系列；少阴的四逆汤、白通汤、通脉四逆汤、真武汤、附子汤系列；厥阴的乌梅丸、吴茱萸汤、当归四逆汤系列，等等。把这些系列方剂学好了以后，再把《金匮要略》以及后世的时方纳入进来。这样，就可以把所有的方剂内容纳入到六经的体系之中了。六经可以统百病，那我的想法就是六经也能统所有的方剂。

我们所见到的一些著作，如徐灵胎的《伤寒论类方》，就是把《伤寒论》的

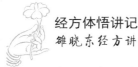
方子进行了分类；吉益东洞的《类聚方》，是把《伤寒论》和《金匮要略》的方子合在一起进行了分类；傅延龄教授的《张仲景方方族》，把更多的方子，包括后世的时方都统进去了，统在麻黄、桂枝、柴胡这些经方之下，经方又在六经的体系之下。**从这个角度来研究和学习，大家的脑海里有了六经和经方这个纲领和体系，就能够纲举目张，可以把握纲领性的东西，从上到下一统到底，这样我们就能够统帅千千万万的古今方剂。但核心还是上面的六经。**

下面就介绍几个我在学习和使用经方的过程中，对我产生很大影响的案例。

案例一　理中汤治疗频发室早

1983年，我刚大学毕业，分配到内蒙古通辽市中医院工作。因为我要兼修日语的缘故，在那里认识了一位日语老师张老师，那年他大约六十多岁。有一天他到医院找我，拿出一个方子，红参5克，干姜5克，白术5克，炙甘草5克，让我抄到处方笺上，他要抓药。我问他为什么要吃这个方子？他说很多年来，每到立冬天气转冷以后，他都会频繁发作室性早搏，春夏天暖的时候没事。他曾在日本生活十余年，在那里就有这个问题，就找了个日本的汉方医，给他开了这个方，吃了很有效。所以回到中国以后，每年冬天，从快立冬开始，他就坚持吃上一两周，整个冬天就不发作室早。在抄方的过程中，因为开红参需要另开处方，就问他换党参行不行，他说不行，那样效果不好，一定要用东北人参。

他的方子用量很小，但解决了问题，所以不要以为量小不能治病，都是5克，理中汤就是这个比例，人参三两，干姜三两，白术三两，炙甘草三两。理中汤，张仲景有丸剂，也有汤剂，那个日本汉方医给他开的是汤剂，量很小，而张仲景的用量却很大，当代的李可老中医开方用量也很大。**实践证明，大方能治病，小方也能治病，我们要有大方治病的经验，也要有小方治病的经验。**

这个方子看上去是《伤寒论》的理中汤，但在《金匮要略·胸痹心痛短气病脉证治》篇里，这就是治疗"胸痹心中痞"的人参汤。同一个方子，有两个名字，一方面能治太阴病，另一方面又能治胸痹，它的机制是什么？当时刚大学毕业，我也搞不清楚，对中医的认识懵懵懂懂。尽管大学期间我学得很认真，但是到临床上就不行了。我知道理中汤是治太阴病的，"腹满而吐，食不下，自利益甚"，用于治疗腹痛、腹泻、腹胀、食欲不好这些消化系统的问题。为什么也可以用来治疗室性早搏？当时搞不懂，这个问题就留在了我心中。五年后，我考上了伤寒专业的研究生，就向我的导师张斌教授请教这个问题，他说："胃气是宗气之源。"上焦的宗气可以维持心肺功能，而宗气是靠脾胃之气来的。如果脾胃之气虚乏，上焦的宗气乏源，宗气也会虚乏，随之心肺也不能很好地行使功能，也就会出现心悸、心慌、胸痹这类症状。

这样一讲我就明白了，但如果没有老师的点拨，自己是很难开悟的。通常我们学了参苓白术散，可能只知道用来治腹泻，理中汤只治太阴病，遇到这样的心悸患者，就不知道怎么开方了，但等我们学到一定程度的时候，就能体会到用人参汤治胸痹、心悸很有道理。就像桂枝汤，通过加减可以治六经的病。少阳有柴胡桂枝汤，阳明有白虎加桂枝汤，太阴有小建中系列，厥阴有当归四逆系列，我们学到一定程度就能融会贯通，融会贯通的前提是认识病机，病名不同，只要病机相同，就可以用同一个方子治疗。理中汤治疗的室性早搏，一定是虚寒性的，还有脾胃阳气虚的问题，这样的病机才产生了上焦宗气的虚乏。**病机相符，才有好的效果。病机才是辨证的核心内容！不能只有方证，没有病机。**

案例二　当归四逆加吴茱萸生姜汤治疗缩阴症

1983 年大学毕业，工作分配到了通辽，每年春节前我都会回到家乡呼和浩特。1985 年冬天，我回到呼和浩特。一天，我去看一个非常要好的中学同学，他跟我说他生病了，"我快不行了，老同学要帮一帮我，我要变女的了。"原来是他的外生殖器往回缩，马上就缩没了，想拽都拽不住。当时我就带他去找我的一个带教老师，这个老师是改革开放后的第一批中医硕士研究生，水平很高。他看完后，就开了当归四逆加吴茱萸生姜汤，因为我同学说抽得很痛，又加了制川乌。这个方子大概用了一两周，疗效非常好，顺利解决了他的缩阴症的问题。病因是缘于受寒，冬天零下二十多度，他的住所温度太低，导致出现了这个问题。

后来，我在湖南老中医赵守真先生的《治验回忆录》中看到两个类似的医案，这两个患者都是女的，一个是因为着凉感受风寒，一个是因为房事时感受风寒，然后出现阴部向内收缩的症状，用的都是当归四逆加吴茱萸生姜汤。赵守真先生认为："病属虚寒，由于肝肾亏损，遽被贼风侵袭，气血寒凝，经络拘急，颇类三阴直中之象；又其证所患部位，与男子缩阴症同，治法谅亦无异……。其治，当以温经祛寒为法，因投以当归四逆加吴茱萸生姜汤，祛风寒，温肝肾，经血得养，其病自已。"我们知道，"肝足厥阴之脉，起于大趾丛毛之际，上循足跗上廉，去内踝一寸，上踝八寸，交出太阴之后，上腘内廉，循股阴，入毛中，环阴器，抵小腹，夹胃属肝络胆。"这是足厥阴肝经所过的地方。由于肝经"环阴器"，肝经受寒寒凝以后，就可能出现缩阴症的问题，厥阴寒凝就用当归四逆加吴茱萸生姜汤。这个方子治疗的是厥阴的经脏同病、厥阴寒凝。仲景用它治疗手足厥寒，脉细欲绝。通过分析，缩阴症的病机就清楚了，联系了厥阴的经络，明了了相关病机，也就知道如何开方用药了。这样诊病处方用药，医生的头脑才是清楚的，若只是简单的方证相对，抛开中医的理论和病机，辨证的层次肯定是上不去的。

案例三　猪苓汤治疗 IgA 肾病镜下血尿

我的硕士导师张斌教授，他是研究《伤寒论》气化学说的，这也是我读硕士期间的研究方向。那时，我经常跟着导师去会诊。1990 年冬，内蒙古中医院内二科，也就是肾病科，收了一个 IgA 肾病患者，治疗了一段时间，镜下血尿始终无法解决，就请我的导师会诊。经过详细诊察，导师开了猪苓汤原方，阿胶 15 克（烊化），茯苓 15 克，猪苓 15 克，泽泻 15 克，滑石 15 克（包煎），水煎服，每日两次。疗效很好，很快镜下血尿就没有了。

当时大家都觉得很神奇，怎么会想到用猪苓汤治疗镜下血尿？这个患者没有阴虚湿热的表现，舌淡苔白，脉缓，精神状态也没有问题，没有贫血，肾功能也正常，没有《伤寒论》中所描述的猪苓汤证的表现，只是一个镜下血尿。用了猪苓汤，吃下去不到一周就解决了。按照通常的内科思维，镜下血尿通常会用小蓟饮子、导赤散等，实在不行，再用点止血的方剂，完全想不到用猪苓汤，但是用上以后却很好，而且没有加减，就开的原方。后来我查了一下，阿胶对于尿血有较好的疗效。**这个病例没有辨证，但也没有违反辨证，比较符合方证或方病论治的精神，也就是说，方证或方病论治有时也能有比较好的疗效。**

案例四　真武汤治疗梅尼埃综合征引起的眩晕

我妻子从 2001 年开始，患有梅尼埃综合征，一旦发作，就会天旋地转地晕起来，呕吐，起不了床，持续 2～3 天，伴有两耳闷、耳鸣、听力下降，电测听也有问题。每隔一两年，休息不好的时候就会犯一次。2008 年，我就带她去找李老，李老开的是真武汤加味，附子、白术、干姜、茯苓、杭白芍、附片各 45 克，生姜 45 克，生晒参、吴茱萸、炙甘草各 30 克，大枣 25 枚，10 剂。李老写了一段病机描述："2001 年患因劳倦内伤，太阴不适，痰饮内生，不久绝经，心动悸，烦躁耳鸣，劳之即作，脉微细，肾之阴水上泛。"回去服药，刚开始用的是附子颗粒冲剂，效果不好，改用汤药后疗效始显。

李老起手就用真武汤，而且用量很大，用的是张仲景的原量，按照一两 15 克计算的。这个方子以真武汤为基础，也有四逆汤、吴茱萸汤在里边，是治疗阴水上泛之方。治疗饮邪，通常用的是苓桂术甘汤、五苓散、泽泻汤等，直接用真武汤的很少。

第二次开的方子是：炮附子 45 克，干姜 45 克，生姜 45 克，肉桂 10 克（最后 7 分钟下），白术、泽泻、吴茱萸、生晒参各 30 克，龙骨、牡蛎、磁石各 30 克，生半夏、茯苓各 45 克，炙甘草 60 克。每旬 7 剂，就是十天吃七天，然后再停三天，开了 21 剂，一个月的药。

一个月的药吃完后去找李老，李老嘱咐用培元固本散小量常服，就是高丽参、鹿茸、紫河车、田七各 100 克，琥珀 50 克，打粉，每次 3 克左右，黄酒调服，每天两次。大约治疗了两个月，后来十几年未再发作。

苓桂术甘汤、泽泻汤等是临床常用的治疗眩晕的方子，但用真武汤治疗梅尼埃综合征眩晕的还是比较少。通常的思路，都是先从上焦、中焦用方，比如用泽泻汤、苓桂术甘汤等，不行的话再从中焦、下焦调理。而李老直接使用真武汤，从少阴、太阴下手，说明李老看问题更加深入本质。

五苓散和真武汤相比，五苓散治疗的是太阳蓄水证，病机是膀胱气化不利，属于阳水，属于腑证；真武汤治疗的是少阴阳虚水泛，属于阴水，治疗的是脏证。五苓散证比较轻浅，太阳表邪不解，邪入太阳膀胱之腑，即用五苓散治疗；病邪不解再入少阴之脏，才用真武汤治疗。

案例五 滋肾通关丸加味治疗术后尿潴留

这是陈津生老师的一则医案。1983 年春，我在内蒙古中医院实习。一天，我跟陈老师到医院外科会诊，患者是一个农村妇女，刚做完胆结石手术，术后出现尿潴留，排不了尿，本人又不愿意插导尿管，就请中医会诊。陈老师就开了这个方子，**知母 30 克，黄柏 30 克，肉桂 15 克，川牛膝 30 克，血余炭 10 克，琥珀 2 克（冲）**。服药后两小时即解小便，顺利解决问题。

术后已经十几个小时，就是尿不出，尿潴留，口渴干燥，烦躁。因为没有尿，也不敢多喝水。陈老师就用了李东垣的通关丸加减，也叫滋肾丸，或者滋肾通关丸。原方组成：黄柏、知母各一两，肉桂五分。上为细末，熟水为丸如梧桐子大，每服一百丸，空心白汤下，顿两足，令药易下行故也。

滋肾通关丸治疗的是下焦郁热引起的小便不通，《兰室秘藏》说肾和膀胱"受阳中之阳热火之邪，而闭其下焦，使小便不通也"。清代医家王子接在《绛雪园古方选注》中谈道："口不渴而小便不通，乃下焦肾与膀胱阴分受热，闭塞其流，即《内经》云无阴则阳无以化也。何则？膀胱禀大寒之气，肾感寒水之运，气运窒塞，故受热而闭。治法仍须用气味俱阴之药，除其热，泄其闭。治以黄柏泻膀胱之热，知母清金水之源，一燥一润，相须为用，佐以肉桂，寒因热用，伏其所主而先其

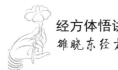

所因，则郁热从小便而出，而关开矣。"王子接分析得非常到位。这是一个热证，用到肉桂，主要是因为肉桂可以助膀胱气化。

陈老师在滋肾通关丸的基础上加了三味药，琥珀、血余炭两药，既能利尿，又能够活血，川牛膝可以引气血下行，加强了原方的功效，加减得非常高明，说明陈老师的功底深厚。一个很小的方子，解决了大问题。希望大家要从小方开始学起，细细体会小方中每味药的作用。若一开始就用大方，就搞不清楚大方向了。先从解决小问题开始，比如小便不通的问题、早搏的问题、便秘的问题，等等，一点一点地积累经验，将来才会有更大的成就。这个方子虽然不大，但是给我留下了深刻的印象。

案例六　当归四逆加吴茱萸生姜汤加味治疗痛经

大约十几年前，在我出门诊时来了个患者，女性，二十多岁，其他没什么问题，主症就是痛经，痛得非常厉害，发作时走不了路，就坐着轮椅来了。给她开的就是当归四逆加吴茱萸生姜汤，用量比较大，因为疼痛剧烈，所以我加了制川乌，服药后痛经很快就缓解了。此方治疗痛经，大家也都常用，疗效是比较稳定的。如果痛得很厉害，寒凝突出的话，我一般都喜欢加川乌以增强疗效。

案例七　乌头桂枝汤治疗幻肢痛

大约三年前，我接诊了一个患者，中年女性，坐着轮椅。在她年轻时，因为触电，一只胳膊被全部截肢，但术后遗留一个症状，总觉得被截肢的胳膊还在，而且还疼痛不止。这种问题称为幻肢痛。我开的是乌头桂枝汤原方，服药后，她的这种痛感终于消失了，很有效。止痛最厉害的中药就是乌头，而不是延胡索、威灵仙这些药。但这需要胆识，认证准确，需要用的时候你要敢用，同时也要掌握它可能会出现哪些问题，如何解决等。

案例八　小青龙汤治疗支气管哮喘

一个中年男性，长期支气管哮喘病史。这一次发作后，经过其他医院治疗，已经有所好转，但还没好彻底。爬楼的时候，爬两三层就喘喝欲脱，要歇好一会儿才能继续爬楼。我给他开的是小青龙汤原方，用了一个多月，身体就完全恢复了，在操场跑400米都没什么事。

这些案例看上去很简单，但疗效很好，可以作为经验推广出去。

学中医，尤其是开方治病这一块，我们的祖宗是张仲景。在仲景之前可能有《汤液经法》，也可能有其他更好的医家或著作，但我们现在能够看到的，能够拿来学习的，就是张仲景的东西，中医学的灵魂就在仲景留下的《伤寒杂病论》中，也就是现在的《伤寒论》和《金匮要略》这两部著作。"心仲景之心，志仲景之志。"仲景以后的著名医家，没有哪个不是以仲景的著作为学习的核心，当代亦是如此。当然，在学习的过程中，如果能找到好的经方大家做老师，那就更好了。我正式拜过两个经方大师，分别是李可老中医和黄煌教授。接下来我就谈一下两位老师的主要学术观点。

关于疾病的病因病机，李老写过一段关于病因病机的看法，他所说的病因病机指的是一切疾病的病因病机，"**人身皮毛筋骨、五脏六腑、五官九窍，但有一处阳气不到便是病；阳虚者十占八九，阴虚者百无一见；寒湿为害，十占八九。**"周慎斋在《慎斋遗书》中讲过类似的话，"人之阴阳，生生之本，俱在于是。但阳能生阴，故一分阳气不到，此处便有病。"二者说法非常相近，看来李老是看过这本书的。李老有一个特点，叫"不愤不启，不悱不发"，这是《论语》的说法，就是你不问的话他是不讲的，你要问他，他才会讲。这是我当时跟李老提的一个问题，李老就写下了这段话。

关于中医大病的治疗，李老也有自己独特的思路，简单给大家说一下。

首先是代谢病的治疗思路。代谢病，现在叫代谢综合征，也就是高血压、糖尿病、高脂血症、高尿酸血症等，这些问题常常兼见，体格又比较胖，营养过剩。对此，如果让刘完素来治，那可能就是防风通圣散、双解散之类；如果是胡希恕、冯世纶、黄煌老师等，他们可能用大柴胡汤之类。而李老则是从太阴论治，他认为三阴统于太阴，这类问题用附桂理中汤做底。同一种病，不同的医生看，治法、思路可能都不一样，但可能都有效。

其次是免疫性疾病的诊疗思路。在李老看来，免疫性疾病为邪伏三阴，是寒邪长久深伏体内导致的问题，治疗要用托透法。李老最喜欢用的就是麻黄附子细辛汤、小续命汤，用这些方子来治疗伏邪为病。这种思路是很有价值的，值得学习。

第三，中风病的治疗思路。对于中风，李老认为病机是正虚邪中，治疗要扶正透邪，李老多用续命汤类方，尤其是孙思邈的续命煮散。孙思邈在《千金要方》中谈到自己中风的经历，用的就是续命煮散，和小续命汤的思路差不多，效果挺好，就记录了下来。"吾尝中风，言语謇涩，四肢疼曳，处此方，日服四服，十日十夜服之不绝，得愈。"续命煮散"主风无轻重，皆治之方"，"麻黄、芎䓖、独活、防己、甘草、杏仁各三两，桂心、附子、茯苓、升麻、细辛、人参、防风各二两，石膏五两，白术四两。上十五味粗筛下，以五方寸匕，纳小绢袋子中，以水四升，和生姜三两，煮取二升半，分三服，日日勿绝，慎风冷，大良。"在南宁第一次扶阳论坛的时候，李老突发中风，他就用的续命煮散，很快就恢复了。

第四，晚期肿瘤的诊治思路。肿瘤晚期的患者，李老喜欢用两个方子，桂附理中汤和阳和汤。他的观点，对于晚期肿瘤要"但扶其正，任邪自去"，这也是很独特的思路。除此以外，李老对很多疾病都有自己独特的看法，比如肺心病，李老认为病机是阳虚痰饮为病，治疗就用小青龙汤加四逆汤加减；心衰的治疗，李老多用破格救心汤加减；冠心病的治疗，李老多用《金匮要略》的瓜蒌三方合丹参饮和四逆汤。这些思路都非常值得我们学习。

今天，通过我的几个经方故事，给大家展现了经方对我的影响。但想要有所深入，则非一朝一夕之功，有些东西可能要用一生去慢慢体会，慢慢实践，慢慢领悟。今天就讲这么多，谢谢大家！

第8讲　李可高血压病辨治经验探讨

今天主要讲高血压病治疗的一些看法和经验。测量血压，一般要求在安静状态下，选择坐位，测量右上臂。前一段时间，我的一个朋友，他说一上班就头胀痛不舒服，我让他去医院看看血压和其他检查有没有异常。他说检查完没有发现异常，血压也很正常。我让他把血压计带到单位去，等头胀痛不适的时候再测量。他在某企业做中层主管，工作紧张，压力比较大。结果他在单位上班时出现头胀痛，测量发现收缩压到了 160mmHg 以上。这种高血压在平常是检查不出来的。平时测血压的要求是安静状态下，而他是工作期间血压时相性升高，发作时头胀痛不适，回到家里血压又正常，早上、中午也不高。然后我就给他开了一个方，命名为**高血压汤**，是专门对病治疗的，一共是八味药，石决明、怀牛膝、黄芩、赤芍、川楝子、延胡索、煅龙骨和煅牡蛎。石决明 30 克，怀牛膝 30 克，这是仿张锡纯镇肝熄风汤的两个药，两味君药，不过张锡纯用的是代赭石，主要还是平肝降逆为主；下边就是黄芩汤的两味药，黄芩与赤芍，没有用甘草、大枣；还有川楝子、延胡索，来源于金铃子散，主治肝阳上亢、肝气上逆所致的头痛头胀；最后还有煅龙牡各 15 克，因为镇肝熄风汤里用的是各五钱，也是仿它的用量。用了两周之后，效果很好，血压恢复正常，现在已经两个多月了。他没想到中医也可以降血压，平时不太相信中医，但这次尝试，让他感觉到中医疗效很好。这是高血压病肝阳上亢的一个案例。

李可老中医治疗高血压病有自己独特的思路和经验。我跟随李老多年，从2006年开始接触李老这个扶阳或者叫古中医学派体系，这个体系对于高血压病多是从阳虚阳浮、阴寒上逆考虑。学院派或教材派对高血压病的思路多是从肝阳上亢、阴虚阳亢论治，但是对高血压病最基本的病机却阐述不清。

我个人认为高血压病有两个方面的基本病机，一个是阳气郁滞，或者叫阳气郁逆，另外一个就是阳气虚。为什么会造成阳气郁逆呢？第一个是情绪不好，生闷气或者暴怒，可以造成肝阳上亢，冲气上逆，从而导致血压升高；第二种情况是饮食比较咸也会引起；第三个是六淫邪气也会使血压升高，对血压影响最大的是寒邪与湿邪，寒湿之邪都会导致阳气郁逆。大家知道，脑血管病冬天的发病率比较高，就是寒湿内侵，毛窍闭塞，使阳气不能疏达、疏透，血压就会升高。正常的血压是一个动态协调的过程，当阳气郁逆之后，阳气不能正常疏散、疏透、疏达，血压就升高了。气血冲和，百病不生，一有怫郁，诸病生焉。故人身诸病，多生于郁。最主要的还是血脉内的气机郁滞，可能有内伤，也可能有外感。像血压这块我们能够检测，张仲景时代没法"观其血压"，这就是我们时代的进步。

那么我们怎样才能知道血压到底高还是不高呢？大概有几个方面，我们知道舌象跟血压没有太大的关系，不管是舌红也好，舌淡也好，苔厚也好，苔薄也好，我们看不到它和血压高低的关联，但是脉象可以感觉出来，对高血压是最有意义的，这是第一个方面。大家可以参考一下张锡纯的《医学衷中参西录》，里面讲的**脉弦、脉硬、脉长、弦大有力、弦劲**等。我自己在摸脉上能搞清楚七八成左右，能够大致判断患者的血压。第二个方面就是头部不适，如**头胀、头沉、头紧、头晕、头痛**等，这是比较容易出现的症状，这种情况下我们就要看看他的血压。这些都要"观其脉证"，**同时我们还需要测血压**，既要测安静状态下的，也要测工作状态下的。有些患者白天不高晚上高，有些晚上不高白天高，有些患者上午高，也有下午高的，有些工作时才升高的，像我开始讲到的病例。这些都需要治疗。

回过头来再讲高血压病的基本病机，就是阳气郁滞。**在一些病邪的作用下，造成机体的阳气不能疏透，郁闭在里边，就引起血压升高。**那么血瘀会不会？也会。痰湿会不会？也会。痰湿郁闭了以后，阳气也不能流通。刚刚我看了一下大会的论文集，里边就谈到益气化痰法治疗高血压病的经验。为什么痰浊也会引起高血压呢？因为痰浊在体内会闭塞阳气的流通。其实血瘀、痰浊、水湿、寒邪都会闭塞人体阳气，导致阳气在体内偏忒，在血压上面就会有所反映。所以**高血压病最重要的病机就是阳气的郁滞、郁逆**。另外还有一个病机，就是阳气虚也会造成血压升高。在李老这个学派，在卢崇汉教授这个学派，阳气虚则虚阳浮越，不能够纳下，虚阳浮越的情况下就会造成血压波动，血压升高。对于虚阳浮越的情况，李老有一个非常特殊的治疗方法，就是藏阳，这和我们现在学院派和教材派不太一样。

高血压病最基本的病因病机，我自己理解就是这两方面，一个是阳气郁，一个是阳气虚。而造成阳气郁或虚的情况就非常多了，天气寒凉也可以，感受湿邪也可以，水饮也可以，痰浊也可以，瘀血也可以，肝气郁滞也可以，暴怒也可以。

从病因上讲，这些都可以导致血压升高，六淫七情都可以，饮食劳倦也可以。《内经》说过，"阳气者，烦劳则张。"白领一般从事劳心的工作，如果阳气一直处在亢奋的状态下，就会在外象上表现出来，就会造成头晕头胀，血压升高，这跟阳气郁滞、冲气上逆、肝阳上亢表现比较接近。

既然高血压病的主要病机是阳气郁逆，那么就要从导致阳气郁逆的原因去解决它。用疏导的方法，就像大禹治水一样，是用疏透的方法。我最不赞成的方法是用西药的原理来用中药。比如有西医研究说麻黄能使血压升高，高血压患者不能用，这完全是错误的思路。举几个例子，脑血康滴丸、脑血康口服液，主要成分就是水蛭，它治什么病呢？第一个就是治脑出血。长春的任继学教授，获得国家中医药管理局科技进步二等奖，获奖内容是什么呢？就是用活血化瘀的方法治疗急性期脑出血。因此，不要用西医的方法用中药。只要你选择药物合理，只要你临床和试验有循证的证据，那么出血证也可以活血化瘀，治疗高血压病也可以选用麻黄。

李老治疗高血压病的经验有这几个方面。第一是阳气虚，虚阳外越、上浮的情况，李老首要藏阳。这种高血压有什么表现呢？一般量血压是升高的，脉象是虚大的，面色是白的，头胀，但是整个舌象是一派阴寒之象，没有舌红、苔黄、脉数等热的表现，而是舌青紫，甚至苔白水滑，面色也是㿠白或者灰白的，看上去比较呆滞，尤其是典型少阴病的"脉微细，但欲寐"等，李老一般采用藏阳的方法，最常用的方子就是四逆汤。但是四逆汤要起潜藏阳气作用的话，熟附子要用到 100 克以上。如果用十几克的附子，不但不潜阳，反而是升阳、兴阳的。附子本身就有纳下的作用，但是量小了反而导致阳气飞腾的情况，所以要用大量。在小量附子的情况下，如果配上龙牡、磁石或者其他潜降的药物，如牛膝、沉香、砂仁，或收敛的山茱萸、乌梅、五味子等，就不会造成升阳、兴阳的情况。一般**藏阳这方面，虚阳浮越所造成的高血压，我都是用李老的破格救心汤去麝香、人参，然后加吴茱萸**。吴茱萸是破阴寒的药，潜降作用非常好，巅顶痛、胃气上逆这些都用吴茱萸，它是一个潜降、破寒凝非常好的药。

第二，冲气上逆也会造成血压高。李老治疗高血压病的第二个方面是要镇冲。一般冲气上逆，或者肝气上逆，会出现剧烈的头痛、头胀，最好的就是**温氏奔豚汤**，或者是吴佩衡的**吴萸四逆汤**。我用温氏奔豚汤治疗高血压的话，一般都会在其基础上加龙骨、牡蛎、磁石，李老叫三石，各用 30 克，而且一般把人参、山药去掉。这是一个非常好的平冲降逆的方子，治疗阳亢和阴寒凝滞并存的情况。

第三，李老治疗高血压病还有一个特殊方法，就是疏透。就是用麻黄汤、桂枝汤、麻黄附子细辛汤，甚至荆防败毒散、五积散、防风通圣散等，这些都是可以降压的。所以我们治疗高血压不要说就那几味药，**所有导致阳气郁逆的情况都可以导致血压升高**，所有能够对症解决问题的方药都可以治疗高血压。

我跟了李老这么多年，在治病方面，大概就是这几个：**一个就是分六经，辨六经以执万病之牛耳**。什么病都放到六经里面来，先分六经，是在太阳、阳明，还是在少阳，或在三阴，或是合病并病。**第二就是要辨方证。我认为辨方证还是有一定道理的。**我自己感觉经方学派，《汤液经法》《伤寒杂病论》里面的方子可能在中医理论诞生之前就已经存在了，它没有受《内经》的影响，没有理论之前，它的方子就开始用了。只要发热恶寒、汗出、脉缓，用桂枝汤就管用了。只要是头痛、发热、身疼、腰痛、骨节疼痛、恶风、无汗而喘的伤寒八症，用麻黄汤就管用了。就是经验方，就是有效果。方证学派有这个经验在，所以有存在的基础，用上去就疗效好，不管它寒热虚实，不用审病机。但是这是一个低层次辨证，没有涉及病因病机。**要达到一个比较高的境界，还是要审病机。**到了审病机的层次，才能够"但见一症便是"。你知道什么热用白虎汤，什么热用小柴胡汤，这个热一定要在病机上符合才行。但审病机是非常难的，要把诊断、鉴别诊断这些搞得清清楚楚才可能做到。

李老治病的第三个方面就是要定方药。有些老师开处方是有药无方，只是讲法不讲方，但是李老开的每一张处方基本上都有方子做底。对于初学者来说，还是奉劝大家从有方开始，刚开始不要随意去造方。因为这些已有的方子都是经过千锤百炼的，尤其是经方，黄煌老师称之为必效方，用对了就一定有疗效。还就是一定要用到它的量，注意它的煎服法，用了之后确实是非常有效的。

治疗高血压病，就是要疏达、疏透，让它内外通，上下通，左右通，让五脏六腑气机通畅，毛孔畅达，就是这样一个办法。比如半夏泻心汤可以辛开苦降，也可以治疗高血压，只要符合中焦痞、阳气郁逆的病机。如果体内有饮食积滞，外有风寒内阻，血压也会升高，那么防风通圣散就可以解决。就是说，所有的治疗都是针对证来解决。我们的院校教育之所以失败就是这样的问题，就是一个病搞十个八个证型，十个八个方子，摆在这里，然后对着看哪个合适，这是**挑方看病**。学生就是这样的思维。比如说头痛，搞八个证型，八个方子，看病时看患者像哪一个就用哪个方。这绝对不合适，要有整体的理解。像刘力红老师强调的治病要分层次，第一层次怎么搞，第二层次怎么搞，心里要明白。

因此，透邪这个意义非常大。麻黄汤可以治高血压，桂枝汤可以治，防风通圣散可以治，半夏泻心汤也可以治，只要辨证准确，只要能够使阳气通达，血压一定可以降下来。阳气郁闭了，要把它打开，让它有出路，高血压就解决了。

第四个就是水浅不养龙的问题，要用引导之法。凡面赤如醉，头痛如劈，目赤耳鸣，轰轰发热，脉大而虚，李老喜欢用陈士铎的引火汤加减，比如说会加肉桂，像生地黄用三两，就是 90 克。我在临床上有时候也会用 90 克熟地黄。

除了上述四个证型外，邓铁涛老擅用二陈汤、温胆汤治疗高血压病。气虚、痰浊阻滞也可以引起高血压。现在大多数人处于营养过剩，容易导致痰浊内生，阳气郁逆，产生高血压。长期用平胃散、二陈汤、温胆汤等，对血压稳定还是有好处的。这样的痰湿阻滞、阳气不达导致的血压高，化痰湿就可以有很好的效果。痰湿化了以后一身轻，内外通畅以后，血压自然也下来了。

我们不要看到血压高就只知道平肝潜阳，只知道龙骨、牡蛎、石决明、天麻、钩藤等，再加点西药。一定要在病机上深究，审症求因，审因论治，把病根找着，才可能解决问题。第一步解决了，第二步解决什么，都要清楚。像这个阳气不藏的类型，我们先用四逆汤或者破格救心汤，血压降了以后，再用潜阳丹维持。潜阳丹做一料的话可以吃一个月，价格又不贵，效果也不错。还有血瘀，看到舌紫暗、脉涩等血瘀的征象，或血瘀为主的高血压，血府逐瘀汤就可以解决。要看看瘀在哪个地方，影响到哪些气机，一般的血府逐瘀汤就可以解决，或者用黄煌教授的八味逐瘀汤，桃红芎归，柴甘枳芍，这个方子我也喜欢用。血压升高，不但有肝阳亢、肝气郁的，还有痰浊的，有血瘀的，有气郁的，有冲气上逆的，有阳气不能疏透外达的，有水不涵阳的，等等，只要能够影响到阳气郁或者阳气虚而虚阳浮越的，血压都会有变化，在脉象和症状上可以表现出来，针对用药就会有好的效果。

《李可老中医急危重症疑难病经验专辑》里有一个病案，用麻黄汤治疗一高血压导致蛛网膜下腔出血的患者。很多人有疑问，麻黄是升血压的，为什么在这里用它降血压？其实就是因为当时阳气郁逆而血压升高，进而导致血脉破裂而出血，用了麻黄汤以后使得阳气畅达。麻黄是开表的，是使阳气畅达最好的药，用后表气和阳气畅达了，有出路了，血压就能够降下来。李老对这个病例的解释，"寒袭太阳之表，玄府闭塞，郁搏于内，气机逆乱上冲，邪无出路，遂致攻脑"，这就出现了高血压的问题，"邪之来路即邪之去路，随着汗出，表气一开，邪从外散，肺气则宣，水道得通，从太阳而出"，这样血压就能恢复正常。"人体本是表里同气，表气闭塞则里气逆乱，表气通则里气和。"在表的阳气闭塞以后不能外出透达，所以就阳气上亢，血压升高，就冲破血脉。气为血之帅，阳气冲破血脉后，就蛛网膜下腔出血了。用麻黄汤透达阳气，表里内外的阳气舒达了，血压就下降了。李老用麻黄更多是用于托透之法，托透这块主要是用麻附细法来解决。

高血压病的病机在李老看来就是痰湿瘀浊窃踞头部阳位，在我看来就是阳气郁滞。不一定就郁在头，郁在任何一个部位都可以导致血压上升。郁滞得比较严重，有瘀血的要祛除瘀血，有痰浊的要化掉痰浊，都要使得阳气畅达。因此，李老给了四个证型，但大家不要以为就只有四个证型，一定要活用。

情绪不好、忧郁症的患者伴有高血压的情况，可以选用四逆散、柴胡疏肝散、逍遥散调节气机。如果是气逆为主的，偏于阳热的用天麻钩藤饮、镇肝熄风汤，偏于阳虚、水湿、阴寒上逆的用温氏奔豚汤。如果血压相对稳定，不太高的话，李老都是用附桂理中汤，实际上是桂枝人参汤和四逆汤的合方。如果单看作附桂理中汤的话，附子用量是比较小的。如果用附子达到 30 ~ 100 克的话，其实用的是四逆汤合桂枝人参汤。

以上是李可老中医治疗高血压的思路以及我的理解。

第9讲　李可医案精华讲稿

我今天讲这本书（《李可医案处方集》）。从 2006 年开始，我就在跟师李可老中医。我花了很多精力琢磨、搜集他的病历资料，有一些体验，想跟大家共享。这本书 90% 以上的原始处方都是我提供的，我当时也排了序，一部分病历按六经排序：太阳、阳明、少阳、太阴、少阴、厥阴；还有一部分病历，比如说头痛、眩晕、腹痛等，就是按杂病排序；第三部分是按西医排的，比如说肺癌、带状疱疹。后来，孙其新老师整理后，还是按他的思路重新排了序。今天，我就把按六经排序的这部分内容，挑一部分给大家讲一下，主要思路就是以六经为纲。无论是跟李老学，还是跟张仲景学，看一个病首先不是辨方证，而是分六经。不管是杂病，还是内外妇儿，首先要定六经，定了六经以后再定治法、定方药。

第一个方：拟方备用。麻黄 5 克，制附片 24 克，辽细辛（后 5 分）23 克，生姜 10 片，葱白 4 寸。痰多咳喘，加生半夏 30 克，干姜 20 克，五味子 10 克；鼻流清涕、嚏，加辛夷 45 克，苍耳子 10 克，白芷（后 5 分）10 克；精神不振，厌食便溏，加红参（另炖）10 克，焦三仙、炒谷芽各 10 克；急惰思卧，加炙甘草 48 克，肾四味各 10 克。

首先看这个太阳的方子。我为什么把它放在第一个，是因为李老用了很多加减，像张仲景一样，基本上这些加减就让你掌握了这一经的情况。临床上典型的病例是少数，更多的疾病是千变万化的。像桂枝汤证、麻黄汤证这样原方不动的病证是比较少见的，所以这些加减对我们来说就显得格外重要。这是一个麻附细法的方子，葱白和生姜是内和胃气、发散风寒、兼以温阳的佐使之剂。为什么李老要用半量，因为这是给小孩拟的方子，一般在 12 岁以下李老就拟半量的方子。辽细辛后面写着"后 5 分"，就是煎药的时候在最后 5 分钟把它放进去。刘沛然先生的《细辛与临床》专门谈细辛，他用细辛最大量用到 120 克，23 克就是 45 克的半量。细辛在《伤寒论》里面，像小青龙汤，常规都是用三两。

加减方面，咳嗽痰多加生半夏 30 克，干姜 20 克，五味子 10 克，也是半量

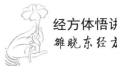

的用法。在陈修园的《医学三字经》里就提到咳嗽痰多的时候用姜、辛、味或姜、辛、味、夏，实际上是小青龙的用法，可以看出来是痰饮。鼻流清涕、嚏加辛夷45克，苍耳子10克，白芷10克（后5分），就是苍耳散。辛夷用到这么大量就相当于细辛，因为它的毒性比较小，所以用相当于三两的量。苍耳子因为有毒性，他用10克。白芷因为怕久煎香气走散，就在最后5分钟放进去。

李老的观点是：所有的外感必夹内伤。感冒是因为正气不足，感受邪气，正气不足就是少阴阳气不足。在这个观念指导下，李老认为所有的外感都可用麻附细法来治疗。对表虚之人就加乌梅、党参或人参，一方面不伤正气，另一方面不要让麻黄疏散太过。精神不振，厌食便溏，加红参10克（另炖），焦三仙、炒谷芽各10克。精神不振说明他正气有问题，焦三仙、谷芽说明他有伤食的问题。小孩子比较容易伤食，李老用了焦三仙、谷芽。倦怠思卧，有肾气不足的情况，李老加炙甘草48克，肾四味各10克。炙甘草48克正好是附片的一倍，来预防它的毒性，让附子助阳但不要让发热加重。

在太阳表证中一般是三大病机，**第一是上窍不利**。最轻的叫伤风，大多数伤风都是上窍不利，有风寒，也有风热，风寒表现为鼻塞、喉咙发紧、身上发皱不舒服，葱豉汤就可以解决，风热用桑菊饮就可以了。**第二是营卫不和**。到了营卫不和，就有寒热身痛，营卫不通则痛。营卫不和，卫阳被郁就发热，卫阳受到影响则恶寒。凡是有表证、寒热身痛的情况，就已经有营卫不和了。**第三是肺气不畅**。表证实际上就是上窍不利、营卫不和、肺气不畅这三大病机，都是有寒有热有燥有湿。湿热方面，《湿热病篇》的芳散表湿法就论述得比较好。燥气方面，像桑杏汤、桑菊饮都可以用于燥热初期，凉燥用杏苏散，温燥用桑杏汤等。像一般风寒，葱豉汤就可以了。到营卫不和的层面，采用麻黄汤、桂枝汤。到偏热的营卫不和阶段，银翘散也是可以用的。肺气不畅的话要考虑咳、痰、喘，以咳为主还是喘为主，咳的话是什么时间咳，是寒咳还是热咳。寒咳是用三拗汤、麻黄汤，还是旋覆花汤？有没有痰？有痰是一个治法，没有痰又是一个治法。

李老认为感冒阳虚证占得多，占到90%以上。还有一个观点就是一切外感必夹内伤。所以李老多用麻附细法治外感，麻黄汤、桂枝汤就用得少一些。在虚人外感方面，李老就用麻附细梅参，细看有点像生脉散。乌梅、山茱萸、五味子在厥阴病是收敛阳气的药，使阳气不要耗散太过，用在太阳病就可以抵消麻附细疏散太过的情况。麻附细基础用法就是托透法，对所有正气损伤而又外感的都可以用麻附细托透。麻黄是开太阳最好的药，通行阳气最猛的药就是麻黄。不光是表

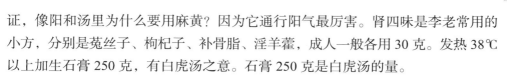

证，像阳和汤里为什么要用麻黄？因为它通行阳气最厉害。肾四味是李老常用的小方，分别是菟丝子、枸杞子、补骨脂、淫羊藿，成人一般各用 30 克。发热 38℃以上加生石膏 250 克，有白虎汤之意。石膏 250 克是白虎汤的量。

有一些药是六经都可以用的，比如说甘草、参。有些药是代表一个经的，比如石膏、大黄基本用于阳明经证、阳明腑证。麻、桂是太阳之药，尤其是麻黄，麻杏石甘汤说明已经不仅是太阳，还跨入阳明。附子是少阴之药。葛根看上去是太阳之药，其实它是阳明经药。白术、干姜、茯苓都是太阴之药，真武汤已经是横跨太阴、少阴。柴胡是少阳之药。所以，有六经的药，有六经的方，有六经的证。黄煌老师还研究六经体质，这都是为了一体化，为了用药更方便。

第二个方：麻黄 10 克，制黄附片 45 克，干姜 30 克，辽细辛 45 克（后 15 分），辛夷 30 克，白芷 10 克（后 5 分），生半夏 45 克，高粱米 50 克，炙甘草 90 克，红参 15 克（另炖），生姜 45 克，葱白 4 寸。加水 2000 毫升，文火煮取 1000 毫升，兑入参汁，于子、午初刻各服一次。10 剂后加枸杞子 30 克，菟丝子（白酒浸 15 分）30 克，仙灵脾 30 克，盐补骨脂 30 克。附子逐日叠加 10 克，加至四肢发热、口舌微麻为度，连服 30 剂。附子超过 100 克后，水加至 3000 毫升。

李老太阳病的第二个方。这里我们要看到与张仲景的一些区别。张仲景的细辛是不后下的，李老是仿张仲景小青龙的量。张仲景用半夏有几个档次，最多用两升，大约 260 克左右，大半夏汤用两升，有蜜和人参反佐；小半夏汤用一升，约 130 克左右；大多数情况下，张仲景用半夏都用半升，比如说小柴胡汤、大柴胡汤，约 65 克。半夏秫米汤是《内经》的方子，治"胃不和则卧不安"。在李老这里，半夏用生半夏，秫米用高粱米。我个人认为《内经》的半夏秫米汤，秫米用的是黄秫米，这一点各家还是有争议的。一看半夏秫米汤放在里面就知道李老用它是来治失眠的。炙甘草用 90 克，一方面减少制附片的毒性，控制它的峻烈之性，让它的阳气潜藏，而不让它的阳气升发，以土伏火，使阳气既充足又潜蓄。细辛是交阴阳之药，是交通太阳和少阴最好的药。辛夷、白芷有苍耳散的意思，患者必定有鼻塞流涕、上窍不利的表现。用生姜、葱白说明患者有寒伤风。用红参说明患者还是有虚象。

煎服法为加水 2000 毫升，温火煮取 1000 毫升，兑入参汁，于子、午时初刻各服一次。现在绝大多数的医生是不写煎服法的，张仲景每个方子都写煎服法，而且是有区别的。李老在这方面是仿仲景最多的，而且煎服法非常慎重。下面继续写道："10 剂以后加枸杞子 30 克，菟丝子 30 克（白酒浸 15 分），仙灵脾 30 克，

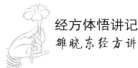

补骨脂 30 克。附子逐日叠加 10 克，加至四肢发热、口舌微麻为度，连服 30 剂。附子超过 100 克后，水加至 3000 毫升。"一般李老用附子超过 100 克有中毒的可能，就用水 3000 毫升煎成 500 或 600 毫升，分三次服，大多数人都不会中毒。这个方子值得学习的是，在大家没有把握的时候，或患者年龄较大的时候，附子每日叠加 10 克。菟丝子常常用白酒浸，仙灵脾用羊油炒。

第三个方：麻黄 120 克，生姜 30 克，大枣 30 枚，葱白 1 尺，黑大豆 30 克，核桃 6 枚。

第三个方是太阳无汗的方。我们知道麻黄汤能够解决痛的问题，能够解决没汗的问题，能够解决喘的问题。张仲景麻黄最大量用到六两，即 90 克，我们看到李老用 120 克。张仲景的大小青龙、麻黄汤都是分三次服。麻黄汤用三两，大青龙汤用六两，越婢汤用六两，为什么这个时候可以用六两？因为有石膏牵制它。核桃有滋肾补少阴之意，黑大豆有类似之意。这个方很像《外台秘要》的麻黄葱豉汤。李老用麻黄不太放心的时候是单独煎的，分三次或五次服，服半个小时后李老会到床边摸患者的尺肤部位，如果已经有汗或湿润了，就把剩下的麻黄倒掉。**但患者如果有心律失常或者体质较差的话，麻黄慎用大量。**孙其新把这个方命名为"麻黄五虎汤"，患者一定是玄府闭塞。**但要考虑到麻黄对心脏的影响。**

第四个方：赵某，女，56 岁。2006 年 6 月 20 日。太阳虚化，自汗，背部如冷水浇灌。制附片 50 克，桂枝、杭白芍各 45 克，炙甘草 60 克，肾四味（枸杞子、菟丝子、仙灵脾、补骨脂）、晒参（另炖）各 30 克，三石（龙牡、磁石）各 30 克，生姜 45 克，大枣 20 枚。加水 2000 毫升，文火煮取 500 毫升，2 次分服，3 剂。

第四个方是太阳虚化。李老发明了"太阳虚化"这个词，是少阴、太阳同病，少阴比较虚，不能资助太阳。比如有麻黄汤的虚化、桂枝汤的虚化、小青龙汤的虚化。张仲景不但有虚化，还有寒化、热化，像麻杏石甘汤是热化，热象到了阳明，虚化就是到了少阴，阳气不足了。这个方是桂枝汤的虚化，即桂枝加附子汤。张仲景的桂枝加附子汤用于阳虚漏汗不止，是太阳病发汗太过造成的漏汗不止。前面说太阳，肯定有"太阳之为病，脉浮，头项强痛"的表现，后面写到"自汗，背部如冷水浇灌"。桂枝、芍药、甘草、生姜、大枣，实际上就是桂枝汤，用量也和张仲景一样，张仲景在桂枝汤里用甘草 30 克，这里用 60 克，主要是制约附子的毒性。三石就是龙骨、牡蛎、磁石。这是个感冒患者，但有自汗、背部如冷水浇灌这一特殊症状。感冒有自汗肯定是一个桂枝汤证。背部为阳位，背部如冷水浇灌，说明阳气不足，也反映少阴阳气不能上来。这里再说一下芍药的问题，李老用桂枝汤一般用白芍，我用桂枝汤一般用赤芍。虚化就是少阴阳气不足，治疗虚化就是加一味附子进去。

第五个方：吴某，男，35岁。2006年6月21日。太阳、少阴同病，小青龙汤证虚化。麻黄10克，制附片100克，辽细辛（后15分）45克，高丽参（研冲服）12克，生半夏75克，干姜30克，五味子30克，炙甘草120克，生姜（切）75克，枸杞子、菟丝子（白酒浸）、仙灵脾、补骨脂各30克，葱白4寸。加水3000毫升，文火煮取600毫升，3次分服。5剂。20头三七200克，血琥珀、高丽参、血河车、二杠（鹿茸）各100克，尖贝、沉香、冬虫夏草各50克，蛤蚧10对。每次3克，日2次。

这个方用于太少两感证。小青龙汤证虚化。小青龙汤加了附子就有麻附细法的意思。高丽参主要解决正虚的问题，姜、辛、味、夏都是治疗喘咳痰饮的。用量上和张仲景还是有一些差异的。按麻附细法，细辛用30克，按小青龙汤，细辛用45克。如果是助少阴阳气，李老用制附片从100克开始。炙甘草120克，说明李老特别慎重，防止中毒，并以土伏火，使少阴阳气得以潜纳，而不至于助阳，以致发热加重。小青龙虚化实际上相当于张仲景的小青龙汤证。加水3000毫升，文火煮取600毫升，三次分服。这与张仲景也有区别，张仲景的小青龙汤是以水一斗（2000毫升），煎成600毫升，分三次服。后面的方是李老的培元固本散，用于一切慢性病，扶正补虚。尖贝、琥珀、冬虫夏草用来降肺气、纳肾气。李老的培元固本散有很多加减法，但一定是用于邪气不盛、补虚、缓则治本的时候。

在少阳病方面，李老、卢崇汉教授、刘力红教授都涉及不多，黄煌教授比较喜欢用柴胡剂。我个人觉得柴胡剂用得最好的还是江尔逊老中医。李老治胆石症用大柴胡汤还是比较多的。只要用柴胡剂，李老柴胡要用到120克。小柴胡汤煎服法是以水一斗二升，煮取六升，去滓，再煎三升，分三次服。

第六个方：蔡某，女，14岁。2009年11月28日。太阴失运，火不生土。白术、干姜各45克，砂仁米30克，天雄45克，吴茱萸30克，炙甘草30克，油桂10克，肾四味各30克，高丽参（冲）15克，五灵脂30克，生姜45克，大枣25枚，核桃（打）6枚。旬7。14剂。

我们来看看太阴病。太阴是李老最重视的，三阴统于太阴。李老用附桂理中、附子理中解决很多问题。他的特点是用量比较大，大理中比张仲景的量多一倍。但李老还有一句话："太阴如釜，少阴如火，理中不效，急用四逆。"在理中里面，李老常把附子加进去，因为他感到单独治太阴不行。一旦用附子就跨越到少阴。

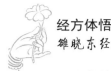

用吴茱萸说明有阴寒凝结，它是厥阴寒凝之药。肉桂也是厥阴之药。这个方子以理中为底，太阴为主。但有火不生土，又加有附、桂，也用了厥阴破坚冰寒凝之药——吴茱萸。吴茱萸汤里面吴茱萸是用一升，即60~100克，现在疑惑的是不知道它是湿药还是干药。我们称过，现在两升（400毫升）的吴茱萸在200克以上，所以我们的用量比起张仲景还是小了很多。吴茱萸张仲景是要求烫洗的，就是用开水冲两三次。李老用吴茱萸是先煎两三分钟，然后把水倒掉，再加其他药一起煎，以减缓吴茱萸的峻烈之性。另外，吴茱萸和生姜、人参同用，也可以缓解吴茱萸的峻性。吴茱萸汤里面最主要的是吴茱萸，配伍的生姜、大枣、人参都是来缓解它的峻性的。当归四逆加吴茱萸生姜汤，吴茱萸用两升。所有的太阴病都可以考虑用理中或附桂理中。什么是太阴病？"太阴之为病，腹满而吐，食不下，自利益甚，时腹自痛，若下之，必胸下结硬。"李老或张仲景的太阴病都偏于虚寒湿证，本寒标阴证，用理中解决不了就用附桂理中。

第七个方：陈某，男，46岁。2007年9月23日。太阴累及少阴，投固本托邪，病退八九，守方。白术、干姜、晒参（捣）各90克，五灵脂45克，吴茱萸30克，生黄芪250克，油桂（后5分）10克，麻黄5克，制附片90克，辽细辛（后5分）45克，赤石脂30克，炙甘草90克，二杠（冲）1.5克，生姜45克，大枣25枚，葱白4寸。水3000毫升，文火煮取450毫升，3次分服。30剂。金匮肾气蜜丸，晚5丸，煮糊服；大黄䗪虫丸2丸，早服。共服1个月。

太阴病第二个方是太阴累及少阴，投固本托邪。参、术、姜、草为理中汤；用吴茱萸、油桂就有厥阴寒凝之意；麻附细有托透之意，可能合并有外感或表里两经问题；白通汤也是用葱白4寸。服用金匮肾气丸、大黄䗪虫丸，其中金匮肾气丸是捣烂，加水煮一下，连汤带渣一起喝掉。李老用大黄䗪虫丸治癥瘕，如肝硬化、子宫肌瘤等。

第八个方：南某，女，8岁。2009年10月8日。白术、干姜、党参、炙甘草各30克，生姜10片，大枣12枚。两煎混匀，取浓汁100毫升，加红糖一匙，2次分服。5剂。

这是一个比较单纯的太阴病，参、术、姜、草各30克。三阴统于太阴，这是李老比较习惯用的方。卢崇汉学派解决中焦问题多用平胃二陈汤。

在第二届扶阳论坛上，孔乐凯代李老发言，其中有一个章节专门讲三阴统于太阴，解决一切代谢病（高血糖、高血脂、高尿酸）就用三阴统于太阴，就是用附桂理中来解决。治疗免疫病就用麻附细为底，用托透法。像山茱萸、五味子、乌梅这类药为厥阴之药。厥阴之上，风气治之，这是对肝的疏泄功能的概括。肝气控制不住，就会出现中风，这时候要用敛的方法，要用山茱萸、五味子、乌梅之类。来复汤、乌梅丸就是厥阴之剂，生脉散里面的五味子也是解决厥阴的问题。张锡纯说，阳气耗散的时候最关键是要敛，救命之药要用山萸肉，五味子也可以解决。吴鞠通的《温病条辨》里说，汗出、脉散大的时候也用生脉散来救阴。

第九个方：陈某，女，57岁。2009年11月28日。五志之变，悉属少阴，久服六味丸，助纣为虐。炙甘草90克，干姜45克，炮附片45克，高丽参（冲）15克，山茱萸90克，三石各30克，麝香0.1克（顿冲）。加水2000毫升，文火煮取300毫升，3次分服。旬7，14剂。

再看看少阴病。我们知道君火统神明，少阴统五志。所以李老写"五志之变，悉属少阴，久服六味丸，助纣为虐"。情志病变要考虑少阴的问题。这个方子是破格救心汤原方。不要以为破格救心汤只是救命之药，很多情况下，比如失眠、虚汗，都可以用破格救心汤适当加减。麝香在这里是通十二经的，解决经络不畅、鼻窍不畅的问题，还用来醒神开窍，是开窍醒神通经的第一峻药。李老麝香最大用到每天1克，分两次黄酒冲服，每次0.5克。之前有一个病例，患者的嗅觉完全消失，李老就用大剂麝香，疗效很好。李老在这里用破格救心是治疗情志病，也可以用四逆汤。在第一届扶阳论坛上，李老介绍他治疗忧郁症就是用四逆汤。

第十个方：制附片100克，油桂（后下）、沉香、砂仁（后下）各10克，山药60克，茯苓45克，泽泻、怀牛膝、红参（另）各30克，炙甘草120克，枸杞子、菟丝子（白酒浸15分）、仙灵脾、盐补骨脂各30克，生姜45克，大枣12枚，核桃（打）6枚，回龙汤。加水3000毫升，文火煮取500毫升，子、午初刻各服一次。30剂。

这个方是温氏奔豚汤，它是温潜法的代表方。温潜法还有潜阳丹。要想让附子起温潜的作用，至少要用100克以上。如果用15克，不但不能潜，还起到兴阳的作用。有些失眠症没有热象，其他药效果不好的时候用温氏奔豚汤就比较好。

第十一个方：2009年10月13日。年过六旬，阳衰失统，诸症蜂起，治本。制附片45克，干姜、炮姜、红参（捣）各30克，炙甘草90克，辽细辛45克（后15分）。加水2000毫升，文火煮取500毫升，子、午初刻各服一次（冷服）。10剂。

这个患者，年过六旬，少阴阳衰失统，诸症蜂起。这是麻黄附子细辛汤和四逆汤的合方。细辛驱逐阴寒，连通表里。

第十二个方：朱良春，男，90岁。2006年8月23日。90岁的朱良春老与

76 岁的李老在广州带学生的时候聊天，朱老告诉李老自己有一个多年下肢冷的毛病，每到冬季就加重，冷从骨头里发出来，很是痛苦。李老自称是朱老的学生，因为早在多年之前他就从杂志上学习朱老虫类药的用药经验，想拜师而没有机缘。李老稍事谦虚之后，为他诊脉，说属于肾经有寒，真阳亏虚，应当使用大剂量附子治疗。附子是有毒的中药，一般用量都在 10 克以下。朱老说他自己用过附子，用 15 克没有问题，并且配伍当归、黄芪、丹参等温阳通脉。但附子最大剂量不能超过 18 克，超过了就头晕、血压升高（朱老平素血压不高），而药后他血压曾达到 170/105mmHg，很不舒服。李老说附子 18 克用量不够，小量附子可以升压，大剂量就不升压。李老前后思索了两个小时，香烟抽了一二十根，开出了一个处方：制附片 180 克，干姜 50 克，辽细辛（后 15 分）30 克，桂枝 40 克，白芍 50 克，炙甘草 30 克，红参（捣碎入煎）30 克。加适量蜂蜜、童便共煎。

行医 70 年，现年 90 岁的朱老接过李老的处方，没有犹豫，没有退缩，而是赞扬说："很了不起，你能经过深思熟虑开这么大的剂量，我敢吃！"他马上吩咐他的学生去抓药，到幼儿园取了童尿，煎了三个小时。朱老每三小时服一次，共服四次，并按要求只服头煎。他服了头煎后，量了几次血压都没有升高；又服了第二次、第三次、第四次，血压也没有升高。朱老在广州服了两剂药，回到南通之后又服了一剂，到第四剂就不能再服了，因口干上火，血压也升高了。但是多年的腿冷症状从此减轻了大半，效果还是不错的。

这个方是李老给朱良春老看病的方子。朱老腿冷，但是年龄较大，又有高血压。李老考虑了很久才开出这个方子，是四逆汤、桂枝汤的合方。

第10讲　黄煌学术思想与临证经验阐发

今天和大家谈一下黄煌教授的学术思想与临证经验阐发。这是两部分内容，前半部分是谈黄煌教授的学术思想，后半部分则是我对黄煌教授学术思想的一些认识和体会。我们学习任何知识，若想达到较高的境界，需要从道和术两个方面来认识。对于医者，若只是知道什么症状用什么药，而不知道用这个药的内在机理，说明认识还不够清楚。今天结合黄煌教授的学术思想，和大家谈一下内在机理这个问题，这属于道的层面，而临证经验属于术的层面。一个优秀的医者，这两个方面缺一不可。

黄煌教授的学术思想与临证经验非常明晰，主要有这五个方面：第一个方面是经方辨证，什么证用什么方或药；第二个方面是经方体质，什么体质适合用什么方或药；第三个方面是经方疾病谱的研究，黄煌教授在谈经方的时候，会详细罗列这个方具体能治哪些疾病；第四个方面是方、病、人之间的关系；第五个方面是黄煌教授的临证经验。我就从这五个方面展开阐述。

一、药证体系

首先我们看第一部分——药证体系。**所谓药证，就是使用药物的证据，是通过对症状、体征、证候、疾病等全面诊查所获得的证据。**从症状来分析，比如半夏止呕，石膏退热，麻黄治水、治喘，大黄通便，瓜蒌根（天花粉）治渴等。有了这些症状，还要结合相应的体征，才能得出结论可不可以用。黄煌教授的方证、药证、方人、药人，这些辨证的依据不光是症状，而是全面分析、归纳所得到的证据。就药证来说，辨证的证据包括症状、体征、证候和疾病四个方面。

比如半夏止呕，呕是症状；石膏退热，发热是症状；大黄通便，便秘是症状。中药的使用，大多数是从症状上着眼的。《神农本草经》365味中药，很多描述都是谈症状。第二个是体征。黄煌教授很重视体征，比如用桂枝，患者的皮肤较为细腻、肤色较白、形体偏瘦等，这都是体征的描述；用柴胡的体征，胸胁部按压较为紧实；使用桃仁，要有瘀血的体征，脉涩、舌质黯、肌肤甲错等。从头到脚都可以诊查体征，头发有无异常，口唇颜色正不正常，皮肤粗糙还是细嫩，脉象洪大还是细微，这些都属于体征的范畴。主观感觉的是症状，疼痛、头晕、欲呕等就是症状。医者能从外观诊查到的则是体征，比如唇色苍白、巩膜黄染等。证候是疾病发生发展过程中某一阶段病理本质的概括，证是指空间，候是指时间，证候就是疾病在某个时空节点上的人体的生理病理状态。黄煌教授在谈用药证据时还讲到了疾病，他在探讨经方时，会罗列出经方的疾病谱，大致能治疗哪些疾病。比如黄煌教授认为真武汤是"人体天然的甲状腺素"，"甲减"的患者大多都能使用真武汤。很多胃病都是寒热错杂的，半夏泻心汤就大有用武之地。把经方和一种或多种疾病对应起来。

关于黄煌教授药证学术思想的渊源，首先肯定是《神农本草经》。《神农本草经》原书已佚，现在能看到的有辑复本和注解本。和仲景时代最接近的是陶弘景的《本草经集注》，比仲景时代晚 200 年左右。时代接近，用药的思路和习惯就会比较相近。《本草经考注》是日本森立之在 18 世纪的辑复考注本，对《神农本草经》药物的考证非常细致，很有启发性。黄煌教授的药证思想有前人的启发，比如日本人吉益东洞写的《药征》，以及邨井杶写的《药征续编》，这两本书和其他的本草著作写法不同，它们紧贴仲景著作，从仲景书中找出药物作用的依据，可以这样说，这两本书是经方用药证据的汇总。这两本书是黄煌教授药证学术思想的重要源头之一。

历经 1800 余年，仲景时代的药物和现在相比发生了哪些变化？首先，药源是最大的问题，包括药物的品种和用药部位，有些已发生了巨大的变化。比如仲景用的桂枝为现在的小肉桂，而不是普遍应用的桂枝尖；芍药为赤芍，而现在普遍使用的是白芍；《伤寒论》中的枳实为现在的枳壳；宋版《伤寒论》写的白术为现在的苍术，而不是现在普遍使用的白术，等等。

药质也有很多问题，很多药物已分不清楚仲景用的到底是湿药还是干药。有些是清楚的，比如干姜、生姜，百合地黄汤的生地黄汁，肾气丸的干地黄等，但更多的是分不清楚的。比如附子去皮破八片，知母三两切，若是干的药材，肯定是切不动的。有些用量很大的药，比如炙甘草汤中的生地黄用了一斤，也就是 250克，若是新鲜地黄的话，用量不算太大，晒干后可能是七八十克。但这些问题现在已很难搞清楚了。另外，关于药禁的问题也很重要，了解一味药有哪些功效，能解决哪些问题，但也要清楚什么情况下不能用，会带来哪些问题等。黄煌教授的药证和吉益东洞的《药征》思路比较相近，内涵是一样的。吉益东洞在谈药物时也会罗列出仲景条文中出现的症状和体征。黄煌教授的药证则比吉益东洞的《药征》多了一个疾病谱，列举了这些经方和药物能治疗哪些疾病。

如何才能掌握黄煌教授的药证思想，我想，还是要从古代的最简方入手，把麻黄、桂枝、柴胡、大黄、芍药、石膏等药物的用药指征搞清楚。桂枝甘草汤以桂枝为核心，通过它能解决哪些问题，就可以了解桂枝的药证。"发汗过多，其人叉手自冒心，心下悸，欲得按者，桂枝甘草汤主之。"桂枝可以治疗心悸。甘草麻黄汤，仲景用它来治水，同时也能治无汗和治喘。甘草干姜汤，仲景用它治疗虚寒肺痿。芍药甘草汤可以缓解肌肉痉挛。大黄甘草汤治疗"食已即吐"。《外台秘要》中的石膏散，治疗"体疼，自汗出"，用来治疗多汗和退热。柴胡散出自宋代的《普济本事方》，柴胡和甘草治疗"体瘦肌热，推陈致新"，用来治疗发热。现在的柴胡制剂，如柴胡滴丸、柴胡注射液，主要也是退热的。所以，通过这些最简方很容易了解药物的作用。

药物的种类是极其丰富的，若要把每一味药的药证都整理出来，一个是没必要，另一个是内容太多。所以，我们只需要把六经中常用的重点药物的药证整理出来即可。甘草和人参，六经方药都可能用到。现在大多数医者开的方剂中都会有甘草。人参也是六经方药都可能用到的，太阳病的新加汤，阳明病的白虎加人参汤，少阳病的小柴胡汤，太阴病的理中汤、四君子汤等，少阴病的茯苓四逆汤，厥阴病的乌梅丸等，六经病证都可能用到人参。其他药物的使用就比较局限了。桂枝、麻黄主要用于太阳病。柴胡主要用于少阳病。石膏、大黄主要用于阳明病。白术、茯苓、干姜主要用于太阴病。附子用于少阴病，一用附子就是病入少阴了。乌梅、当归、吴茱萸是厥阴之药。这些就是六经的关键药物，只要看到这些药，大致就可以确定病入何经。

接下来我们看一下黄煌教授总结的**六经主要药物的药证**。

柴胡的主要指征是往来寒热和胸胁苦满。对于往来寒热，黄煌教授又做了扩展，第一，这种发热发冷持续较长的时间；第二，这是一种寒热交替的感觉；第三，某些过敏的状态也类属于寒热往来，一会出现瘙痒烘热，一会儿症状又消失了，所以黄煌教授常用柴胡剂治疗过敏性疾病。可以看出，黄煌教授的方证对应体系和仲景的方证对应相比，黄煌教授的方证对应有了进一步的深化和扩展。

黄煌教授对于"往来"做出了解释，比《伤寒论》的原义有了进一步的扩展：第一，是指疾病呈迁延性，病程呈慢性化。比如持续性的发热，黄煌教授就有可

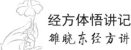

能认为属于寒热往来的状态。第二，是指节律性，或日节律，或周节律，或月节律。第三，是指没有明显的节律，时发时止，不可捉摸。

对于胸胁苦满，黄煌教授给的解释，第一，是指患者有自觉的胸膈间满闷感和胁下的气胀感，常常伴有上腹部不适感、腹胀、嗳气等躯体症状。第二，是指他觉的胸胁部硬满、肿块等。此外，胸胁部肿块也属于胸胁苦满。黄煌教授一方面讲了主观症状，胸胁的满闷和气胀，还讲了体征的问题。黄煌教授非常重视腹诊，胸胁苦满的时候，肋弓下缘会有硬满的感觉。若是大柴胡汤证，肋弓下缘上下位置整个都是硬满的状态。黄煌教授从症状和体征两个方面分析胸胁苦满，比通常的解释更加细致。黄煌教授将人体侧面少阳经循行的位置称为柴胡带，头部的太阳穴区域、胸腹部的两侧、腹股沟等位置都属于柴胡带的范围。另外，胸胁苦满的"苦"字，黄煌教授的解释：在胸胁部有不适感的基础上，患者的心理处于抑郁痛苦的状态。

接下来看一下**半夏的药证**。半夏药证的核心是呕而不渴。仲景用药，凡是口渴，则将半夏换成瓜蒌根。这是黄煌教授总结的仲景的经验。除此以外，半夏还可以治疗咽痛、失音、咽喉异物感、心下悸、咳喘等症。半夏是治呕圣药，小半夏汤和大半夏汤都用于治呕。其他经方的加减法中，也提示半夏有止呕的作用。比如厚朴七物汤条下有"呕者加半夏五合"，竹叶汤条下有"呕者加半夏半升"，白术散条下有"心烦、吐、痛，不能食饮，加细辛一两，半夏大者二十枚"，均说明半夏有止呕作用。

仲景使用半夏治呕的前提是不渴。黄煌教授对此的解释：不渴，为口腔无明显干燥感，也没有明显的口渴感，甚至经常泛吐清稀的唾液或胃内水液。其舌面也可见湿润黏腻的舌苔。相反，如果患者有严重的口渴感，或者舌面干燥无津，虽然有呕吐，也不宜使用半夏。例如，《伤寒论》中柴胡去半夏加瓜蒌根汤治"疟病发渴者"，因为患者口渴，而去半夏。

仲景还用半夏治疗多种症状。比如治疗咽痛，有半夏散及汤，"少阴病，咽中痛，半夏散及汤主之。"治疗失音，有苦酒汤，"少阴病，咽中伤，生疮，不能语言，声不出者，苦酒汤主之。"治疗咽喉异物感，有半夏厚朴汤，"妇人咽中如有炙脔，半夏厚朴汤主之。"治疗心下悸，有半夏麻黄丸，"心下悸者，半夏麻黄丸主之。"治疗咳喘，有小青龙汤、厚朴麻黄汤、射干麻黄汤等，方中均有半夏。

通过上述半夏药证的分析，可以得出半夏的主治和兼治特点。一方面，半夏可以治疗感觉异常样症状。半夏主治的呕吐，本身就是一种异常的反射，中医称之为"痰"。同时，也将半夏视为化痰药。可见，中医所说的痰，是指感觉、行为的异常，即所谓的"无形之痰"。半夏治疗所有的感觉异常，这就比仲景认识有了进一步的扩展。另一方面，半夏可以治疗咽喉部的症状，比如恶心、呕吐、咽痛、失音、咽中如有炙脔等，均为咽喉部的症状。

芍药的药证。首先，芍药主治急痛症。这种急痛的特点，黄煌教授认为疼痛呈痉挛性，有紧缩感，并有阵发性的特点。胃痉挛、肠痉挛、腓肠肌痉挛、膈肌痉挛、脏器平滑肌痉挛、括约肌痉挛以及躯干骨骼肌等的痉挛，均属于这种疼痛。芍药所治的疼痛不局限于胸腹部，还包括各部括约肌以及躯干和四肢的骨骼肌痉挛疼痛。

用芍药治疗肌肉痉挛，首先就是仲景的芍药甘草汤，脚挛急，"芍药甘草汤与之，其脚即伸。"《朱氏集验方》中记载的芍药甘草汤，治疗脚弱无力，步行艰难，其称之为"去杖汤"。治疗肌肉痉挛性疼痛时，芍药用赤芍还是白芍？需要说明的是，仲景所用的芍药是赤芍，但赤芍和白芍同为芍药的根茎，赤芍是原药晒干，白芍则经过水煮刮皮的炮制过程。由于炮制方法的不同，这两种芍药相比，白芍缓急止痛的作用更加突出。另外，仲景所有用芍药的方剂中，只有芍药甘草汤清楚地写明是用白芍，其他均写的是芍药。关于脚挛急，黄煌教授给出的解释：为脚屈伸不利，或经常出现下肢肌肉痉挛，特别是腓肠肌痉挛。患者经常诉说下肢肌肉疼痛，步履艰难，或下肢深部肌肉的酸胀不适，或者表现为腰腿疼痛，下肢不能屈伸和行走。

芍药还可以治疗腹痛。小建中汤主治"腹中急痛"；《伤寒论》太阴病篇"腹满时痛"，桂枝加芍药汤主之；小柴胡汤加减中，"若腹中痛者，去黄芩，加芍药三两"；以及《金匮要略》中治疗妇人产后腹痛，用枳实芍药散等，这是仲景用芍药止痛的经验。除此以外，《医学心悟》中谈到芍药甘草汤止腹痛如神。《类聚方广义》中谈到芍药甘草汤治腹中挛急而痛者，小儿夜啼不止、腹中挛急甚者亦奇效。都提示芍药可以治疗腹痛。

对于经方的药物，最重要的问题是药源，要搞清楚仲景用的是什么药物，是药物的什么部位，否则就会出现很多偏差。就桂枝来说，仲景所用的桂枝应当是现在的小肉桂，只有树皮，没有中间的木质部分。若是比较粗的新鲜肉桂，表面还有干的木栓层，需要将其刮去，所以仲景说桂枝要"去皮"。现在医者用的桂枝，绝大多数是桂枝尖，是肉桂树筷子粗细的嫩枝条，直接切片使用的，中间带有木芯。强调使用桂枝尖的医家，有张锡纯，还有现在的卢崇汉教授、刘力红教授等。

黄煌教授在用桂枝的时候，很多情况下是将桂枝尖和肉桂兼用。比如要用桂枝 15 克的话，黄煌教授就开 10 克桂枝尖和 5 克肉桂，说明黄煌教授也认识到经方所用的桂枝应该是现在的肉桂。《神农本草经》中有菌桂和牡桂，据考证，菌桂和牡桂都是肉桂树的树皮，菌桂为树干之皮，牡桂为树枝之皮。《神农本草经》对牡桂的描述："主上气咳逆，结气，喉痹，吐吸，心痛，胁风，胁痛，温筋通脉，止烦出汗。利关节，补中益气。久服通神，轻身，不老。生南海山谷。"《药征》总结的仲景用桂枝的规律："主治冲逆也。旁治奔豚、头痛、发热、恶风、汗出、身痛""上历观此诸方，桂枝主治冲逆也，明矣！头痛发热之辈，其所旁治也。"

我们看一下**麻黄的药证**，这个药的古今应用没有什么变化。首先是《神农本草经》的描述："主中风，伤寒头痛，温疟，发表出汗，去邪热气，止咳逆上气，除寒热，破癥坚积聚。"《药征》总结的仲景用麻黄经验："主治喘咳、水气也，旁治恶风、恶寒、无汗、身疼骨节痛、一身黄肿。"黄煌教授用麻黄，一个是治喘，比如大小青龙汤、麻黄汤等，发汗宣肺以平喘；一个是治水肿，比如越婢汤、甘草麻黄汤等；一个是治痹证疼痛，如桂枝芍药知母汤、乌头汤等；一个是治黄疸，《金匮要略》有个附方麻黄醇酒汤，就是用来治黄疸的。麻黄三两，"冬月用酒，春月用水煮之。"另外，麻黄连翘赤小豆汤也可以用来治疗某些黄疸。

柴胡的药证。《神农本草经》的描述："主心腹肠胃中结气，饮食积聚，寒热邪气，推陈致新。久服轻身，明目，益精。"《药征》总结的仲景用柴胡规律："主治胸胁苦满也，旁治往来寒热、腹中痛、胁下痞硬。"黄煌教授使用柴胡的药证是胸胁苦满和寒热往来。我自己认为仲景使用柴胡有六个症状：往来寒热，胸胁苦满，默默，不欲饮食，心烦，喜呕。"默默"，是形容人的精神行为状态，不开心，也不想说话，就像林黛玉那样，容易生闷气。"不欲饮食"就是食欲不振，肝气犯脾，不想吃东西。心烦是心情烦乱。喜呕是容易呕吐。心烦和喜呕是两个症状。合在一起，就是六个症状。柴胡还可以退热。柴胡所退的热和石膏不同，石膏退的是阳明病的蒸蒸发热，柴胡退的是往来寒热、寒战高热，有一定的波动性。和太阳病的发热也不同。

石膏的药证。《神农本草经》对石膏的描述："主中风寒热，心下逆气，惊喘，口干舌焦，不得息，腹中坚痛，除邪鬼，产乳，金创。"《药征》总结的石膏用药规律："主治烦渴也，旁治谵语、烦躁、身热。"

大黄的药证。《神农本草经》对大黄的描述："主下瘀血，血闭，寒热，破癥瘕积聚，留饮，宿食，荡涤肠胃，推陈致新，通利水谷，调中化食，安和五脏。"

《药征》总结的大黄用药规律："主通利结毒也，故能治胸满、腹满、腹痛，及便闭、小便不利，旁治发黄、瘀血、肿脓。"《伤寒论》中的诸承气汤，唯有大黄是共用之药，治疗阳明腑证。阳明腑证最主要的表现就是便秘。寒结可以用大黄附子细辛汤，热结可以用承气汤诸方。温病里也有好几个承气汤，增液承气汤、宣白承气汤、牛黄承气汤、新加黄龙汤、导赤承气汤等，也都有大黄在内。不管是伤寒、温病，还是寒证、热证，都可以用大黄通腑。

附子的药证。 一见到用附子，说明疾病已到少阴。附子是治疗少阴病的核心药物。生附子可以回阳救逆，炮附子可以温助少阴阳气。《神农本草经》对附子的描述："主风寒，咳逆，邪气，温中，金创，破癥坚积聚，血瘕，寒湿踒躄，拘挛膝痛，不能行步。"《药征》对附子的用药规律总结："主逐水也，故能治恶寒、身体四肢及骨节疼痛，或沉重，或不仁，或厥冷，而旁治腹痛、失精、下利。"

干姜的药证。 干姜属于太阴病之药。为什么四逆汤中要用干姜？这是因为少阴、太阴并衰，这时就要用四逆汤少阴、太阴并治，所以四逆汤、附子理中汤都是少阴、太阴并治之方。《神农本草经》对干姜的描述："主胸满，咳逆，上气，温中，止血，出汗，逐风湿痹，肠澼下利，生者尤良。久服去臭气，通神明。"《药征》对干姜用药规律的总结："主治结滞水毒也，旁治呕吐、咳、下利、厥冷、烦躁、腹痛、胸痛、腰痛。"

四川祝之友教授是当代经方药物学研究专家，他的《神农本草经药物古今临床应用解读》非常好，通过遍阅古籍与临证研究，祝教授对经方药物的药源和用药部位有非常独特的认识，纠正了很多关于药物的错误认识。他认为，现在使用的经方，有 1/3 的药物药源已发生变化，不是仲景时代的品种；有 1/3 的药物，药源和仲景时代相同，但用药部位已发生了变化；只有剩下的 1/3，才是正确的。我把祝之友教授对几个常用经方药物的认识罗列出来，供大家参考。

经方中的桂枝为现在的小肉桂。陈延之《小品方》中的桂枝汤加乌头方，在桂枝汤原方中写的是桂肉。《外台秘要》引《深师方》的桂枝汤，在桂枝汤中写的是桂心。桂肉和桂心都是肉桂的别称。

芍药为现在的赤芍。赤芍和白芍都是芍药的根茎，只是赤芍没有炮制，直接晒干生用，白芍则经过水煮刮皮的过程，使得赤芍和白芍药性出现了差异。临床大多数情况下，我用的是赤芍，只有芍药甘草汤、小建中汤等偏于补虚的方剂，我才会用白芍。其他大多数医家则以白芍为主。既然仲景时代用的是赤芍，那我们全用赤芍吗？也不尽然。应当说，白芍是后世药物炮制学的发展，所以白芍也

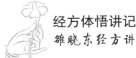

是可以用的。但要知道，赤芍偏祛邪，白芍偏于补虚。治疗痛证、实证的祛邪方剂中，比如用桂枝汤治感冒，用真武汤泻水，用桂枝芍药知母汤、黄芩汤清热时，可以选用赤芍。治疗痛证、实证可以用赤芍。但在治疗虚证时，比如用芍药甘草汤补阴血治挛、小建中汤补虚、桂枝汤止汗时可以选用白芍。要注意，芍药还有另外一个品种叫川赤芍，形态和赤芍的差别很大，使用经方的时候不要用川赤芍，这不属于经方药物。

柴胡为现在的北柴胡，不是南柴胡，用的是北柴胡的根，不是地上的杆。

术为现在的苍术，不是白术。《药征》对术的用药规律总结为："主利水也，故能治小便自利，不利，旁治身烦疼、痰饮、失精、眩冒、下利、喜唾。"这就是苍术的功效。对于术的选用，一般身体较虚的，我会用白术。身体结实，寒湿较重的，我会用苍术。真武汤、苓桂术甘汤、五苓散等治水的方剂，我用的都是苍术。术在仲景时代没有分白术、苍术，到了陶弘景才开始区分，其在《本草经集注》中谈道："白术叶大有毛而作桠根，甜而少膏，可作丸散用。赤术叶细无桠根，小苦而多膏，可作煎用。"赤术就是现在的苍术。

炙甘草为烤制的生甘草，现在用的则是蜜制的甘草。

枳实为现在的枳壳，通腑重剂大承气汤用枳实五枚，一枚枳实 1.5～2 克，5 枚不到 10 克，与临床实际不符。枳壳一枚大约 15 克，五枚大约 75 克，仲景煎煮一遍，分两次服用，一次用量大约 37 克，对于严重的实热便秘用量是合适的。

仲景的酸枣仁汤实际上用的是酸枣，既包括果肉，也包括果仁，重点用果肉的酸敛之性潜阳助眠。而酸枣仁的核心功效是补中益气，和安神助眠的关系不大。《新修本草》明确提到了这一点，"今方用其仁，补中益气"。

仲景用的山茱萸既有果肉又有果仁，而现在用的只是果肉部分，称为山萸肉。

人参为现在的党参。陶弘景的《本草经集注》中对人参的描述："上党郡在冀州西南。今魏国所献即是，形长而黄，状如防风，多润实而甘。"这就是现在党参的形态。仲景用的人参是党参无疑，用之以救阴。白虎汤之烦渴，霍乱下利太甚，用四逆加人参汤。

我们看一下六经中的关键药物，我称之为六经达药，用对了就会效如桴鼓。太阳达药是麻黄、桂枝，阳明达药是石膏、芒硝和大黄，少阳达药是柴胡，太阴达药是术、姜，少阴达药是附子，厥阴达药是乌梅和吴茱萸。

开太阳最猛的药是麻黄，用之得当，有很好的疗效。麻黄在全身内外通行阳气，治疗阴疽、肿瘤最重要的方子——阳和汤，就是用少量麻黄通行阳气，阳气通达，阴寒凝滞才能化掉。一般来说，治疗外感和痹证，麻黄要合上桂枝。治疗咳喘，麻黄要合上苦杏仁。麻黄可以治寒证，也可以治热证。温病体系也常用麻黄、石膏相合治疗温病。仲景也有很多麻黄、石膏同用的方剂，比如麻杏石甘汤、小青龙加石膏汤、大青龙汤、越婢汤等。在跟李可老中医学习的过程中，我总结了一个热化规律：麻黄和石膏相配，称为麻黄类方的热化。小青龙汤热化，即成小青龙加石膏汤。麻黄汤热化，即成大青龙汤。三拗汤热化，即成麻杏石甘汤。甘草麻黄汤热化，即成越婢汤。麻黄和不同药物相合，以解决不同的问题。麻黄和桂枝相合，比如麻黄汤、麻桂各半汤、续命汤等，可以治疗痛证、痹证、无汗以及阴寒凝滞。麻黄和杏仁相合，比如麻黄汤、三拗汤、麻杏石甘汤等，可以治疗喘证。麻黄和石膏相合，比如越婢汤、麻杏石甘汤等，可以治疗热饮、热喘、热水、热痹等。麻黄和附子相合，比如麻黄附子细辛汤、麻黄附子甘草汤等，可以治疗太少两感证。除此以外，麻黄还可以和乌头、连翘、薏苡仁、苍术等相合。

桂枝既治太阳，又治太阴，既可以开表，又可以补虚。所以桂枝汤既可以治太阳中风证，又可以补虚。桂枝和芍药相合，根据药量的不同，可以外调营卫、内调阴阳以及补虚。桂枝和麻黄相合，可以起通阳的作用。桂枝甘草汤可以补心阳。桂枝和附子相合，比如桂枝加附子汤，治疗表虚多汗的太少两感证。桂枝和柴胡相合，比如柴胡桂枝汤，治疗太阳、少阳合病。除此以外，桂枝还可以和茯苓、白术、乌头、黄芪、当归等相合。

葛根是阳明之药。葛根和桂枝相合，比如葛根汤和葛根加半夏汤，分别治疗太阳、阳明合病的下利和呕。葛根汤还可以治疗太阳病无汗兼有项背强几几的太阳经输不利证，葛根有疏通太阳经输的作用。葛根和黄芩、黄连相合，就是葛根芩连汤，治疗阳明热利。除此以外，葛根还可以和芍药、瓜蒌根等相合。还有一个很好的方剂，《伤寒六书》中的柴葛解肌汤，太阳、阳明、少阳三阳并病，高热不退，就用柴胡、葛根、黄芩、芍药、甘草、羌活、白芷、石膏、桔梗，三阳并治。

石膏也是阳明之药，可以清解阳明气分的热证。石膏和知母相合，比如白虎汤，石膏清热，知母育阴。石膏和人参相合，比如白虎加人参汤，在清阳明气分热盛的基础上，用人参补气养阴。石膏和桂枝相合，《金匮要略》有一个白虎加桂枝汤，治疗"身无寒但热，骨节疼烦"的温疟。石膏和大黄相合，《通俗伤寒论》有一个白虎承气汤，清热生津，泻热通便。还有刘完素的防风通圣散，也是石膏、大黄同用的。张锡纯经常用白虎汤代替承气汤以通便，清阳明气分之热，以通阳明之腑，也是很独特的思路。

大黄是阳明通腑要药。大黄和芒硝相合，比如调胃承气汤、大承气汤等泻火通便，软坚润燥。大黄和枳实、厚朴相合，比如大承气汤，通便力量最强。大黄和桂枝相合，比如桂枝加大黄汤，太阴、阳明同治。大黄和柴胡相合，比如大柴胡汤，少阳、阳明同治。大黄和附子相合，比如大黄附子细辛汤，温阳散寒通便。大黄和干姜相合，比如温脾汤，治疗太阴虚寒的寒积便秘。大黄和桃仁相合，可以下瘀血，比如桃核承气汤、抵当汤、抵当丸等。大黄和茵陈相合，比如茵陈蒿汤，治疗阳明湿热发黄。大黄还可以和葶苈子、黄芩、黄连、甘遂等相合。

柴胡是少阳之要药，可以通达少阳枢机。少阳是人体气液上下内外升降出入的路径。所以冉雪峰说少阳病时枢达少阳，可以上枢、下枢、内枢、外枢，而不只是上枢和外枢。外枢可以用小柴胡汤和柴胡桂枝汤，内枢可以用大柴胡汤、小柴胡加芒硝汤。补中益气汤中的柴胡，就是起上枢的作用。柴胡和黄芩、半夏相合，比如小柴胡汤、大柴胡汤，可以畅达少阳枢机。柴胡和桂枝相合，比如柴胡桂枝汤，治疗太阳、少阳合病。柴胡和大黄相合，比如大柴胡汤，枢达少阳，兼以通便泻少阳之热。柴胡和芒硝相合，比如小柴胡加芒硝汤，枢达少阳，兼以清阳明之热。柴胡和龙骨、牡蛎相合，比如柴胡加龙骨牡蛎汤，枢达少阳，兼以潜镇阳气。柴胡和枳实、芍药相合，比如大柴胡汤，少阳、阳明通治。柴胡和姜、桂相合，比如柴胡桂枝干姜汤，枢达少阳，兼治水饮。

干姜是温太阴之药。通过物候学的考证，仲景时代的中原地区，气温比较冷，人们穿着的衣物保暖性能不好，房间大多也没有很好的取暖装置，常用干姜是可以的。现在这个时代完全不同，干姜的温性太大，所以我更喜欢用白术。干姜和附子相合，就是干姜附子汤，生附子一枚，干姜一两，顿服，回阳救逆。《扁鹊心书》中讲到"保命之法：灼艾第一，丹药第二，附子第三"。艾灸在急救时是排在第一位的。所以用附子回阳救逆的时候，配合艾灸很有必要。干姜和乌梅相合，比如乌梅丸，乌梅酸敛以补肝，干姜以温太阴。

乌梅、山茱萸和五味子都是厥阴之药。仲景多用乌梅，张锡纯喜欢用山茱萸，温病学则多用五味子。一切诸病，亡阳时用四逆汤，亡阴时用生脉散，就有五味子。仲景的乌梅丸，用乌梅以补肝，恢复厥阴疏泄的功能，用附子以补少阴之阳，黄连、黄柏以清厥阴内郁之相火，人参、当归以补阴血，干姜以温太阴，考虑得非常周全。

细辛也是一味良药。在仲景那里，有这几个方面的作用，第一，细辛和麻黄、附子相合，就是麻黄附子细辛汤，细辛沟通太阳和少阴，起交通阴阳的作用。第二，细辛和大黄、附子相合，就是大黄附子细辛汤，细辛起调和阴阳的作用。第三，治疗厥阴经证的当归四逆汤中也有细辛，起通阳的作用。小青龙汤中也有细辛，起通阳化饮的作用。

刚才讲了经方中的重要药物，要想全面掌握这些药物，需要从六个方面来思考。第一，经方药源的问题。产地是哪里，是不是道地药材，野生的还是人工种植的。第二个方面，经方药质的问题。用药部位对不对。桂枝用的是肉桂树的树皮，现在用的却是桂枝尖。如何选用赤芍和白芍？如何选用苍术和白术？柴胡用的是根，若用茎，也是不合适的。药物的品种对不对。柴胡用的是北柴胡，南柴胡就不合适了。药物的炮制。仲景用的是生半夏，汤洗，现在用的都是炮制品，药效肯定要打折扣。第三个方面，经方药人的问题。经方常用药物各适合什么体质的患者，麻黄体质、桂枝体质、大黄体质、半夏体质、柴胡体质等，都要搞清楚。第四个方面，药征、药证的问题。仲景是如何使用经方药物的，什么情况下会用到这个药物，也就是用药的证据，也很重要。第五个方面，药机的问题。为什么要用这个药，其内在的机理是什么，头脑要清楚。第六个方面，药禁的问题。知道药物的功能作用，也要知道药物的副作用，明白什么时候不能用。

二、方证体系

第二部分，谈一下黄煌教授的方证体系。

所谓方证，就是用这个方的证据，如用桂枝汤的证据、麻黄汤的证据、小柴胡汤的证据。**方证不是方和症状的简单对应，而是用方的证据**。**证据就不光是症状了，还包括体征、证候、疾病等其他很多的信息**。从症状上说，我们可以根据仲景的描述，归纳出仲景哪些症状用这个方，比如桂枝汤四症、麻黄汤八症、小柴胡汤六症等。体征的话，比如黄煌教授经常提到的半夏厚朴汤感觉异常综合征、大柴胡汤腹征、大黄䗪虫丸腿征等。从证候上谈的话，比如桂枝汤治的是中风表虚证、麻黄汤治的是伤寒表实证等。另外，也可以从疾病谱的角度来探讨经方可以治疗哪些疾病。我们可以从这四个方面来理解方证思想。经方的方证，最重要的是从仲景原文获取信息，这才是核心。

对于方证，我们也可以由简入繁，先从单方的方证入手。甘草汤的方证，"少阴病，二三日，咽痛者，可与甘草汤。不瘥，与桔梗汤。"生甘草可以治疗咽痛。桂枝甘草汤的方证，"叉手自冒心，心下悸，欲得按者，桂枝甘草汤主之。"心下悸、欲得按是桂枝甘草汤证的核心症状。柴胡散是《普济本事方》中的方子，就

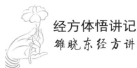

柴胡和甘草两味药，治疗"体瘦肌热，推陈致新，解利伤寒时疾"。伤寒时疾，也就是发热性疾病。许叔微对此方评价很高："冬月可以润心肺，止咳嗽，除壅热；春夏可以御伤寒时气，解暑毒。居常不可缺。"其实用的就是柴胡枢转少阳的通达之性。甘草麻黄汤是用来治水的。《金匮要略》的大黄甘草汤治疗的是"食已即吐"，吃完饭就想吐。莫枚士评价大黄甘草汤，"此诸下方之祖"。甘草干姜汤，仲景用于治疗虚寒肺痿吐涎沫，看着是很平淡的两味药，实际上也可以看成是"理中之半""四逆之半"，也有重要的作用。张仲景对症状和体征的描述非常细致，证候则提及甚少。

仲景的经典方证，就是指仲景书中一些重要方剂的方证。桂枝汤的方证，"发热，汗出，恶风，脉缓""阳浮而阴弱，阳浮者热自发，阴弱者汗自出，啬啬恶寒，淅淅恶风，翕翕发热，鼻鸣干呕者，桂枝汤主之。"这就是桂枝汤的方证。麻黄汤的方证，"头痛发热，身疼腰痛，骨节疼痛，恶风无汗而喘者，麻黄汤主之。"麻杏石甘汤的方证，"汗出而喘，无大热者。"大青龙汤的方证，"不汗出而烦躁者，大青龙汤主之。"小青龙汤的方证，"心下有水气，干呕发热而咳""病溢饮者，当发其汗，大青龙汤主之，小青龙汤亦主之。"麻黄附子细辛汤的方证，"少阴病，始得之，反发热脉沉者，麻黄附子细辛汤主之。"白虎汤的方证就是阳明病的外证，"身热，汗自出，不恶寒，反恶热也。"理中汤的方证就是太阴病的提纲证，"腹满而吐，食不下，自利益甚，时腹自痛。"腹胀、腹痛、腹满、食欲不振等。

四逆汤的方证，"脉微细，但欲寐。"恶寒，肢厥，下利清谷，脉微细，但欲寐。太阴病和少阴病都有下利，太阴病的下利是普通的腹泻便溏，而少阴病的下利则是水谷不化，吃什么拉什么，更加严重。真武汤的方证是"有水气"，治疗的是少阴阳虚水泛的病证。吴茱萸汤的方证，"干呕，吐涎沫，头痛。"吴茱萸汤的病证范围较广，厥阴病的"干呕，吐涎沫，头痛者，吴茱萸汤主之"，这是肝寒上逆的表现。少阴病的"吐利，手足逆冷，烦躁欲死者，吴茱萸汤主之"，这是少阴寒凝吐利证。阳明病的"食谷欲呕，属阳明也，吴茱萸汤主之"，这是胃寒导致的饮食不化而欲呕。这些经典方证主要讲的就是症状和体征。黄煌教授的方证思想源头就是这里，然后黄煌教授在此基础上进行了阐发和扩展。

经方的证候问题。经方的适应证，我们可以从仲景的原文中总结出来，比如桂枝四症、麻黄八症、白虎四症、承气四症、柴胡六症、理中四症、四逆三症、吴茱萸四症、当归四逆二症等。总结出的这些适应证，是但见一证？我的看法，是要全面分析，不是只靠这几个症状来确定。因为很多情况下，仲景描写的症状不能全面反映疾病的病机。

三、全证据链经方辨证体系

关于疾病与证候的辨析论治过程，我在黄煌教授的学术思想里做了一些阐发。第一个方面，方证是对经方的感性认识。比如刚才从仲景原文总结出的经方诸症，这是对疾病的现象及局部特点的描述，并没有反映内在病机，所以不能仅凭这几个症状来用方，要进一步追根究底，探究经方的内涵。由此上升到第二个方面，也就是理性认识。理性认识更接近疾病的本质，认识更加整体和全面。首先清楚了使用经方的病机和证候。认识手段也多样化，有传统的望闻问切，除此以外，还可以将西医的各种物理、化学的检查手段也纳入进来，作为四诊的补充。这些都是我们收集到的对疾病感性认识的材料。在此基础上，对这些感性认识资料进行分析思考，最终达到对疾病本质的认识。第三个方面就是遣方用药。根据前面的感性认识和理性分析，筛选出合适的方药。但开出的方药也不是说绝对有效，因为人的感性认识和理性认识很可能有偏差。若开出的方药和疾病本质不契合，就很可能是无效的。所以，还有第四步：实践，认识，再实践，再认识，循环往复，以致无穷。

确立了这样的论治模式，我们可以将经方按照这个模式进行分析。首先是经方的单方方证，比如甘草汤证和桔梗汤证，使用的证据是咽痛。从证分析，这是少阴客热咽痛出现的问题。候，也就是时间，"少阴病，二三日"。症状是咽痛。体征上看，咽痛时咽部是充血的状态。从西医学的疾病来分析，白塞氏病常见此证。体格来说，偏于瘦弱。从病因来分析，外感和内伤都可能出现这个问题。从病机分析，是少阴客热咽痛证。病位来说，是少阴经络病证。喉咙这个位置，除了少阴经，还有厥阴经走咽后壁，太阴经走舌下。从病性来说，是客热。从药证分析，甘草是一切黏膜损伤的修复剂。除了甘草汤和桔梗汤，还有炙甘草汤和甘草泻心汤，亦是如此。但见一证或几证，凡是黏膜的伤痛，都可以考虑应用。方证鉴别，还要区别虚火上炎的咽痛、半夏散所治客寒的咽痛、桑菊饮和银翘散所治风热的咽痛以及翘荷汤所治燥热的咽痛。这样分析，到最后遣方用药，涉及的问题是非常多的，**从证、候、症、征、病、体、脉、舌、病因、病机、病位、病性、药证、方证、但见一证或几证、鉴别诊断等方面，我称之为全证据链经方辨证体系**。这就比单纯的方证辨证严谨得多，辨证的准确率也会明显提高。

可以用这个模式分析一下芍药甘草汤。证据是脚挛急。证的缘由是血不荣筋。

症是全身上下内外的肌肉痉挛。征是肌肉痉挛。病可以称为痉病。芍药甘草汤是一切肌肉痉挛的缓解剂。病机是血不荣筋。但见一证或几证，凡是肌肉痉挛，都可以使用。

桂枝甘草汤的分析。证据是心下悸，欲得按。证是心气虚（心阳虚）。候是发汗后出现的症状。症状是心下悸，欲得按。征是叉手，摸心。疾病分析，此证多见于心悸（心律失常）。体格多偏于虚弱。脉多为微弱或结代。舌质多为淡白。病因是发汗过多。病机是心气虚（心阳虚）。病位在手少阴心。病性为阳虚。但见一证或几证，为心下悸，欲得按，舌淡，脉弱。方证鉴别，要和归脾汤、养心汤、桂枝甘草龙骨牡蛎汤相鉴别。

甘草麻黄汤的分析。证为里水。体格较实。脉也为实。使用麻黄剂，体格和脉象很重要，体格要比较壮实，脉象有力，才能用麻黄剂。若是脉象很弱，那可能要用桂枝系列方了。病位在太阳。病性为寒为实。药证、方证，无汗，水肿，咳喘，痹证，疼痛，寒凝，主要用于这几个方面。用于阴寒的肿瘤，比如阳和汤，也属于寒凝的问题。方证鉴别，热化则用越婢汤、麻杏石甘汤、大青龙汤等，虚化则加人参、附子。

甘草干姜汤的分析。证是太阴脾肺虚寒。症状方面，吐涎或口中多清涎。疾病的话，比如霍乱后期，寒多不用水者。体格方面，偏于虚弱、适中。脉象方面，偏于虚弱。舌象方面，多淡白舌、水滑舌。从病机分析，为太阴脾肺虚寒。病位是太阴脏证。病性方面，属于虚、寒、湿。和相关的方证鉴别，比如和理中汤、建中汤、补中益气汤、四君子汤等鉴别。症状和体征有时会重合，比如吐涎沫，既是患者自觉的症状，也是他人可以看到的体征。

对桂枝汤的分析。从证据来说，桂枝证的体格偏于柔弱，脉象缓弱，容易出汗，证为太阳表虚证或太阳中风证。候一般为一两日。症状方面，就是中风四症，发热，汗出，恶风，脉缓。从疾病来分析，可以是感冒，也可以是营卫不和的多汗证。病因方面，感冒多为感受风寒。从病机来说，是风寒表虚。病位是太阳经气病。病性属于虚、寒。但见一证或几证的问题，要从体格、脉象、出汗以及症候等方面考虑。方证鉴别方面，要和麻黄汤、银翘散、新加汤、桂枝加附子汤、麻桂合方等进行鉴别。

麻黄汤的分析。使用麻黄汤的证据，体格方面比较壮实，脉象为浮紧，皮肤无汗，证为太阳伤寒证，这几个方面就构成了使用麻黄汤的证据。再往下分析，候为一日。症状上，有《伤寒论》35条的麻黄八症。疾病多为感冒。舌多为淡白。

病因为外感风寒。病机是风寒表实。病位是太阳经气病。病性为寒为实。药证方面，无汗、水肿、咳喘、痹证、痛证、寒凝等，可能会用到麻黄汤。但见一证或几证的问题，要从体格、脉象、有没有汗和证等方面来分析。方证鉴别，要和桂枝汤、小柴胡汤、大青龙汤、麻黄附子细辛汤、麻黄附子甘草汤等鉴别。

葛根汤的分析。体格偏于壮实，脉象浮紧，身体无汗，证为风寒客于太阳阳明经输，这几个方面是使用葛根汤的证据。进一步分析，候为太阳病的第一日。症状是在太阳伤寒的基础上，出现项背强几几，或下利，或呕。征象为颈部肌肉发紧发硬。舌为淡白舌。病因为外感风寒。病机为风寒客于太阳阳明经输。病位是太阳、阳明合病。病性是风寒。药证方面，需要从体格、脉象、有无出汗以及证等来确定。方证鉴别，要和桂枝加葛根汤、麻黄汤、小柴胡汤、大青龙汤、麻黄附子细辛汤、麻黄附子甘草汤等鉴别。葛根汤治疗下利，称为逆流挽舟之法。病位主要在太阳，但呕和下利则为阳明之证，是由太阳受病而出现的下利或呕，这就要主治太阳，兼及下利或呕的问题。

小青龙汤的分析。证据是太阳伤寒的基础上多了支饮或咳喘突出的问题，证为太阳伤寒加寒饮或咳喘。候为一日。症状为喘、咳、痰涎。征象为喘、咳、痰涎。疾病方面，比如支饮。患者体格多壮实。脉象有力。舌淡白。病因为外感风寒。病机为外寒合内饮。病位为太阳病。病性为寒实加水饮。但见一证或几证方面，要从体格、脉象、舌、有无汗、证、喘或咳、稀痰等方面确定。方证鉴别，要和大青龙汤、麻黄汤、葛根汤相鉴别。

五苓散的分析。使用五苓散的证据，蓄水证、水气病、水饮病等可以用。证为膀胱蓄水证。症状是少腹胀满，小便不利。征象是少腹胀满。疾病方面，比如蓄水、水气病等。脉象为浮脉。舌淡白。病因是外感风寒。病机是风寒表实。病位在太阳膀胱腑。病性为寒、实。药证为蓄水、水气病、水饮病等。需要鉴别的方证主要有桃核承气汤、猪苓汤、真武汤等。五苓散治疗的是膀胱腑证，真武汤是少阴阳虚导致水湿泛滥。五苓散的君药是桂枝，真武汤的君药是附子。治疗水肿性疾病，我更多的是将五苓散和真武汤合方，效果很好。桃核承气汤治疗的是太阳蓄血证。《伤寒论》中，五苓散证是太阳表证未解，但邪已入膀胱腑，出现小便不利、少腹胀满。现在使用五苓散，不管有没有太阳表证，只要有蓄水、水气等问题，就可以用，是治水的通剂。脑积水、胸腔积液、腹水或身体的水肿等，都有可能用到五苓散，这就比仲景的使用更加广泛了。

白虎汤的分析。使用白虎汤的证据，一个是热病，一个是温病。证为阳明经

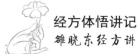

气病。候为第二日。症状上，有白虎四症，大热，口渴，大汗，脉洪大。疾病方面，比如热病。患者体格偏于实热。脉象大而有力。舌红苔黄白。病因方面，比如外感。病机为阳明气分热盛。病位为阳明气分病。但见一证或几证方面，比如刚才提到的白虎四症。需要鉴别的方证，有承气汤、大柴胡汤、小柴胡加石膏汤、葛根芩连汤、麻杏石甘汤等。擅用石膏的医家有张锡纯、余师愚等。余师愚《疫疹一得》中的清瘟败毒饮，君药就是石膏，根据热势的程度，分别用大、中、小三种剂量，大剂用 180～240 克，中剂用 60～120 克，小剂用 24～36 克。

　　承气汤的分析。承气汤所治之证为阳明腑实证。候为二日。典型症状主要是承气四症。征象主要是腹部胀满。疾病方面，比如便秘。体格特点为身体壮实，怕热。脉象为脉滑或沉而有力。舌苔黄燥。病机为阳明腑有实热。病位就在阳明腑。病性为痞满燥实。药证的核心为便秘。需要鉴别的方证，主要有白虎汤、大柴胡汤、小柴胡加芒硝汤、新加黄龙汤、导赤承气汤、宣白承气汤、牛黄承气汤、凉膈散等，以及三个承气汤之间的互鉴。

　　黄芩汤的分析。使用黄芩汤的证据，就是少阳病的提纲证，"口苦，咽干，目眩。"证为少阳火郁证。候为第三日。症状主要有口苦，咽干或咽痛，目眩或目赤，耳聋或耳鸣。患者体格中等。脉象多为脉弦。舌象多为舌白或黄白。病因主要是外感。病机是少阳火郁，不能枢达气液，相火内郁。病位是少阳之腑。病性为火。需要鉴别的方证，主要有栀子豉汤、泻心汤、小柴胡汤、小柴胡加石膏汤、小柴胡加芒硝汤等。

　　小柴胡汤的分析。证为少阳火郁证。候为第三日。症状主要是柴胡六症。征象主要是胸胁胀满。疾病方面，比如郁病、疟疾等。患者体格中等。脉象多为脉弦。舌象多为舌白或黄白。病因主要是外感。病机是少阳火郁。病位主要在少阳之腑。病性为火。但见一证或几证的问题，主要从柴胡六症考虑。需要鉴别的方证，比如柴胡桂枝汤、大柴胡汤、小柴胡加石膏汤、小柴胡加芒硝汤、黄芩汤等。

　　大柴胡汤的分析。证为少阳腑证或兼阳明腑证。候为第三日。主要症状，首先是柴胡六症，再加上少阳腑证或阳明腑证，比如心下急、心下硬满或心下痛、不大便等。主要征象为心下急。疾病方面，比如急性胆囊炎、急性胰腺炎等。患者体格中等。舌象为舌白或黄白。病因多为外感。病位主要在少阳腑。病性是火、热、实、湿。但见一证或几证的问题，核心还是柴胡六症。方证鉴别，主要和柴胡桂枝汤、小柴胡汤、小柴胡加石膏汤、小柴胡加芒硝汤、黄芩汤等鉴别。

　　理中汤的分析。使用理中汤的证据，就是太阴病的提纲证，"腹满而吐，食

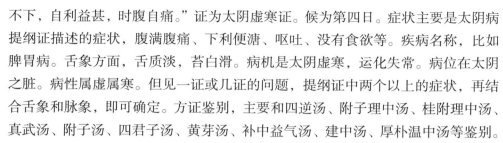

不下，自利益甚，时腹自痛。"证为太阴虚寒证。候为第四日。症状主要是太阴病提纲证描述的症状，腹满腹痛、下利便溏、呕吐、没有食欲等。疾病名称，比如脾胃病。舌象方面，舌质淡，苔白滑。病机是太阴虚寒，运化失常。病位在太阴之脏。病性属虚属寒。但见一证或几证的问题，提纲证中两个以上的症状，再结合舌象和脉象，即可确定。方证鉴别，主要和四逆汤、附子理中汤、桂附理中汤、真武汤、附子汤、四君子汤、黄芽汤、补中益气汤、建中汤、厚朴温中汤等鉴别。

四逆汤和通脉四逆汤的分析。四逆汤和通脉四逆汤一小一大，所治之证有轻重之别，但都为少阴阳虚或少阴阳衰证。候为第五日。主要症状表现，首先是少阴病的提纲证，"脉微细，但欲寐"，其次还有畏寒、肢冷、下利清谷等。主要的征象，一个是但欲寐，一个是四逆，四肢厥冷。从疾病来说，比如心衰大多有此证。脉象一个是脉微细，另一个是脉沉，"脉沉者，急温之，宜四逆汤。"舌象主要是淡白舌。少阴病的病机为少阴虚寒。病位在少阴。病性属虚寒。方证鉴别，主要和白通汤、干姜附子汤、甘草干姜汤、附子理中汤、茯苓四逆汤、四逆加人参汤等鉴别。

真武汤的分析。真武汤证为少阴阳虚水泛证。候为第五日。主要症状，眩晕、心悸、喘促、水肿等。主要征象为水肿。疾病方面，比如甲减多有此证。患者体格中等。脉象多弦。舌象为淡白舌。病机为少阴阳虚，水饮上泛。病位在少阴。病性属阳虚水泛。药证、方证方面，黄煌教授称之为"天然的甲状腺素"。方证鉴别，主要和五苓散、附子汤、苓桂术甘汤等鉴别。

乌梅丸的分析。乌梅丸所治之证为厥阴寒热错杂证。候为第六日。主要症状为厥阴病的提纲证，"消渴，气上撞心，心中疼热，饥而不欲食，食则吐蛔。"主要征象为胸胁胀满。疾病方面，比如蛔虫证、久利等多见此证。患者体格中等。脉象多弦。舌象为白舌或黄舌。病机为寒热错杂。病位在厥阴。病性为寒热错杂、厥热胜复、上热下寒。方证鉴别方面，主要和栀子干姜汤、干姜黄芩黄连人参汤、附子泻心汤、麻黄升麻汤等相鉴别。

吴茱萸汤的分析。吴茱萸汤所治之证为厥阴脏寒证。候为第六日。主要症状为吴茱萸四症，巅顶头痛，下利，手足逆冷，干呕或呕吐或吐涎沫。疾病方面，比如呕吐、头痛多有此证。患者体格中等。脉象为弦脉。舌质淡白。病因方面，主要是外感，客热或寒遏热郁。病机为寒凝厥阴，或上逆犯胃。病位在厥阴之脏。病性属寒凝。方证鉴别，主要和小半夏汤、龙胆泻肝汤、当归四逆加吴茱萸生姜汤等鉴别。

当归四逆汤的分析。使用当归四逆汤的证据，主要是手足厥寒，脉细欲绝。证为寒凝厥阴经脉证。候为第六日。主要症状为手足厥寒。主要征象也是手足厥寒。相关的疾病，比如脉痹。脉象为脉细欲绝。舌象偏黯、白。病因为血虚受寒。病机为寒凝厥阴经脉。病位在厥阴经脉。病性为血虚和寒凝。但见一证或几证的问题，主要是两症，一个是手足厥寒，一个是脉细欲绝。方证鉴别，主要和桂枝汤、当归四逆加吴茱萸生姜汤、甘草附子汤、桂枝附子汤、白术附子汤等鉴别。甘草附子汤主要是病在骨节，桂枝附子汤主要是病在肌肉。当归四逆汤对痛经、脉管炎以及某些不孕症和盆腔疾病有较好的疗效。

六经主要的方剂都要通过这种模式进行分析，可以深入思考，而不是只停留在方证对应的感性认识上，要对疾病进行全面认识，从证、候、症、征、病、体、脉、舌、病因、病机、病位、病性、药证、方证、方证鉴别等全证据链来认识疾病。

四、经方体质——方人和药人体系

我认为，方人和药人在大多数情况下是一致的，方人会比药人更加细化一些。如何体现方人和药人？第一，可以从形体特征来考虑。比如身材的高矮胖瘦，壮实还是瘦弱，皮肤是细嫩还是粗糙等。第二，心理特征。容易出现忧郁、焦虑的情绪，对事物很敏感，很可能要用到柴胡剂。第三，病理特征。少阴病的下利清谷，太阴病的腹泻便溏，阳明气分病的身热、汗自出、不恶寒反恶热，阳明腑证的痞满燥实，厥阴病的手足厥寒等，这些病理特征是我们用方的重要依据。所以，辨别方人和药人，要从生理特征、病理特征、心理特征等方面综合考虑。体质辨识能不能直接决定遣方用药？张景岳对此做过解答："当识因人因证之辨。盖人者，本也；证者，标也。证随人见，成败所由。故当以人为先，因证次之。"张景岳认为辨人比辨证要更加重要一些。

人的体格相貌确实可以反映出很多的生理和病理信息。李清照的画像，看上去是神情忧郁的，使用柴胡剂的可能性会更大。这既可以是柴胡的药人，也可以是柴胡类方的方人。多数情况下，药人和方人是统一的。用小柴胡汤的话，体质偏于虚一点；用大柴胡汤的话，体质会偏壮实。使用柴胡类方共同的特征是情绪不畅，胸胁苦满。黄煌教授总结的柴胡药人、柴胡体质患者，女性多见，面色黄或青白，四肢冷，月经前大多乳房胀痛，舌苔多薄白，舌质正常。体型中等偏瘦，

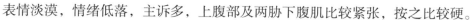

表情淡漠，情绪低落，主诉多，上腹部及两胁下腹肌比较紧张，按之比较硬。

桂枝汤和麻黄汤的方人相比，前者的体质更弱一些，体格柔弱，皮肤细嫩，脉象也弱。像武松这样的体格，壮实，脉象也更有力。体格非常壮实的，应该更加适合阳明之药，白虎汤、承气汤之类的。

药人，通常我称之为药体，柴胡体质、桂枝体质、麻黄体质、黄芪体质、大黄体质等。药体和方人的异同问题，应该说，药体和方人在多数情况下是相匹配的。桂枝体可以和桂枝汤人对应，麻黄体和麻黄汤人对应，柴胡体和大小柴胡汤人对应，大黄体和承气汤类方人对应。

另外，还有方人和方法的对应问题。桂枝汤人和桂枝法进行对应，麻黄汤人和麻黄法对应，柴胡汤人和柴胡法对应，承气汤人和承气法对应，黄芪体和黄芪法对应。 清代尤在泾，以及当代的卢崇汉学派，多从法的角度考虑问题。方人若能和方法对应，理法方药的一致性会更好。桂枝汤能不能对应桂枝法，里面存在哪些问题，还需要我们进一步思考。

对于方人，由于中医方剂的数量极其庞大，不可能每个方都去研究它的方人。我想，最起码的，我们可以从六经中的每一经拿出几条重要方剂，研究透它的方人，这是可行的。方人的标准，首先是形体特征，比如体格、面色、肤质粗细、有没有汗、腹部特征、舌象、脉象等。桂枝汤的方人，体格应该偏于柔弱，弱柳扶风，面色较白，皮肤细腻，湿润，易出汗，腹部较柔软，舌不红，苔比较润，脉象和缓较细。桂枝汤方人的反面，就是麻黄汤方人。麻黄汤方人的体格比较壮实，面部肤色较黑，皮肤粗厚，不易出汗，腹部比较紧实，舌象正常，脉象会更有力。其次，从心理特征上说，桂枝汤和麻黄汤的方人应该没有太大差异，细微的差异，桂枝汤的方人性格会柔和一些，麻黄汤的方人，由于腠理不通，情绪可能会暴躁一些。柴胡剂的方人心理特征最明显，默默不欲饮食，容易生闷气，一生气就不想吃饭。第三，病理特征也很重要。阳明病的汗出、恶热，少阳病的寒热往来，太阳中风的淅淅恶风、翕翕发热，承气汤的痞满燥实。方人问题，从形体特征、心理特征、病理特征这三个方面思考，就比较全面了。

对于药人和方人，也有一些问题需要探讨。比如，每味药都要制定一个药人标准吗？每首方都制定一个方人标准吗？我想这应该是不可行的，即便做出来了，也不便于医者使用。我认为比较符合实际的思路，是将六经的关键方剂、六经的关键药物整理出来，这是很有必要的。

五、疾病谱的认识

黄煌教授对经方疾病谱谈得比较多。他的学术体系是比较连续的，方人和药人对应上了，方人和药人又和疾病谱做了对应。黄煌教授对一些方和药的特殊认识也很有特点。比如他认为：甘草是一切黏膜损伤的修复剂，白芍是一切肌肉痉挛的缓解剂，真武汤是天然的甲状腺素，黄芪桂枝五物汤是中医的甲钴胺，桂枝茯苓丸是中医的阿司匹林。除此以外，还有一套专方和专病对应，比如用甘草泻心汤治疗口腔黏膜病，半夏泻心汤治疗慢性胃炎，柴归汤治疗桥本甲状腺炎，真武汤治疗"甲减"，大柴胡汤治疗胆囊炎和胰腺疾病，温胆汤治疗创伤后应激障碍，猪苓汤治疗泌尿系感染性疾病，半夏厚朴汤治疗慢性咽炎，柴胡加龙骨牡蛎汤治疗老年痴呆和帕金森病等。

这样讲的话，非常浅显易懂。但也要清楚，这种对应确有一定的启发性，但不能将其绝对化，否则就丢失了辨证论治的精神。黄煌教授本人治疗疾病也不会这样绝对化对应。只能说是遇到口腔黏膜病的时候，要考虑能不能试一下甘草泻心汤，遇到"甲减"的患者，要考虑到这个患者适不适合用真武汤治疗，不合适的话，再考虑其他方剂。结合我刚才讲的全系列辨证，除了疾病谱外，还要结合脉象、舌象、症状、体征、证象等，全方位的思考。

我们看一下黄煌教授总结的经方主治疾病谱。首先是半夏厚朴汤。《金匮要略》的主治症状是"咽部如有炙脔"。黄煌教授进一步扩展，认为此方可以治疗一切感觉异常的疾病，尤其是以咽部异物感为突出表现的精神神经系统疾病，比如胃神经官能症、心脏神经官能症、神经性呕吐、神经性尿频、神经性皮炎、肠易激综合征、心因性勃起功能障碍、神经衰弱、更年期综合征、精神分裂症、癔病、抑郁症、焦虑症、帕金森病及帕金森综合征等。

温胆汤的主治疾病谱，包括临界高血压或初期高血压、创伤后应激障碍、秽语抽动综合征、中风后味觉异常、脑炎后失语、脑震荡后综合征、颈椎病、冠心病、癫痫、失眠等。我想，黄煌教授所说的这个疾病谱，是他在治疗这些疾病的时候用到过温胆汤，而不是说这些疾病都可以全部直接用温胆汤治疗。

三黄泻心汤的主治疾病谱，包括脑出血、蛛网膜下腔出血、高血压、动脉硬化、脑卒中、脑梗死、精神分裂症、癫痫、癔病、三叉神经痛等。黄煌教授列出的经方疾病谱有什么意义？给出一个方就可以解决问题？我想肯定不是。疾病谱可以给我们拓展思维，让我们知道这些经方能在哪些西医确诊的疾病上发挥作用，但不是让疾病谱捆住我们运用经方的思维。

六、经方三角体系

黄煌教授的方证三角，经方，方证或药证、方人或药人，与病证之间构成了三角关系。

我们看一下黄煌教授对半夏厚朴汤的阐释。该方源于《金匮要略》，"妇人咽中如有炙脔，半夏厚朴汤主之。"用于治疗咽喉的异物感，现在可以将其扩展为治疗所有感觉异常类疾病。咽中有炙脔，这是一种感觉异常。进一步扩展，如胸部的重压感、呼吸不畅感、呼吸表浅感以及有气流向上攻撑感、经常嗳气等。全身的感觉异常，比如麻木感、冷感、热感、堵塞感、重压感、痛感、痒感、悸动感、失去平衡感、恐怖感、音响感。由感觉异常导致的异常反射和行为，如恶心呕吐、食欲异常、性欲异常、语言异常、睡眠异常、情感异常等。相伴症状，如腹胀、恶心呕吐、不思饮食，或咳嗽气喘，痰多胸闷，或眩晕心悸，或失眠多梦等。

使用半夏厚朴汤的体质要求。首先，营养状况较好，肤色滋润，或油腻，或黄暗，或有浮肿貌，缺乏正常的光泽。患者的痛苦主诉非常多，却无明显的阳性体征。形体以肥胖者居多。患者易于头晕心悸。客观的理化检查多无明显异常。平素患者的情绪极不稳定，对外界刺激很敏感。情感丰富，但变化起伏大。容易失眠、焦虑、多疑、恐惧、易惊、忧虑、抑郁。患者对药物的反应敏感。平素易出现恶心感、咽喉异物感、黏痰等。舌象多数正常，或舌苔偏厚，或有齿痕舌。脉象大多正常或滑利。

温胆汤虽不是经方，但黄煌老师也很重视，它是古代的壮胆药。在一些经方中也能看到温胆汤的影子，比如治疗眩悸呕吐的小半夏加茯苓汤，含有半夏、生姜、茯苓；治疗呕吐的橘皮竹茹汤，含有橘皮、竹茹、人参、生姜、大枣、甘草。温胆汤的主治，《三因极一病证方论》云："心胆虚怯，触事易惊，或梦寐不祥，或异象感……或短气悸乏，或复自汗，四肢浮肿，饮食无味，心虚烦闷，坐卧不安。"

使用温胆汤的体质要求，患者大多为中青年，体型中等，偏胖，营养状况好，面部皮肤比较油腻。主诉较多，症状严重，头痛头晕，失眠多梦，尤其是多噩梦，易惊恐惧感。无心、脑、肾并发症表现，其发病大多有精神刺激的诱因。

温胆汤的加减法。加黄连，主治烦躁、肤色红润而有光泽者。黄连温胆汤的主治症状以焦虑为核心，如胸闷、焦虑不安者，加山栀子、黄芩；加酸枣仁汤，主治伴有更年期症状的中老年女性高血压患者，以及神志恍惚，百般无奈，脉不滑、舌不红者；加山栀子、川厚朴，主治伴有焦虑及腹胀者；加验方止痉散（半夏、天麻、全蝎、蜈蚣），主治伴有肌肉痉挛、抽搐者。

我们来看三黄泻心汤。出自《金匮要略》，"心气不足，吐血衄血，泻心汤主之。"黄煌教授对此方的解说，吐血衄血是本方的经典主治，凡是头面部的出血，大多应该首先考虑使用本方。心下痞，主要表现为上腹部的不适感，或疼痛，或嘈杂等，但按压局部没有肌紧张及肌卫现象。《腹诊奇览》说："三黄泻心汤治心气不定、心下痞者"。心气不足，《千金要方》写作"心气不定"，是心下悸动、心悸亢进的意思。汤本求真曾说："夫心气者，即精神之意；不定者，变动无常之义也。故心气不定者，精神不安之谓。"《辅行诀》载："小泻心汤，治胸腹支满，心中跳动不安者方。黄连、黄芩、大黄各三两。"所以，心气不定就是指心烦悸。三黄泻心汤治疗各种非出血性疾病的指征，全身证是心烦悸，局部证是心下痞。

使用三黄泻心汤的体质要求。体格较强健，面色潮红，或红黑有油光，目睛充血，或多眵，口唇暗红，或紫红。舌质红，或暗红，质坚敛苍老，舌苔薄黄，或黄腻。脉象多滑数有力。腹部肌肉较紧张，按之有力，或有不适感。平时喜凉恶热，喜凉饮。易烦躁焦虑。好动，易失眠，多梦。皮肤常有疮疖。上腹部常痞闷不适，口干口苦，常有口舌溃疡，咽痛，小便黄短。

黄煌教授对于三黄泻心汤的使用，引用了《中华中医药杂志》（1994年第5期）的一段原文："本方用于精神神经系统疾病多见烦躁不安、失眠、面色潮红、脉滑数者，大多配合黄连解毒汤、大柴胡汤、温胆汤等。泻心汤有助于改善血液的高凝状态，从而能防止脑卒中的发生。研究证实本方有良好的降压效果，而且胆固醇、甘油三酯均有下降趋势。"

另外，泻心汤三药的药量可适当调整。原文大黄、黄连、黄芩比例为2：1：1（大黄二两，黄连、黄芩各一两），但根据黄煌教授经验，在治疗出血时，大黄、黄连、黄芩的用量比例应为2：1：3，也就是说，黄芩的用量要加大，黄煌教授常常用到20克。三黄泻心汤的剂型与服法，如用于脑出血，则可采用汤剂。一般情况下可使用成药，有三黄片、一清胶囊等。本方长期使用，可改善体质，防止脑血管意外，最适合于实热体质，并有出血病史者。如脑出血、鼻出血的中老年人服用。

再来看一下黄连解毒汤。此方出自于《外台秘要》："前军督护刘车者，得时疾三日，已汗解，因饮酒复剧，苦烦闷干呕，口燥，呻吟，错语，不得卧。余思作此黄连解毒汤方。黄连三两，黄芩、黄柏各二两，栀子十四枚，擘。上四味切，以水六升，煮取二升，分二服。一服目明，再服进粥，于此渐瘥。余以疗凡大热甚，烦呕、呻吟、错语、不得眠，皆佳。传语诸人，用之亦效。"

黄煌教授对此方的解说：黄连解毒汤是古代治疗急性传染病及感染性疾病的常用方。原文所指可能是急性传染病过程中的中毒性脑病。本方方证大致有：大热甚；烦呕、呻吟、错语、不得眠；舌红坚老，脉滑数；或出血，或头痛，或发黄，或肿毒。大热甚，是指发热，体温升高，高热持续。也指体温虽正常，但怕热，手足心热，以及面红。烦呕、呻吟、错语、不得眠，主要表现为烦躁、精神错乱、失眠等。轻者可表现为记忆力下降，注意力不集中。患者主诉多为头昏、头痛等。舌红坚老，是指舌质暗红，舌质坚敛而干。有的患者可见舌体转动不灵活，或僵硬。表现为口齿不清或失语等。脉滑数，是指脉象多滑利，或数疾。也就是说，其心率均较快，有时可以出现心律不齐。可见于许多慢性疾病中，特别是神经系统疾病中。黄连解毒汤的体质要求和三黄泻心汤相同。

目前观察到的黄连解毒汤的临床效果有降压、减缓心率、治疗脑血管疾病、抗焦虑等。日本汉方医学界应用黄连解毒汤治疗脑血管病的报道较多，认为黄连解毒汤对于出血性脑血管病有止血作用；对于缺血性脑血管病能使缺血部位血流量增加；对于血管性痴呆能明显提高其智力水平。根据报道，黄连解毒汤对脑血管病的适用率：脑出血 82.4%，脑梗死 71.1%，一过性脑缺血发作 66.7%。

讲完黄煌教授的学术思想，我还要再强调一下病机的重要性，不能只停留在方证相对的感性认识层面，还要深入了解疾病的本质问题。其实《伤寒论》中就谈到了很多病机的问题。太阳中风的桂枝汤，"阳浮而阴弱""营弱卫强"；太阳伤寒的麻黄汤，"脉阴阳俱紧者，名为伤寒""伤寒心下有水气"；阳明病的"胃家实"；少阳病小柴胡汤的"血弱气尽，腠理开，邪气因入""上焦得通，津液得下，胃气因和，身濈然汗出而解"；太阴病理中汤的"理中者理中焦""自利不渴者，属太阴，以其脏有寒故也。当温之，宜服四逆辈""伤寒发汗已，身目为黄，所以然者，以寒湿在里不解故也。以为不可下也，于寒湿中求之"；少阴病的"少阴病，欲吐不吐，心烦但欲寐。五六日，自利而渴者，属少阴也，虚故引水自救。若小便色白者，少阴病形悉具。小便白者，以下焦虚有寒，不能制水，故令色白也"；厥阴病的"凡厥者，阴阳气不相顺接，便为厥"。这些都是在谈病机的问题。

张英栋先生在谈经方的应用时，认为重点就是两个字：察机。他说："不同时代经方家经方应用的整体风格，一定是由其所处的特定时空背景决定的""临证用药是没有固定套路的，需要随机应变""针对病机用药，不仅体现在临证察机上，而且可以治发机先，这是对症状、体征用药所无可比拟的""方症对应是术，以之入门，可以让很多中医初学者很快见到中医的实效，从而坚定学中医的信心。而将之过分夸大，则不利于仲景之道的传承。"张英栋先生的认识很透彻。由此，通过他的看法，我认为仲景之道的核心是方机对应。每一首经方对应着特定的病机，把方和病机对应上，才是真正的辨证。

在方机对应的基础上，还要圆机活法。比如张锡纯以白虎汤代替承气汤，就是对经方的活用。他说："愚治寒温之证，于阳明肠实、大便燥结者，恒投以大剂白虎汤或白虎加人参汤，往往大便得通而愈，且无下后不解之虞""凡遇有证之可下，而可缓下者，恒以白虎汤代承气，或以白虎加人参汤代承气，其凉润下达之力，恒可使大便徐化其燥结。"另外，还要因时而变。张锡纯的犹龙汤就是很好的范例。"连翘一两，生石膏捣细，六钱，蝉蜕去足土，二钱，牛蒡子炒捣，二钱""此方所主之证，即《伤寒论》大青龙汤所主之证也。然大青龙汤宜于伤寒，此则宜于温病。至伤寒之病，其胸中烦躁过甚者，亦可用之以代大青龙，故曰犹龙也。"

方症（病、征、证）对应是术，只适合于初学者。再进一个层次就是探求病机。辨证论治的最高境界就是察机用药。察机用药，必求于本。本于何？本于病机！方症对应和察机用药，就是道和术的关系，可以用一句话概括，"道无术不行，术无道不远。"要想在中医的道路上行稳致远，最终都要走到察机用药的路上。

关于经方病机问题的思考，我认为必须掌握的内容有以下五个方面：第一，以六经病机统经方病机。第二，经方病机的五大要素，一是以六经定位；二是以六气加虚实定性；三是以演变和转化来定向；四是定量；五是定因，是内因、外因，还是不内外因，是六淫七情，还是饮食劳倦等。第三，以上的五大要素是经方病机的具体体现与内涵。第四，辨病机论治是《内经》的精神与灵魂，具体参看《至真要大论》篇。第五，病机十九条的精神就是定位与定性。

以桂枝汤为例，我们看一下经方的变化，可以分为八个方面。第一是正方，就是桂枝汤；第二是方中之方，药没有变化，只是药量发生了变化，比如桂枝加桂汤、桂枝加芍药汤；第三是方内之方，经过拆分，桂枝汤可以拆分为桂枝甘草汤、芍药甘草汤、桂枝去芍药汤、甘草汤、姜枣饮等；第四是方外之方，就是在桂枝汤的基础上加味，有桂枝加葛根汤、桂枝加厚朴杏子汤、桂枝加大黄汤、桂枝加附子汤；第五是合方，比如柴胡桂枝汤、麻桂各半汤等；第六是类方，是将相关的方进行归类，徐灵胎的《伤寒论类方》、吉益东洞的《类聚方》都属于这种研究方法；第五是方族，这个概念更宽泛，超出了经方的界限，是把所有相关的类似方归纳在一起，傅延龄教授的《张仲景方方族》，里面有桂枝汤方族、麻黄汤方族、小青龙汤方族、白虎汤方族、承气汤方族、栀子豉汤方族、柴胡汤方族、泻心汤方族、理中汤方族等，每一个方族都归纳有数十首方剂；第八是经方的演化，后世很多的方剂都是从经方演化出来的，比如黄芪桂枝五物汤演化出了补阳还五汤，风引汤演化出了镇肝熄风汤，四逆散演化出了逍遥散等。

我们来看一下经方的加减。首先是桂枝汤的加减，桂枝加量，就是桂枝加桂汤；芍药加量，就是桂枝加芍药汤；再加饴糖，就是小建中汤。桂枝加芍药汤，再加大黄，就是桂枝加大黄汤；去桂枝，加茯苓、白术，就是桂枝去桂加茯苓白术汤；去芍药，就是桂枝去芍药汤。桂枝去芍药汤，加附子，就是桂枝去芍药加附子汤；加葛根，就是桂枝加葛根汤；加厚朴、杏仁，就是桂枝加厚朴杏子汤；加芍药、生姜、人参，就是桂枝加芍药生姜各一两人参三两新加汤；加龙骨、牡蛎，就是桂枝加龙骨牡蛎汤；加附子，就是桂枝加附子汤。

麻黄汤的加减，热化可以加石膏，比如大青龙汤、越婢汤、麻杏石甘汤、小青龙加石膏汤等；虚化可以加附子，比如麻黄附子细辛汤、麻黄附子甘草汤等；去桂枝，就是三拗汤；加葛根，就是葛根汤。另外，仲景有几首方剂清晰地列出了加减法，比如小柴胡汤、理中丸、通脉四逆汤、真武汤等。

后世对经方也有很多加减，其中乌梅丸的加减最值得回味。乌梅丸有乌梅、细辛、干姜、黄连、当归、附子、川椒、桂枝、人参、黄柏十味药。其中乌梅为君药，除此以外，还用了温阳药、清热药、散寒凝药、补虚药等。临证可以根据病情变化进行加减。比如，无热者，可去黄连和黄柏；无寒凝者，可去川椒和细辛；无三阴虚寒证，可去附子、桂枝和干姜；无气血虚，可去人参和当归。吴鞠通善于化裁，从乌梅丸中加减出了连梅汤、椒梅汤等方剂。

通过这样的讲解，给大家提供了一个思路。黄煌教授的经方体系，就是经方三角，首先要把方搞清楚，方的剂量、用法等。在此基础上，搞清楚方证和药证。方证和药证清楚后，再把方人和药人搞明白。就可以把这三个方面联系起来。这个方、证、人三角是不是要把每一个方和药都研究一遍？这也不需要，我们只需把六经关键的方和药搞清楚就可以了。

最后，我的思路，是用六经来统方，然后要全面辨证分析，建立充足的证据链，**以六经要方为基础创立全证据链的经方辨证体系。**

第11讲 桂枝汤的剖析

今天的题目叫"桂枝汤的剖析"，既然叫作剖析，意思是还有些问题需要探讨。其实大多数的经方有很多问题都需要探讨。因为桂枝汤的应用范围最广，《伤寒论》中，第一首方就是桂枝汤，为千古第一方，经方之冠，柯韵伯称之为群方之魁，所以我首先介绍桂枝汤。关于桂枝汤，我分几个角度来谈。首先看方源，桂枝汤是不是张仲景所创？从现有的证据来看是比较清楚的，桂枝汤不是仲景所创，而是来源于《汤液经法》中的小阳旦汤。阳旦，说的是阳气初升的状态，所以桂枝汤就是一首升阳、助阳的方剂。

《汤液经法》中没有六经辨证体系。它有两个体系，一个是五脏大小补泻的体系，另一个是青龙、白虎、玄武、朱鸟这样的二旦六神体系。《汤液经法》现已失传，但陶弘景在去茅山修道的时候，从《汤液经法》中摘录了60首方，起名为《辅行诀脏腑用药法要》，这本书在20世纪初发现于敦煌藏经洞。里面的小阳旦汤，和桂枝汤的方药组成完全一样，用以"治天行发热，自汗出而恶风，鼻鸣干呕者"。这和《伤寒论》中第12条的描述非常相近，只是没有谈到脉象的问题。天行发热指的是传染病，所以桂枝汤也可以用于流感等传染性发热疾病的治疗。《伤寒论》中没有谈到这个问题，这个天行发热是《汤液经法》中的描述，还是陶弘景加入的，现在已无法考证。桂枝汤和小阳旦汤的药量只有生姜稍有差异，桂枝汤中用了三两生姜，小阳旦汤中用了二两，其他药物的用量都一样。

关于桂枝汤来源于《汤液经法》，有这么几个方面的证据。第一，《伤寒论》这本书，关于作者，写的是"张仲景述"。孔子是述而不作。这个"述"字，在《说文解字》中的解释是"述者，循也"，就是指转述前人的东西。这说明了张仲景是在他人的基础上写成了《伤寒杂病论》这本书。第二个方面，晋代皇甫谧在《针灸甲乙经·序》中有一段描述，"仲景论广《汤液》，为数十卷，用之多验。"皇甫谧和张仲景生活的年代非常接近，张仲景是公元150～219年，皇甫谧是公元215～282年，皇甫谧作为医学家和文献学家，应该是了解张仲景及其著作的，他应该看过《伤寒杂病论》和《汤液经法》，知道仲景是把《汤液经法》扩充了一下，形成了《伤寒杂病论》这本书。第三个方面，《汉书·艺文志·方技略》中"载《汤液经法》三十二卷"，可以确认，在汉代班固的生活年代，《汤液经法》这本书是可以看到的，到了张仲景生活的年代，能看到的可能性也是非常大的。第四个方面，陶弘景在《辅行诀》中明确写到了《伤寒杂病论》和《汤液经法》的关系。陶弘景说："汉晋以还，诸名医辈，张机、卫汜、华元化、吴普、皇甫玄晏、支法存、葛稚川、范将军等，咸师式此《汤液经法》。"所以，桂枝汤等经方就是来源于《汤液经法》。

　　《汉书·艺文志》记载有经方十一家，其中《汤液经法》32卷，这就是《伤寒杂病论》的前身和基础，《辅行诀》可看作《汤液经法》的节略本。既然《伤寒杂病论》和《汤液经法》有这样重要的联系，张仲景为什么没有在其序中体现？我认为，《伤寒杂病论》的序不是仲景所写，是南北朝时代的人补的，还有一些医家也持这样的观点。序中说"撰用《素问》《九卷》《八十一难》……"这是后人杜撰的，《伤寒杂病论》是在《汤液经法》的基础上写成的，应该说是撰用《汤液经法》才对。《汤液经法》中有大小阳旦、大小阴旦、大小白虎、大小朱鸟、大小玄武，还有五脏补泻的方剂。《伤寒论》中的麻黄汤、桂枝汤、理中丸、四逆汤、白虎汤、真武汤、附子汤、通脉四逆汤等，统统来自于《汤液经法》。

　　接下来看一下药的问题，仲景开方用药是自己采药，还是有官办的药房，已不得而知。关于药源，还是有一些问题。桂枝汤所用的桂枝是什么？这是最大的问题。《神农本草经》中只是谈到了菌桂、牡桂。桂枝，现在用的都是桂枝尖，是肉桂树的嫩枝，里面有木芯，外面是嫩皮。而在仲景时代则不同，仲景时代用的是拇指粗细的肉桂树枝的树皮，也就是现在的肉桂。桂枝尖的入药，是从明代才开始作为药物使用的，明代之前所用的桂枝都是拇指粗细的肉桂树枝的树皮，也就是小肉桂。

　　接下来我们看芍药。仲景用的是白芍还是赤芍，很多中医教材没有讲，很多中医教师也不清楚，一个是说不清，一个是混用，还有就是没有定论。《神农本草经》对芍药的描述，"主邪气腹痛，除血痹，破坚积，寒热，疝瘕，止痛，利小便，益气。"这显然说的是赤芍的功效。从产地来看，《神农本草经》说芍药生中原山谷，这也是赤芍的生长地域。再从炮制方法来看，赤芍不需要炮制，直接晒干生用，而白芍则需要刮皮和水煮。仲景在书中对所有药物的炮制都有详细的论述，而关于芍药则没有任何论述，这也说明仲景所用的芍药为赤芍这种非炮制品。宋

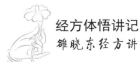
代以前，所谓白芍、赤芍的论述是从花的颜色来区分的，对于药物的分类没有实际意义。通过以上的分析来看，仲景所用的芍药应该是赤芍。

甘草也有一些问题，我们现在使用的是蜜制甘草，这是从唐代《千金翼方》才开始使用的一种炮制方法。而炙的本义是烘烤、烤干，《伤寒论》中所说的炙甘草应该是把新鲜的甘草放在火上烤干，属于现在的生甘草。而现在用的炙甘草，和《伤寒论》的就不同了，是蜜制甘草。生姜和大枣的差别应该不大，大枣应该是中原地区的大枣品种，我用中原地区中等大小的大枣做过实验，称量了一下，十二枚大枣大约是 45 克，这个量和桂枝、芍药、生姜是一样的。生姜的种类也很多，单是中原地区就有很多品种。

药质方面，仲景所用药物是干药还是湿药，很多药物还搞不清楚。我自己认为，至少有 1/3 的是湿药。在这些药物中，比如附子要生用，去皮，剖八片，晒干的附子是完全切不动的，能切开，说明它是湿的。知母在有些地方也写有切，麦冬要去心，只有新鲜的药物才能做这些操作。生姜是新鲜的，含水量较多。葛根也是这样，有些地方直接写用生葛，这应该就是新鲜的葛根。还有些药明确写有"干"字，或"炙"字，或"熬"字，这就属于干的药物。比如干姜、炙甘草是烤干了的，牡蛎是熬，把水分烘干了。大枣还含有一些水分，而剩下的桂枝和芍药是干药还是鲜药，还没有定论，没有人能解答这个问题。但可以确定的一点是，《伤寒杂病论》中的药有一部分确定是鲜药，比如百合地黄汤，用地黄汁一升，肯定是鲜地黄，就像萝卜一样含水量很高。炙甘草汤中用了一斤生地黄，应该也是鲜生地。还有，仲景所用的药物是野生的还是栽培的，现在也没有办法考证，只能推断野生的可能性很大。

对于经方药物的研究，现在做得最好的是四川洪雅的祝之友教授，他写过一本书，叫《神农本草经药物古今临床应用解读》。他的观点，桂枝汤、麻黄汤等方剂中的桂枝当为现在的肉桂无疑，是较细的肉桂。唐代的苏敬在《新修本草》中关于牡桂的描述，"大小枝皮，俱名牡桂，然大枝皮肌理粗虚如木兰，肉少味薄，不及小枝皮也；小枝皮肉多，半卷，中必皱起。味辛美。一名肉桂，一名桂枝，一名桂心。"这就说明，在唐代以前，肉桂、桂枝、桂心是同一种东西，就是指现在的小肉桂。南北朝时期陈延之的《小品方》现存有残卷，里面有一个桂枝加乌头汤，写的是桂肉三两，把桂枝又称作桂肉。这样我们就能明确仲景所用的桂枝当属小肉桂无疑。而现在所用的桂枝，严格来说，应称为桂枝尖，是从明代才开始大规模入药代小肉桂的。许叔微在《伤寒九十论》中做过专门论述，他说："仲景桂枝汤用桂枝者，盖取桂之枝梢细薄者尔，非若肉桂之肉厚也。盖肉桂厚实，治五脏用之者，取其镇重也；桂枝轻扬，治伤寒用之，取其发散也。""桂之枝梢细薄者"说的就是桂枝尖。所以，桂枝尖入药，最早是从许叔微这里开始的，近现代张锡纯、卢崇汉、刘力红等医家桂枝尖用得比较多。

接下来看一下有关芍药的相关文献。《诗经》中就有提到芍药的诗句，"维士与女，伊其相谑，赠之以芍药。"恋人在相聚嬉戏的时候赠之以芍药。《五十二病方》中已将芍药组方配伍应用，如疽病方中即以白蔹、黄芪、桂、姜、椒、茱萸配芍药为伍。《神农本草经》中关于芍药的描述，"主邪气腹痛，除血痹，破坚积，寒热，疝瘕，止痛，利小便，益气。"按照描述的功效来说，指的是赤芍。从陶弘景开始芍药有了赤、白之说，《本草经集注》谓："今出白山、蒋山、茅山最好，白而长大，余处亦有而多赤，赤者小利。"

白芍和赤芍的区别。赤芍、白芍原植物相同，白芍多为栽培，赤芍多为野生。炮制方法不同，白芍刮去粗皮，入沸水中略煮，使芍药根发软，捞出晒干切片，赤芍则原药生用。我们知道，仲景对于每一味药物的炮制都有详细说明，而在芍药这里却无任何说明，这也能引证所用为野生的、没有炮制的赤芍。祝之友教授经过对古文献的全面分析，也认为仲景所用当为赤芍。我对芍药的使用，除了在用芍药甘草汤缓解肌肉痉挛的时候用白芍，在其他情况下都是用赤芍。李可老中医用白芍的时候多一点，偶尔也用赤芍。黄煌教授经常白芍、赤芍合用。那么现在我们究竟该怎样用芍药？一般来说，治疗痛证和实证的时候用赤芍，治疗虚证和多汗证的时候用白芍，治疗痉挛证候的时候也是用白芍。临证的时候可以根据自己的临床理解来选用。总之，要以疗效为前提。

还有，即便是赤芍也有品种和产地的问题。比如中原赤芍和川赤芍，叶片的形状、花的形状都有很大的差异，仲景所用应该是中原赤芍，而药房如果备的是其他品种的赤芍，那就很难说了。我的主张，就是要回归仲景的用药，仲景用的是中原赤芍，我们就要这样用，而不能用川赤芍代替。

接下来我们看一下桂枝汤中用赤芍的案例。许叔微的《伤寒九十论》中有一个医案，"马亨道，庚戌春病，发热，头疼，鼻鸣，恶心，自汗，恶风。"许叔微评述："宛然桂枝证也。时贼马破仪真三日矣，市无芍药，自指圃园，采芍药以利剂。一医曰，此赤芍药耳，安可用也？予曰：此正当用。再啜而微汗解。"许叔微在此明确桂枝汤就是应该用赤芍。

接下来看一下黄煌教授《黄煌经方医案选》中的一则医案。"秦某，男，56

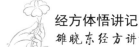
岁。因过敏性鼻炎经常发作，经病友介绍于 2005 年 9 月 10 日就诊于江苏省中医院黄师处。当时咳嗽阵作，咽痒且咽喉疼痛，鼻干，易流口水。血压偏高。大便偏散，不爽，次数偏多，食欲尚可。舌暗淡，体稍大。其人肌肉较松弛，面黄而少光泽，容易感冒，而其鼻炎每遇风冷加重。方用玉屏风散合桂枝加葛根汤方，生黄芪 30 克，白术 20 克，防风 15 克，肉桂 6 克，桂枝 6 克，白芍 10 克，赤芍 10 克，葛根 30 克，生甘草 3 克，干姜 6 克，红枣 20 克。一周后患者复诊说：一剂药后咳嗽即渐止，诸症皆缓，自曰基本痊愈。"

黄煌教授桂枝的使用很有特点，他常常是肉桂和桂枝合用，白芍、赤芍合用。这个医案里我们可以看到有肉桂 6 克，桂枝 6 克，有白芍 10 克，赤芍 10 克。因为药房不备生姜，所以他就以干姜代生姜。甘草则用生甘草，现在所用的生甘草就应该是仲景时代的炙甘草。

我们来看一下有关甘草的文献记载，首先是炮制方法。汉代有炙焦为末（《金匮玉函经》）、微炒（《金匮要略》）的方法；南北朝有火炮令内外赤黄及用酒浸蒸后炙酥尽为度的方法（《雷公炮炙论》）；唐代有炙制（《千金要方》）、蜜煎法（《千金翼方》）；宋代增加了炒存性（《博济方》）、纸裹醋浸煨（《苏沈良方》）、淡浆水炙（《证类本草》）、盐水浸炙、猪胆汁浸炙、油浸炙（《圣济总录》）、爁制（《太平惠民和剂局方》）、炮、黄泥裹煨（《朱氏集验方》）等方法；明清又增加了炮再麸炒（《普济方》）、酥制（《本草纲目》）、涂麻油炙、姜汁炒、酒炒（《医宗必读》）。

我们再来看一下有关甘草生炙功效的文献记载。《本草衍义》中说甘草"入药须微炙，不尔亦微凉，生则味不佳"；《汤液本草》说"生用大泻热火，炙之则温能补上焦、中焦、下焦之气"；《普济方》谈到甘草"生甘平，炙甘温纯阳补血养胃"；《医学入门》说"生用消肿导毒治咽痛，炙则性温能健脾胃和中"；《本草纲目》说"大抵补中宜炙用，泻火宜生用"；《医方集解》说"甘草经蜜炙能健脾调胃"；《得配本草》谈到甘草能"和中补脾胃，粳米拌炒，或蜜炙用"。

对于桂枝汤所涉药物的药源，我们来下一个结论。仲景在桂枝汤中所用的桂枝是现在的小肉桂，即直径 2～3 厘米的肉桂树枝的枝皮。正圆如竹，卷 2～3 卷者，也称为菌桂或筒桂。现代所用的桂枝是肉桂树的嫩枝，也称为柳桂，是直径 1 厘米以下肉桂树嫩枝的全切片，明代后才广泛应用。牡桂则是大的肉桂，又曰板桂，是肉桂树大的树枝或树干的树皮。仲景所用的芍药应是赤芍，中原所产，未经炮制，以野生为佳。注意不应用川赤芍代替，中原赤芍和川赤芍的形态差异很大，功效上也应该有较大的不同。桂枝汤中的甘草（炙）应是现代的生甘草，现代的炙甘草是蜜炙甘草。生姜的种类有十几种，应以中原地区所产最接近。大枣应是中原地区所产中等大小的红枣。

接下来，我要讲一下方人、药人的问题。关于人的体质状况，仲景有一些大致的描述，比如尊荣人、亡血家、衄家、失精家、支饮家、汗家、中寒家、冒家、湿家、盛人、淋家、喘家、强人、黄家、呕家、瘦人、疮家等。黄煌教授非常关注这个问题。开方用药时一定要首先关注这个人的基本体质状况，用药要符合患者的基本体质。日本经方学派根据体质学说，进一步延伸出方人、药人的观念。黄煌教授在方人、药人学术思想的传播中做出了很大的贡献。

我们看一下黄煌教授《中医十大类方》中关于桂枝体质的描述，"外观特征：体型偏瘦，皮肤较白，纹理较细，肌表湿润，腹壁薄，腹部多扁平，腹肌比较紧张，目有神采，唇淡红或暗，舌体柔软淡红或暗淡，舌面润，苔薄白，脉象常浮大，轻按即得，按之软弱。好发症状：易出冷汗，汗后疲乏无力，心腹部悸动感，易头昏晕厥，易腹痛，易失眠多梦，对寒冷疼痛敏感。"哪些体质特点的人应该服用桂枝汤，黄煌教授在此做出了详细描述。但我要强调一点，对于方人、药人的观察，不要太过于机械。不是说要完全按照这种描述去套，去对应，所有描述到的表现要全部符合，这样是不行的。

关于桂枝汤的方人，黄煌教授经常借用林黛玉作比喻，这种体质看上去弱柳扶风，弱不禁风，体格比较柔弱。面色白皙，皮肤细腻，不是那种粗壮的体格。皮肤湿润，比较容易出汗，毛发细软。如果毛发很粗，那可能是泻心汤、防风通圣散、麻黄汤的体质。桂枝汤人腹部比较平坦，稍微有一点紧张感，但也不像大柴胡汤证那样非常紧。舌质比较润，没有热象，也没有阴伤的表现。脉象比较濡弱，阳浮而阴弱，这是一种缓弱无力的脉象。

接下来我们谈一下桂枝汤人是不是只能服用桂枝汤，能不能用麻黄汤、小柴胡汤或白虎汤等。麻黄汤人出过汗后，再次发热，仲景就是用桂枝汤来解决的，所以麻黄汤人可以用桂枝汤，但是桂枝汤人则不能用麻黄汤。伤寒表实证不能用桂枝汤。桂枝汤人到了一定阶段是可以用小柴胡汤、白虎汤、承气汤的。厚朴七物汤就是小承气汤和桂枝汤的合方。那桂枝汤人能不能用治疗三阴虚寒证的理中、四逆辈呢？是可以的，仲景就有这样的用法。

接下来我们谈一下桂枝汤方人在辨证论治中的作用。桂枝汤在《伤寒论》中据证论治，《伤寒论》第2条太阳中风的"发热，汗出，恶风，脉缓"；第12条的"阳浮而阴弱"；第13条的"头痛，发热，汗出，恶风"；第53、54条的自汗出；

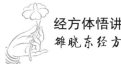
第95条的荣弱卫强，这些都是《伤寒论》中使用桂枝汤的条文。这些条文描述的是太阳表虚证，但实际上六经病都可以用桂枝汤。

根据体质的辨识，桂枝人能不能直接用桂枝汤？像林黛玉那样柔弱的体质，使用桂枝汤是比较合适的，其他的人，有些情况下也是可以使用桂枝汤的。使用桂枝汤的根据是什么？使用桂枝汤，最大的根据就是要看证候，要看需要解决什么问题，也就是要辨证论治。

接下来我们看一则黄煌教授的医案。姜某，男，1927年出生。2006年4月18日初诊于国医堂，该患两月前因心动过速、右房室传导阻滞而住南京某医院治疗，疗效不显，仍心慌乏力，胃纳差，稍食不慎即腹泻，夜眠梦多，行走稍久即乏力加重。体貌：瘦高，肤色偏白，颜面散在黑斑，又白又长的眉毛，眼袋较深，右下肢皮肤发黑、干裂（年轻时白瘦形貌）。舌质淡紫，苔薄白。既往有十二指肠球部溃疡伴出血而行手术治疗病史。处方：生黄芪20克，龙骨20克，牡蛎20克，山药30克，肉桂10克，赤芍10克，白芍10克，炙甘草6克，干姜6克，红枣20克。15剂。二诊：药后诸症均减，近日感头晕，心悸，严重时有心脏跳出感，大便日2次。舌暗淡。上方加桂枝10克，茯苓15克。15剂。三诊：药后胃中辣感，心悸好转，时感停搏，日3～4次。自觉咽喉中有痰难咯，咯出则舒服。时有头晕。大便日2次，成形。左腹部时有疼痛，现脸色红润，舌暗淡，脉率54次/分。守上方茯苓加至20克。15剂。嘱咐：慎饥饿，避风寒，忌疲劳，平时喝点姜枣汤。

选取这一则黄芪建中汤医案，一个是有详细的体貌特征描述，一个是以山药代饴糖。关于桂枝，这里用的是肉桂，芍药是赤芍、白芍合用。这是黄煌教授黄芪建中汤的用法，大家可以在临床中试一下，看看我们这样用疗效怎么样。可以确定，这肯定不是仲景的用法，仲景用芍药只可能是一种，仲景用的桂枝是现在的肉桂，这个是比较确切的。

这里选取一则刘渡舟使用桂枝汤的医案。营卫不和案。李某，女，53岁。患阵发性发热汗出一年余，每天发作2～3次。前医按阴虚发热治疗，服药20余剂无效。问其饮食、二便尚可。舌淡苔白，脉缓软无力。营卫不和，卫不护营。调和营卫阴阳，用发汗以止汗的方法。桂枝汤，桂枝9克，白芍9克，生姜9克，炙甘草6克，大枣12枚，2剂。服药后啜热稀粥，覆取微汗而病愈。

这就是《伤寒论》第53条所述"病常自汗出"的营卫不和证。为什么要选取这则医案？首先刘渡舟教授桂枝汤用的是白芍；其次，《伤寒论》的剂量换算，刘老是按一两 3 克计算的，桂枝三两就是 9 克，甘草二两就是 6 克，药物的比例也遵从于仲景。

接下来再谈一下桂枝法。现在的卢崇汉学派，是从法的角度谈问题，桂枝法、四逆法、紫菀法等。仲景的桂枝法和卢氏的不同，仲景用的主要是桂枝和芍药的组合，卢氏的桂枝法主要是桂姜法，卢氏很少用芍药，主要用桂枝、苍术或白术、山楂、甘草、生姜等。桂枝基本法的用药有桂枝尖、贡术、生姜、山楂肉、炙甘草、（淫羊藿）。贡术就是道地的白术，山楂肉是南山楂。这里最主要的药是桂枝尖和生姜。淫羊藿加了一个括号，有虚证的时候用淫羊藿，没有虚证的时候则不用。

桂枝标准法的用药有桂枝尖、白术、陈皮、茯苓、山楂肉、砂仁、生姜、炙甘草。如果患者有湿浊阻滞上焦合中焦则会用藿香法，药物有藿香、苍术、法半夏、陈皮、茯苓、石菖蒲、白豆蔻、山楂肉、生姜、炙甘草。藿香法属于广义的桂枝法。卢氏的桂枝法，用药大多数是调中焦的，所以用药多有白术、苍术、陈皮、藿香、厚朴、菖蒲等药。在开上焦的同时，把中焦也打通了。桂枝法的作用点横跨了上焦和中焦两部分。卢氏的桂枝法有以下几个特点：第一，桂枝用的是桂枝尖；第二，不用芍药；第三，必用术，或白术，或苍术；第四，加入了南山楂；第五，不用大枣，但基本都用生姜和炙甘草；第六，虚人都加淫羊藿。

接下来谈一下剂量和煎服法的问题。首先来看剂型，中药的剂型有汤、丸、散、膏、丹等，汤剂是最主要的，也非常独特，这是中医的伟大创造，世界上其他医学体系都没有汤剂这种剂型。这些汤方，最初的时候可能就是一些简单的煲汤配伍，治疗一些感冒、腹泻等常见病，随着配伍不断地优化组合，慢慢地就可以治疗很多复杂疾病，汇编在一起，就形成了类似于《汤液经法》的著作。

经方的用量。现在来看，经方的用量还有很多问题。比如，麦门冬汤中用麦冬七升，吴茱萸汤中用吴茱萸一升，大半夏汤中用半夏二升，酸枣仁汤中用酸枣仁二升等，这些用量很大的药物有没有问题？是传抄错误，还是仲景原文就是这样用的，现在已无从考证。如果说仲景原文就是这样的，和现在的用法相比，仲景这些药物的用量太大了。吴茱萸一升大约有 100 克左右，这么大的量，即便是李可老中医也没有用过。这些药物的剂量没有确切的说法，《药典》也就没有办法支持，如果按照仲景的原量使用经方，出了问题就会很被动。关于用药剂量，比如桂枝汤，把每次的用药量列出来，桂枝汤是分三次服用，桂枝三两是 45 克，每次的用量就是 15 克，这是仲景的用量。我在用仲景方的时候，根据患者的体质状况不同，我的经验，可以把一两分别换算成 5 克、10 克或 15 克。老年人、妇女或体质虚弱的人，用经方时我按照一两 5 克换算；体质稍好一点，我按一两 10 克来使用；如果是体质很结实的，或者有把握的，我就按一两 15 克来使用。在《伤寒论》中，经方都是煎煮一遍的，而现在的用法都是煎煮两次或三次。按照郝万山教授的说法，煎煮一遍，可以提取 45%的有效成分，煎煮第二遍，还可以提取出 30%的有效成分，这样计算，我们按一两 10 克用方，煎煮两遍，大致就相当于仲景按一两 15 克煎煮一遍的药效。所以，大多数的患者，我都是按照一两 10 克来使用经方。《药典》的推荐用量，没有明确是每天用量还是每次用量，我把它当作每次用量，用药的时候，按照《药典》规定的剂量来确定我的每次用量。这样的话，用药就有依据，可以省去一些不必要的麻烦。有些经方药物，我专门称量过，比如半夏一升是 130 克，大枣十五枚是 45 克，杏仁十枚是 4 克，五味子一升是 90 克，酸枣仁一升是 120 克，吴茱萸一升是 100 克。

古今度量衡的换算，这一点还是很清楚的，因为有很多文物可以佐证。比如国家博物馆有光和二年的大司农铜权，标注是十二斤，实重是 2996 克，换算下来，当时的一斤大约是 250 克，一两大约是 15.6 克。上海博物馆藏有光和二年的大司农铜斛，换算下来，当时的一升大约是现今的 200 毫升。光和二年时仲景大约 29 岁，这就是仲景时代的度量衡标准。

接下来谈一下经方的煎服法。仲景经方的煎服法要求是非常多的。每首方都有非常详尽的煎服法，用多少水，煎取多少药液，用猛火还是微火，分几次服用，服药后的饮食调理等，都介绍得很清楚。在煎服法方面，后世的方药没有哪一个像仲景这么详细记录的。比如孙思邈在《千金要方》中介绍的煎服法，"诸经方用药，所有熬炼节度，皆脚注之，今方则不然""凡煮汤，用微火，令小沸""其水数依方多少，大略二十两药用水一斗煮，取四升，以此为率。"和仲景相比，这个煎服法就非常简略了，仲景的每首方都有详细的煎服法。尤其是桂枝汤的煎服法，一定要非常清楚，仲景在其他的方剂后写的是"诸汤皆仿此"，说明桂枝汤煎服法的重要性。除此以外，不同的方剂还有一些独特的要求，比如柴胡剂、泻心汤有去滓再煎的要求；麻黄汤要"覆取微汗，不须啜粥，余如桂枝法将息"，就是喝完药后要盖被子，但不用啜粥；五苓散服药时需"白饮和服方寸匕，多饮暖水，汗出愈"，需要用白米汤送服五苓散，再多喝些热水；当归四逆加吴茱萸生姜汤需要用水和清酒煮药。还有的需要用白酒、潦水、酸浆水、甘澜水等。现在煮药，基本都只是用水，如果按照仲景的要求使用这些潦水、甘澜水、酸浆水等，会不会有更好的疗效，这些也需要进行验证。每天的服药量也要随疾病的轻重加减进退，比如桂枝汤，病重者两小时给一次药，一天可以用三剂药。

仲景在服药方法上也非常灵活，比如桂枝甘草汤、干姜附子汤、十枣汤等是顿服；芍药甘草汤、干姜甘草汤、小承气汤、四逆汤等是分温再服，分两次服用；桂枝汤、麻黄汤、小柴胡汤、白虎汤等大多数方剂是分温三服；还有当归四逆加吴茱萸生姜汤是分五次温服。除此以外，还有调胃承气汤的少少与服之，以和胃气；太阳中风证病重者得一日一夜服，周时观之等。

还有将息的问题，这一点仲景介绍得也非常详细。像桂枝汤、理中丸服药后要啜热稀粥，以助药力；麻黄汤、葛根汤、桂枝汤要温覆取汗；五苓散服后要多饮暖水；大青龙汤汗出多者要温粉粉之。这些详细的将息方法也非常重要，但是关注这些内容的人却不多。

接下来我们看一下桂枝汤的方证和方禁。桂枝汤能治疗外感病，也能用于内伤病的治疗。徐忠可云："桂枝汤，外证得之为解肌和营卫，内证得之为化气调阴阳也。"可用桂枝汤治疗外感、虚劳等，可以解决很多的问题，但不能用于温热病和湿热病的治疗。凡是有热象或阴液不足的患者，都不能用桂枝汤。桂枝汤治疗外感，应该以太阳病的提纲证为前提，"脉浮，头项强痛，而恶寒。"在提纲证的前提下，桂枝汤用于治疗太阳中风证，"发热，汗出，恶风，脉缓。"这是中风四症。桂枝汤的证候有四个，"头痛，发热，汗出，恶风。"桂枝汤还可用于"下之后，其气上冲者"。使用桂枝汤的脉，应为浮弱缓脉。舌象上应该没有热象，没有湿浊腻苔，没有干燥乏津的表现。仲景谈到了桂枝汤的病机问题，阳浮而阴弱，营弱卫强，这都是谈的病机。

我们看一下六经病中使用桂枝汤的问题。首先，太阳病的中风证用的是桂枝汤，就是"发热，汗出，恶风，脉缓""头痛，发热，汗出，恶风""太阳病，下之后，其气上冲者。"还有治疗奔豚用的桂枝加桂汤。其次，除了治疗太阳病，桂枝汤还非常适合治疗太阴病。仲景明确提到，"太阴病，脉浮者，可发汗，宜桂枝汤。"太阴病不光是经证可用桂枝汤，脏证也可以使用。比如，"本太阳病，医反下之，因尔腹满时痛者，属太阴也，桂枝加芍药汤主之。"还有建中汤，就是桂枝汤倍芍药加饴糖。少阳病的时候，"伤寒六七日，发热，微恶寒，肢节烦疼，微呕，心下支结，外证未去者，柴胡桂枝汤主之。"少阴病时也有使用桂枝汤的机会，比如桂枝加附子汤、桂枝去芍药加附子汤。太阳和少阴同病的时候，有麻黄附子细辛汤、麻黄附子甘草汤。在表虚有汗的时候，还有桂枝加附子汤和桂枝去芍药加附子汤。厥阴病的治疗，其中当归四逆汤就是桂枝汤的加味方。阳明病，《金匮要略》中谈到"温疟者，其脉如平，身无寒但热，骨节疼烦，时呕，白虎加桂枝汤主之"。所以，六经病都有用桂枝的机会。当然，太阳病和太阴病使用桂枝汤的概率更大。

我们知道小柴胡汤有但见一证便可使用小柴胡汤的情况，桂枝汤也有但见一证的问题。比如，"病常自汗出者"就可以用桂枝汤。"其气上冲者"可以用桂枝汤。"吐利止，而身痛不休者，宜桂枝汤小和之。"

桂枝汤的禁忌。《伤寒论》中有麻黄九禁、白虎四禁、柴胡三禁。总结起来，一般来说，桂枝汤有三禁，一是禁用于伤寒，"若其人脉浮紧，发热汗不出者，不可与之也"，否则会使卫闭营郁更甚；二是禁用于酒客，经常饮酒者往往内有湿热，服用桂枝汤会加重内里的湿热；三是禁用于内有痈脓者，否则会致吐脓血；除此以外，对于出血性疾病，使用桂枝容易加重出血倾向，尤其是肉桂，所以这类患者也不适合用。王叔和也谈过桂枝汤禁忌的问题，他说："桂枝下咽，阳盛则毙。"阳热证是不能用桂枝的，所有的温热病是不能用桂枝的，风温、温热、暑温、湿温、秋燥、冬温都不适合用桂枝汤，湿热病也是不可以的。凡是热象突出，阴虚火旺的患者，都不适合用桂枝汤。吴鞠通在《温病条辨》中谈道："太阴风温、温热、温疫、温毒、冬温，初起恶风寒者，桂枝汤主之。"说温病初起恶风寒时可以用桂枝汤，但绝大多数医家认为这种说法不合适，即便是温病初起，也不能用桂枝汤，而是用桑菊饮、银翘散之类。何廉臣在《重订通俗伤寒论》中谈道："风温误投桂枝汤，在上者轻则失音，重则咳血；在下者轻则泄泻，重则痉厥。"也就是说，桂枝汤不能用于温病的治疗，外寒内热的证候也不能用桂枝汤，麻杏石甘汤类可能会更好。伏气温病初起的时候也不能用桂枝汤。

还有一些服药后共性的禁忌，比如桂枝汤方后所说的"禁生冷、黏滑、肉面、五辛、酒酪、臭恶等物"，《内经》谈到"热病少愈，食肉则复，多食则遗。""禁生冷、黏滑、肉面、五辛、酒酪、臭恶等物"，对应到现代，我们看指的是哪些东西。生冷之物，比如雪糕冷饮和瓜果，生主要指生鲜的、未经烹饪的食物，冷指的是雪糕冷饮等凉物；黏滑指的是肥甘黏腻的食物；肉面指的是肉类和一些不易消化的面食；五辛，《正一法文修真旨要》做出了解释，"五辛者，大蒜、小蒜、韭菜、芸薹、胡荽是也"；酒和酪，指各种酒类、奶制品，《说文解字》说："酪，乳浆也"；臭恶，指的是气味比较刺激，或有异样气味的食物，像臭豆腐、榴莲、腥臊、腐败食品等。"禁生冷、黏滑、肉面、五辛、酒酪、臭恶等物"这句话，不仅是指服用桂枝汤应注意的禁忌，而且是指服用所有中药都应当遵守的禁忌。

第 12 讲　麻黄汤类方剖析

今天我们谈一下麻黄汤类方。麻黄汤类方用得好的话，有很好的疗效，起效迅速，效如桴鼓，但同时也是比较容易出问题的一类方。不管是伤寒、温病，还是内伤杂病，都常用到麻黄类方，温病体系中桂枝则使用得很少。大青龙汤、麻杏石甘汤等都被放进了温病学的体系中。

麻黄汤出自《伤寒论》第 35 条，"太阳病，头痛发热，身疼腰痛，骨节疼痛，恶风无汗而喘者，麻黄汤主之。"我们不光要熟悉这些相关的条文，还要对方药的组成、剂量、煎服法等都了然于胸，这样才能做到游刃有余。方药的组成，"麻黄三两（去节），桂枝二两（去皮），甘草一两（炙），杏仁七十个（去皮尖）。"煎服法，"上四味，以水九升，先煮麻黄，减二升，去上沫，纳诸药，煮取二升半，去滓，温服八合。覆取微似汗，不须啜粥，余如桂枝法将息。"麻黄汤方很简单，就四味药，麻黄、桂枝、杏仁和甘草，但是涉及的内容却很复杂。

研究经方的方法很多，史欣德教授总结了经方的研究方法，有以下几种：第一种，以人类方，就是从人的体质角度研究经方，人的胖瘦，皮肤是疏松还是坚实，什么样的体质用什么方；第二种，以病类方，就是用现代的疾病名称来对应经方，感冒、高血压、糖尿病等，不同的疾病用不同的经方；第三种，以症状类方，比如发热、咳嗽、腹痛、腹泻等，不同的症状用不同的经方；第四种，以证类方，临床辨证，是气滞血瘀证，还是肝胆湿热证，不同的证用不同的经方治疗；第五种，以经类方，就是从经络的角度来分类经方；第六种，以方类方，就是根据方中的主药来分类经方，可以分为麻黄汤类方、桂枝汤类方、柴胡汤类方等；第七种，还有以药类方，含有麻黄的方有哪些，含有半夏的方有哪些等。

这些研究经方的方法中，从以方类方的角度研究的医家不多。最早是清代的徐大椿写过一本《伤寒论类方》，与徐大椿同时代的日本医家吉益东洞也写过一本类似的书，叫作《类聚方》。他们的分类方法一样，但范围不一样，徐大椿把《伤寒论》的方进行了归类，而吉益东洞则把《伤寒论》和《金匮要略》的方合在一起进行了归类。我们常说的麻黄汤类、桂枝汤类、柴胡汤类、葛根汤类、泻心汤类等，这种分类方法源自于徐大椿的《伤寒论类方》。

经过这些年的思考和研究，对于经方，我从八个方面进行研究和剖析，包括方、药、剂、量、煎、服、证、禁，我称之为经方内涵八字诀。把这八个方面全部掌握，都记得清清楚楚，才算得上真正掌握经方了。只知道方的名称、方中药物的组成，药量的多少、如何加减等不清楚，这样的话，对于这个方的掌握是不全面的。中医的方剂浩如烟海，但我们真正能掌握的则是很少的一部分，能记住100首方的就算得上好学生了，而能从这八个方面全面剖析掌握方剂的则又是少之又少。经方是中医方剂的精华所在，要想成为一名好中医，对于经方的学习，我们一定要把相关条文记清楚，药物的组成、用量和煎服法记清楚，张口就能说出来，这样才行。就以麻黄为例，麻黄汤、葛根汤、小青龙汤中的用量是三两，大青龙汤、越婢汤是六两，麻杏石甘汤是四两，不同的用量，解决的问题是不同的。所以我们用经方，一定要有量的观念，要有药物比例的观念。我们用不到张仲景的药量，但至少药物大概比例要保持。

经方流传到现在，历经数千年，很多的药物，同一个名称，但古今药源却发生了变化，所以药源就是首先要考证的问题。对于这个问题，四川洪雅的祝之友教授研究得很深入。祝之友教授把《神农本草经》和《伤寒杂病论》对照了一下，发现古今药源错误的药占了1/3，有些药物连科属都错了，虽然是同一个名称，但完全不是一个药物；还有1/3的药物用药部位错误，比如麻黄连翘赤小豆汤中用的是连翘根，而现在用的是连翘种子；剩下1/3的药物才是正确的。这是一个很大的问题，辨证准确，用方准确，但药物不对，这就谈不上疗效。

麻黄汤中，比如炙甘草，仲景用的是烤干的甘草，相当于现在的生甘草，而现在我们使用的却是蜜制的甘草。桂枝的药源也有了明确的结论，经方中的桂枝指的是细枝的肉桂，不含木芯；而现在用的则是肉桂树的嫩枝条，不光有皮，还含有木芯。对此，唐代的《新修本草》有明确的记载。方中麻黄的炮制要求是去节，杏仁要去皮尖，有些书上写的是"汤浸去皮尖"，就是用开水泡一下，就容易去掉皮尖。

《伤寒论》中还有很多药物的药源是有问题的，比如芍药，根据考证，仲景用的应该是赤芍。白芍需要炮制，赤芍则是生品，不需要炮制。仲景对所有的药物炮制都有详细的记载，而在芍药这里没有任何说明。另外，《神农本草经》记载的也是赤芍的功效。仲景用的葛根是柴葛还是粉葛，现在已说不清楚了，但柴葛的葛根素含量明显高于粉葛，所以，用柴葛应该会有更好的效果。

我们看一下麻黄汤的方源。大家都很熟悉《伤寒杂病论》的序，仲景说："撰用《素问》《九卷》《八十一难》《阴阳大论》《胎胪药录》。"根据这些书，仲景才写成了《伤寒杂病论》16 卷，但现在看来，是有问题的。章太炎先生考证，《伤寒杂病论》的序是南北朝时期的人所加。有更多的证据表明，仲景是在《汤液经法》的基础上写的《伤寒杂病论》，所以撰用的是《汤液经法》，而不是序言中所说的那些书。《汤液经法》现已失传，但晋代陶弘景去茅山修道时，从《汤液经法》中摘录了 60 首方剂，起名为《辅行诀脏腑用药法要》。这本书在 20 世纪初发现于敦煌藏经洞，为我们揭开了《汤液经法》的大致面貌。《伤寒杂病论》中的很多重要方剂都是源自于《汤液经法》，而不是仲景所创。《伤寒论》中的麻黄汤，在《汤液经法》中称之为小青龙汤，而仲景把它拿过来，改名为麻黄汤。我们来看《辅行诀》中小青龙汤（即《伤寒论》中的麻黄汤）的记载，"治天行，发热恶寒，汗不出而喘，身疼痛，脉紧者。"这些描述和《伤寒论》中麻黄汤的描述是非常相近的。多了一个"治天行"，就是流行性传染性疾病。方药的组成，麻黄三两，杏仁半升（熬，打），桂枝二两，甘草一两半（炙）。杏仁的用量有差别，仲景用的是七十枚杏仁，大约是 30 余克，而半升杏仁大约有 70 克，至少多了一倍以上。但炮制方法不同，半升杏仁是熬、打，就是炒黑后打碎。《伤寒论》中只是去皮尖。煎服法，"上方四味，以水七升，先煮麻黄，减二升，掠去上沫，纳诸药，煮取三升，去滓，温服八合。必令汗出彻身，不然恐邪不尽散也。"但是很可惜，《辅行诀》这本书的原稿已毁，幸有张大昌先生及其弟子的手抄本留存，为我们保留了这部重要的著作。

关于《伤寒杂病论》源自于《汤液经法》的证据，主要是以下几个方面：第一，《伤寒杂病论》的作者写的是"张仲景述"，《说文解字》的解释，"述者，循也"，就是说《伤寒杂病论》中的大部分内容不是仲景所创的，而是取自于其他的著作。孔子也是述而不作。第二个方面，晋代的皇甫谧是医学家和文献学家，其在《针灸甲乙经·序》中说："仲景论广伊尹《汤液》为数十卷，用之多验。"明确指出，仲景是把《汤液经法》扩充了一下，形成了《伤寒杂病论》这部著作。皇甫谧和张仲景的年代相距很近，岁数相差几十岁，皇甫谧只有看到了《汤液经法》《伤寒杂病论》等著作，才会得出这样的结论。第三个方面，《汤液经法》这本书是确有记载的。《汉书·艺文志·方技略》中就记载了《汤液经法》32 卷。说明汉代的时候《汤液经法》是流传于世的，仲景是可以看到《汤液经法》的。

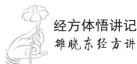
第四个方面，陶弘景也读过《汤液经法》，《辅行诀》就是从中摘录而形成的。陶弘景在《辅行诀》中专门讲到，汉晋以还，诸名医辈，张机、卫汜、华元化、吴普、皇甫玄晏、支法存等，咸师式此。这个"此"指的就是《汤液经法》，仲景等医家都是依据《汤液经法》来选方用药，这是《伤寒杂病论》源自《汤液经法》的明证。隋代往后，就没有见到哪位医家读过《汤液经法》的记载了。

接下来我们谈一下六经达药。治疗六经的疾病都有一些关键药物，我称之为达药。麻黄和桂枝就是太阳达药，尤其是麻黄最为关键。在气化学说里，太阳为开，太阳病大多数是开得不及，不管是伤寒、温病，还是湿病，都要疏透表气开太阳，而开太阳最猛的药物就是麻黄。石膏、芒硝和大黄是阳明达药，柴胡是少阳达药，术和姜是太阴达药，附子是少阴达药，吴茱萸和乌梅则是厥阴达药。

我们看一下《神农本草经》中对于麻黄汤中药物的描述。麻黄，"味苦温，无毒。主治中风伤寒头痛，温疟，发表出汗，去邪热气，止咳逆上气，除寒热，破癥坚积聚。"《神农本草经》中没有桂枝，但有菌桂和牡桂，对于菌桂的描述，"味辛温。主治百病，养精神，和颜色，为诸药先聘通使。久服轻身不老，面生光华，媚好常如童子。"对于牡桂的描述，"味辛温。主治上气咳逆、结气，喉痹吐吸，利关节，补中益气。久服通神，轻身不老。"通过对比牡桂和菌桂的描述，菌桂应当为较粗的肉桂树干的树皮，而牡桂则是较细的肉桂树枝的树皮。《伤寒论》中的桂枝应当是牡桂。杏仁的描述，"主咳逆上气雷鸣，喉痹，下气，产乳金疮，寒心奔豚。"

研究经方的药物，有几本书是值得推荐的。很多医家都认为《神农本草经》是经方的用药依据，但我认为不是这样的。除此以外，清代周岩的《本草思辨录》、邹澍的《本经疏证》，还有日本吉益东洞的《药征》，都是很好的本草学著作。我们看《药征》中对于麻黄的描述，"主治喘咳、水气也，旁治恶风、恶寒、无汗、身疼、骨节痛、一身黄肿。"杏仁"主治胸间停水，故治喘咳，而旁治短气、结胸、心痛、形体浮肿"。这些描述是吉益东洞从《伤寒杂病论》用药规律中总结出来的，所以《药征》这本书很有价值。要想掌握经方的用药体系，这几本书有重要的参考价值。

我们看一下《本草纲目》中关于麻黄作用的描述，有多个方面。首先是用于流行热病，用麻黄一两，水煎至半干，去渣留汁，加米及豉，煮成粥，先以热水洗澡，然后食粥，汗出即愈。凡是流行性发热性疾病，就可以用这种方法，也没有去细分是伤寒还是温病以及脉象情况。第二个方面，麻黄可以治疗伤寒黄疸，用麻黄一把，去节，棉裹，加酒五升，煮至半升，一次服完，微汗见效。此方名麻黄醇酒汤。《伤寒论》中的麻黄连翘赤小豆汤也可以治疗湿热在表的黄疸。第三个方面，麻黄可用于黄肿，脉沉，小便不利，用麻黄四两，加水五升煮，去沫，再加甘草二两，煮成三升，每服一升。此方名甘草麻黄汤。第四个方面可以治疗风痹冷痛，用麻黄（去根）五两，桂心二两，共研为末，加酒二升，以慢火熬成糖稀，每服一匙，热酒调下，汗出见效。第五个方面，可以治疗产后腹痛，血下不止，用麻黄去节，研成末，每服一匙，一日二三服，血下尽即止。舒驰远还用麻黄汤来治疗难产，黄煌教授也谈到过这个问题，但是很少有医家敢于尝试。第六个方面，可以治疗心下悸病，用半夏、麻黄等份为末，加炼蜜和丸如小豆大，每服三丸，水送下，一日服三次。此方名半夏麻黄丸。第七个方面，麻黄治疗中风，用麻黄（去根）在慢火上煎熬，逐步加水，最后熬成膏，收存备用，每服一二匙，热汤送下。《本草纲目》对麻黄的作用介绍得比较全面。研究药物，《本草纲目》算得上是必读之书。

清代周岩的《本草思辨录》详细介绍了麻黄的配伍，"与麻黄相助为理之物，其最要者有六：曰杏仁，曰桂枝，曰芍药，曰石膏，曰葛根，曰细辛。得其故而后知彼知己，百战百胜矣。"麻黄和杏仁配伍主要治疗喘证，像麻黄汤、麻杏石甘汤、三拗汤，仲景用麻黄和杏仁主要是治喘，后世才用于治咳，咳嗽的治疗用干姜、细辛、五味子等。麻黄和桂枝配伍，主要有麻黄汤、麻桂各半汤、续命汤等，主要用于治疗痛证、痹证、无汗证和阴寒凝聚证。麻黄和芍药配伍，像葛根汤、续命汤、桂枝麻黄各半汤、桂枝二麻黄一汤，麻黄作用在解表开太阳，可能导致小便不利，加入芍药则可解决这个问题。麻黄和石膏配伍，麻杏石甘汤、大青龙汤、越婢汤、小青龙加石膏汤等，治热饮、热喘、热水、热痹。麻黄和葛根配伍，像葛根汤，麻黄解表开太阳，葛根升清止利，治疗下利。麻黄和细辛配伍，像小青龙汤、麻黄附子细辛汤等，细辛"为麻黄之臂助"。麻黄和附子配伍，像麻黄附子细辛汤、麻黄附子甘草汤等，可以治疗太少两感证。除此以外，还有麻黄和乌头的乌头汤、和薏苡仁的麻杏苡甘汤、和苍术的麻黄加术汤、和五味子的小青龙汤等。这些是麻黄常用的配伍。麻黄和不同的药物配伍能解决什么问题，这个要清楚，要知道它的用量。

桂枝的药源有比较大的问题。《神农本草经》中没有桂枝，有牡桂和菌桂，只是《伤寒杂病论》中有桂枝之名，《小品方》等引用的《伤寒论》方剂，有桂枝的地方，写的是肉桂或桂肉。再往后，桂枝见于唐代的《新修本草》，"大小枝皮俱名牡桂，然大枝皮肌理粗虚如木兰，肉少味薄，不及小枝皮也；小枝皮肉多，半卷，中必皱起。味辛美。一名肉桂，一名桂枝，一名桂心。"宋代的《本草衍义》也谈到了桂枝，"《本经》止言桂，仲景又言桂枝者，盖亦取其枝上皮，其本身粗厚处亦不中用。"由此可见，唐宋以前所说的桂枝，指的是肉桂树较细树枝的树皮，不含木芯。而现在用的是肉桂树的嫩枝，不光有树皮，还有木芯，称为桂枝尖。所谓的桂枝去皮，指的是去掉新鲜肉桂树皮外表面的干木栓层。《伤寒论》还讲到厚朴去皮的问题，也是同样的道理。

接下来谈一下经方体质的问题。对于经方的使用，体质学说有重要的价值，经过精细揣摩和研究，就可以把经方和人体的体质对接，以经方方名来概括人体的体质。在这方面，黄煌教授做的工作比较多。比如小柴胡汤体质、麻黄汤体质、桂枝汤体质等。像林黛玉那种身体娇弱、神情默默的人，就属于小柴胡汤体质，使用小柴胡汤的概率非常大；像贾母那种虚胖的形象，则属于黄芪体质，应用黄芪桂枝五物汤的概率很大；而像李逵、武松这种身强力壮、肌腠紧密的人，则属于麻黄体质，感冒后应用麻黄汤的概率很大。关于麻黄体质，黄煌教授在《黄煌经方使用手册》中有过专门论述，"患者体格粗壮，面色黄暗，皮肤干燥且较粗糙。恶寒喜热，易于着凉，着凉后多肌肉酸痛，无汗发热。易于鼻塞，气喘。易于浮肿，小便少，口渴而饮水不多。身体沉重，反应不敏感。咽喉多不红。舌体较胖，苔白较厚，脉浮有力。多见于体格壮实的中青年和体力劳动者。易患呼吸道疾病、骨关节痛，寒冷、疲劳等是这种体质患者患病的主要诱因。"

通过这样的刻画，就形成了一个适于应用某个经方的人的形象，黄煌教授称之为方人。我们来看一下麻黄汤方人的标准：体格看上去是健壮的，不是瘦弱的形态；皮肤干燥少汗，面色黄暗；按诊时腹肌紧张有力；舌象至少没有热象；脉象没有虚象，比较紧而有力，脉象柔弱的时候使用麻黄要谨慎一些。临床诊病时，我们就要根据这些方面去辨别。

另外，《伤寒论》中的一些原则也要注意。比如麻黄汤人得了太阳伤寒证，服用麻黄汤后汗出，病去大半，这时就不能再用麻黄汤，转而该使用发汗力较弱的桂枝汤了。所以，麻黄汤人是可以用桂枝汤的，但是桂枝汤人则不能使用麻黄汤，这个一定要注意。所以，要使用麻黄汤，需要有结实的体质作为前提条件。

那么，这种方人辨证的临床价值如何？把患者的体质辨别出来后，能不能根据体质直接选方用药，而不管症状如何？张景岳在《景岳全书》中谈到，"然执中之妙，当识因人因证之辨。盖人者，本也；证者，标也。证随人见，成败所由，故当以因人为先，因证次之。"他认为把人的体质辨别清楚后就可以开方用药了。我的观点，还是要依据仲景的观点，"观其脉证，知犯何逆，随证治之。"症状、体质、检查结果、证候等，都是我们要考虑的内容，需要综合分析，确定一个证，然后根据证进行论治。所有的化验检查都是望诊的延伸，所以我们不能排斥西医学，而是接纳它，为我所用。

接下来看一下麻黄汤的剂量问题。根据汉代的度量衡，仲景方按照一两大约15 克计算，麻黄汤每天的剂量，麻黄 45 克，桂枝 30 克，甘草 15 克，杏仁七十枚大约是 35 克。而《药典》规定的剂量，麻黄 2~9 克，桂枝 3~9 克，甘草 1.5~9 克，杏仁 4.5~9 克。由此可见，《药典》规定的剂量和仲景的剂量严重脱节，这是一个很大的问题。现代医生使用仲景方，剂量比仲景要小得多，肯定会影响疗效。如果超出《药典》用药，一旦出现问题，医生会非常被动，基本得不到法律的保护。李可老中医当年在世的时候，就想把仲景用量合法化，只要不超出仲景的用量范围，可以受到法律的保护，但最终也没能解决这个问题。《药典》是通过西医研究方法得出的产物，规定的剂量普遍偏小，和传统中医药的使用有很大的脱节，这就等于是束缚了中医的手脚。西医在一些急危重症的治疗中，有时会超常规用药，这是受法律保护的；反观中医，别说超常规用药，就连医圣仲景的用量我们都差很远，不到仲景剂量的 1/3，疗效当然会比仲景差很多，这就影响到了中医药的发展。

对此，我做了一个变通，把《药典》规定的剂量当作一次的用量，仲景的桂枝汤、麻黄汤、小柴胡汤、泻心汤、白虎汤等都是每天服用三次，就等于是一天服用了三剂药。病情需要的情况下，我们可以给患者每天用三剂药，这在法律上也是说得过去的。这样变通一下，患者每天的用药量就和仲景比较接近了。还有一点，现在的煎药方法和仲景不同，仲景只煎煮一遍，而现在大多是煎煮两遍。按照郝万山教授的说法，煎煮第二遍，可以多出 30%的有效成分。如果按照一两10 克换算，煎煮两遍，就和仲景按一两 15 克换算，煎煮一遍所得到的有效成分相近。我使用经方，药量有三个档：体质坚实的，我会按照一两 15 克换算；体质一般的，就按照一两 10 克换算；如果是老年人，体质很弱的，就按照一两 5 克来换算。我会严格遵守仲景用药的比例。

关于仲景时代的度量衡，现在已经非常清楚了，因为有出土的文物可供佐证。比如东汉光和大司农铜权，铭文标注的是十二斤，现在测量为 2996 克，我换算了一下，一两大约是 15.604 克；光和大司农铜斛，标注为一斛，换算下来，一升大约为 204 毫升。光和二年是公元 179 年，仲景是公元 150 年出生，这就是仲景生活的年代政府制作的衡器标准。

使用麻黄汤需要注意的几点。首先，煎煮方法中有麻黄先煎去上沫的要求，目的是减去麻黄的悍烈之性，以防发生心烦。张锡纯说："麻黄发汗力甚猛烈，先煮之去其浮沫，因其沫中含有发表之猛力，去之所以缓麻黄发表之性也。"第二个方面，温覆取微汗，微汗使太阳经气始得周遍全身而病解。不能出大汗，大汗津伤，抗病力降低，病反不除。服用麻黄汤也需要加衣覆被，给发汗创造条件，但不需要啜粥，因为麻黄汤的发汗力量足够强。

接下来我们看一下《伤寒论》中和麻黄汤相关的条文。

1. 太阳之为病，脉浮，头项强痛而恶寒。（1）这是太阳病的提纲证，只要出现这几个方面的问题，就属于太阳病。

2. 太阳病，或已发热，或未发热，必恶寒，体痛，呕逆，脉阴阳俱紧者，名为伤寒。（3）这是太阳伤寒的提纲证，在太阳病症状的基础上，还出现了体痛、呕逆，脉象是浮紧的。

3. 太阳病，头痛，发热，身疼，腰痛，骨节疼痛，恶风，无汗而喘者，麻黄汤主之。（35）这就是麻黄八症，使用麻黄汤的典型症状。

4. 太阳与阳明合病，喘而胸满者，不可下，宜麻黄汤。（36）出现胸满，胸中是太阳和阳明交界之处，这是由于太阳经气不畅影响到了阳明气机，所以称之为太阳、阳明合病，是以太阳病为主，所以用麻黄汤解表开太阳。

5. 太阳病，十日已去，脉浮细而嗜卧者，外已解也；设胸满胁痛者，与小柴胡汤；脉但浮者，与麻黄汤。（37）太阳病，如果已经有一段时间了，但症状表现还是无汗、身痛、脉但浮，这时就还可以用麻黄汤，还属于太阳伤寒证。

6. 太阳病，脉浮紧，无汗，发热，身疼痛，八九日不解，表证仍在，此当发其汗。服药已微除，其人发烦，目瞑，剧者必衄，衄乃解。所以然者，阳气重故也。麻黄汤主之。（46）太阳伤寒证，如果阳郁太甚，有可能随衄而病解，衄血是阳气外达的表现，相当于出汗，称之为红汗。

7. 脉浮者，病在表，可发汗，宜麻黄汤。（51）这里除了脉浮，当然还有脉紧、无汗、恶寒等表现。

8. 脉浮而数者，可发汗，宜麻黄汤。（52）感邪较重，高热的患者有可能出现浮而数的脉象，这时同样是使用麻黄汤。

9. 伤寒，脉浮紧，不发汗，因致衄者，麻黄汤主之。（55）太阳伤寒证，阳郁而衄，但血行不畅，其证未解，太阳伤寒证仍在，这时仍可用麻黄汤治之。当然，衄血不畅，也可以通过针刺鼻黏膜放血的办法来人造衄血而解太阳之邪。

10. 阳明病，脉浮，无汗而喘者，发汗则愈，宜麻黄汤。（235）这一条属于太阳、阳明合病。脉浮无汗而喘，这些都是太阳病的症状，是以太阳病为主，阳明病为次，所以还是用麻黄汤治太阳病，阳明病的症状随之而解。

总之，麻黄汤证的核心病机是卫闭营郁，玄府不通。不光是皮肤有玄府，皮肉筋骨脉中都有玄府，刘完素在《素问玄机原病式》中对玄府做过精妙的论述。

接下来我们看一下麻黄汤类方。《伤寒论》和《金匮要略》中的麻黄汤类方有 10 首，麻黄汤、葛根汤、麻杏石甘汤、越婢汤、大青龙汤、小青龙汤（小青龙加石膏汤）、麻黄附子细辛汤、麻黄附子甘草汤、麻黄升麻汤、麻黄连翘赤小豆汤。这些都是以麻黄为君药的方剂，很重要，而且也很常用，有很好的疗效，我们需要掌握这些方剂。傅延龄先生编了一本《张仲景方方族》，除了收录《伤寒论》和《金匮要略》的方剂，还进一步地扩展，桂枝汤方族就收录了 50 余首方，麻黄汤方族收录了 40 余首方。

我们来看一下麻黄汤的拆方。麻黄汤只有简单的四味药，但也可以拆出几个小方，方内有方，可以拆出甘草麻黄汤、桂枝甘草汤、三拗汤和甘草汤。甘草麻黄汤可以治疗里水，桂枝甘草汤治疗"发汗过多，其人叉手自冒心，心下悸，欲得按者"。三拗汤在《金匮要略》中又称为还魂汤，用于"救卒死，客忤死"，《太平惠民和剂局方》用于治疗感冒风邪、鼻塞声重、咳嗽多痰、胸满气短等。甘草汤用于治疗少阴病咽痛。这些都是麻黄汤拆出的小方。通过拆方，可以更加深入地了解麻黄汤的作用。心悸的时候，麻黄汤中的桂枝甘草汤就可以解决心脏的不适；里有水气的时候，麻黄汤中的甘草麻黄汤就可以解决水气的问题；三拗汤可以治疗咳喘等。

我们看一下麻黄汤的加减。里有热化的时候，可以加石膏，比如越婢汤、麻杏石甘汤、大青龙汤、小青龙加石膏汤等。水气病，没有热化的时候可能用甘草麻黄汤，一旦热化，可能就用越婢汤了。虚化的问题，李可老中医提得比较多，指的是太阳病的同时还有少阴不足的问题，这就要加附子了，比如麻黄附子细辛汤、麻黄附子甘草汤、小青龙汤加附子等。这样来看，就知道经方也是可以加减的，通过一两味药的加减组合，可以解决不同的问题。

《伤寒论》中有 3 个麻黄汤的合方，桂枝麻黄各半汤、桂枝二麻黄一汤和桂枝二越婢一汤。比如桂枝麻黄各半汤，太阳伤寒证的表现不典型，怕冷、无汗、身痛等都不突出，脉象也不是足够紧，但也不是太阳中风证，没有汗出、脉缓的表现，这时就可以麻黄汤和桂枝汤合方，来解决这种中间类型的问题。仲景是合方的先驱，合方的好处，一个方面是药力加强了，一个是覆盖面更广了。但是，有可能作用的焦点也模糊了。陈逊斋讲过，经方以不加减为贵。能够不加减就尽量不加减或少加减，现在中医界有合方过多的趋势。薛振声老中医的全息汤，几十味药，上、中、下三焦并治，试图解决所有的问题。但我的观点，方还是要小一点，最好从小方开始学起，一开始就用大方，即便有效，但其中的道理也很难说清楚。现在中医院的病房也存在这样的问题，汤药、针灸、按摩等多种疗法一起上，如果患者好转，是哪一种疗法起到了关键作用，这就说不清楚了，没有办法总结经验。

我们看一下麻黄汤拆方后的小方。甘草麻黄汤原文，"里水，越婢加术汤主之，甘草麻黄汤亦主之。"关于里水，目前大多数医家认为有问题，应该是类似于风水或皮水，这两个方治疗的是肤表的水肿，而不是内里的水肿。风水且表虚的可以用防己黄芪汤；而风水表实、无汗身痛的，可以用甘草麻黄汤。甘草麻黄汤和越婢汤的主要差别就在于石膏。越婢汤原文，"风水，恶风，一身悉肿，脉浮不渴，续自汗出，无大热，越婢汤主之。"仲景所说的无大热，往往是有热的，比如麻杏石甘汤的条文也是说无大热，但实际上治疗的病证都是有热的。表气郁得越突出，越会出现发热的表现。麻黄加术汤是在麻黄汤的基础上加了一味术。关于白术，我的观点认为，仲景所用的白术，应当是现在的苍术，而不是现在的白术。麻黄加术汤证和麻杏苡甘汤证是不同的，麻黄加术汤治疗的是寒湿闭表的问题，而麻杏苡甘汤治疗的是湿热在表。麻杏苡甘汤中麻黄的用量很小，量大的话就可能助热了，所以用小量，出微汗，慢慢化掉在表的湿热。麻黄汤和麻黄加术汤中麻黄的用量要大很多。

经方在很多方面都有严格的规范，比如药量、药物之间的比例、炮制方法、煎煮方法等，但实际上，后世很多所谓的经方家并没有严格遵循《伤寒论》中的这些规范。比如曹颖甫先生的《经方实验录》，其所用的经方既没有遵循仲景的药量，也没有关注药物之间的用量比例。他所用的麻黄汤，麻黄一钱，桂枝一钱，炙甘草八分，杏仁三钱。而仲景的用量，麻黄三两，桂枝二两，甘草二两，杏仁七十枚，差别很大。用的是一样的药物，但是药量、比例、煎服法等都没有关注，很难称得上是经方。《伤寒论》中，桂枝汤再加二两桂枝就是桂枝加桂汤，药量一变，方名跟着就变了。所以，经方的规范是很严谨的，一定要遵守。现代的大医家，比如刘渡舟教授、胡希恕教授等，都非常关注经方的规范问题。

我们看一则刘渡舟教授使用麻黄汤的医案。刘某，男，50 岁。隆冬季节，因工作需要出差外行，途中不慎感受风寒之邪，当晚体温达 39.8℃，恶寒甚重，虽覆两床棉被，仍洒淅恶寒，发抖，周身关节疼，无汗，皮肤滚烫，而咳嗽不止。视其舌苔薄白，切其脉浮紧有力。此乃太阳伤寒表实之证。治宜辛温发汗，解表散寒。用麻黄汤，麻黄 9 克，桂枝 6 克，杏仁 12 克，炙甘草 3 克，1 剂。服药后，温覆衣被，须臾通身汗出而解。刘渡舟教授是按照古之一两为今之一钱，一钱 3克换算的，药物比例合乎仲景，药后护理也遵从仲景，取得了很好的疗效。

麻黄汤能解决哪些问题？20 世纪 90 年代，江西中医学院的洪广祥教授在《中医杂志》发表了一篇 "麻黄的临床运用经验" 文章，系统介绍了麻黄能解决哪些方面的问题。首先，麻黄可以治疗咳喘和水肿，仲景也谈到了这两个方面的作用。第二个方面，麻黄用于治疗遗尿和硬皮病等。麻黄治疗遗尿有很好的疗效，用方有麻黄汤、麻黄附子细辛汤、麻黄附子甘草汤、补中益气汤加麻黄等，这是后世对麻黄作用的发挥。第三个方面，用麻黄治疗阳痿。第四个方面，用麻黄治疗顽癣等皮肤病。仲景用麻黄治过皮肤的问题，皮肤有微邪郁滞的时候，"面色反有热色者，未欲解也，以其不能得小汗出，身必痒，宜桂枝麻黄各半汤。" 用小剂量的桂枝麻黄各半汤开表，身痒就可以解除。用汗法治疗皮肤病，山西的张英栋医师很有心得。第五个方面，麻黄是升提良药。用麻黄治疗子宫脱垂、脱肛等病，洪教授有 80 个案例，说明这种方法的可重复性很高，疗效确切。这确实是一个好的思路，用补中益气汤加麻黄，或直接用麻黄汤，都有明显的升提作用。麻黄的升提作用比柴胡、葛根、升麻等强很多。第六个方面，麻黄还有通便的作用。

麻黄剂有这么多的功效，我们来看一下古人是怎么认识麻黄的。《本草正义》里说："麻黄轻清上浮，专疏肺郁，宣泄气机，是为治外感第一要药。" 麻黄是治外感的第一要药，太阳之性就是开。太阳病大多是太阳失开，治疗太阳病就是要疏表开太阳。开太阳，通玄府，麻黄是最猛的药。

《本草通玄》也谈到 "麻黄轻可去实，为发表第一药"。麻黄十二经无处不到，发越阳气是麻黄作用的根本。麻黄与不同药物配伍，可以发挥诸多用途，对提高临床疗效大有裨益，运用得当则可治疗诸多疑难杂症，如水肿、无汗、咳喘、鼻塞、痛证、皮肤疾患、眼疾、胃痉挛、阳痿、忧郁、黄疸、厥逆等。麻黄可以发越阳气，所以体虚之人使用麻黄，用之不当，有可能拔阳根。李可老中医也谈到过这个问题。所以，少阴本气不足的时候要注意这个问题。

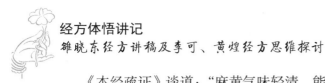

《本经疏证》谈道："麻黄气味轻清，能彻上彻下，彻内彻外，故在里则使精血津液流通，在表则使骨节肌肉毛窍不闭，在上则咳逆头痛皆除，在下则癥坚积聚悉破也。"因为麻黄能彻上彻下，彻内彻外，有强大的通透力，所以使用的时候一定要看患者的本气是否充足，不要犯虚虚之戒。因为有这样的通透力，所以麻黄还可以治疗抑郁症，温阳通气，疏通气机，有较好的疗效。麻黄与五味子配伍，收散并用，双相调节大脑皮质兴奋−抑制节律。麻黄可以振奋阳气，提高机体应激能力。

《伤寒论》301 条是太阳、少阴合病，"少阴病，始得之，反发热脉沉者，麻黄细辛附子汤主之。"基本特征为"脉微细，但欲寐"。这里伴发热，估计热势不高。治疗关键在回阳救逆，恢复正常脉象。用药少而精，麻黄、细辛、附子，三联用药。《金匮要略》救卒死的"还魂汤"用麻黄、杏仁、甘草。《肘后方》中记载了"嗜眠喜睡方"，共有三味药，麻黄、白术、甘草。我们称之为发作性睡病，这个方治疗效果是比较确切的。

清代陈蕙亭《本草撮要》记载：麻黄"功专散邪通阳……得桂心治风痹冷痛"。唐代《药性论》说：麻黄治身上毒风顽痹，皮肉不仁。麻黄可以解决很多皮科问题。《外科症治全生集》的阳和汤，治一切阴疽、贴骨疽、流注、鹤膝风等症，是一个千古名方。清代徐大椿《神农本草经百种录》认为麻黄"能深入积痰凝血中，凡药力所不到之处，此能无微不至"，这反映的也是麻黄的通透力。

清代名医舒驰远在《舒氏女科要诀》中记载了一则用麻黄汤治疗难产的医案。"偶医一产妇，发动六日，儿已出胞，头已向下，而竟不产。医用催生诸方，仍无效。延予视之，其身状热无汗，头项腰背强痛，此寒伤太阳之营也，法当麻黄汤，作一大剂投之，使温覆，少顷得汗，汗退身安，乃索食，食讫，豁然而生。治其病而产自顺，乃上工之法也。"从患者的表现来说，属太阳伤寒证无疑，但给正在分娩的产妇使用麻黄汤，确实需要相当的胆识。

《金匮要略》曰："病历节不可屈伸疼痛，乌头汤主之。"大致相当于现代的风湿病和类风湿疼痛。

麻黄的确是一味良药，能解决的问题也非常多，尤其是一些疑难疾病。

接下来看一下葛根汤，方中麻黄用了三两。在《伤寒论》中，葛根汤用于无汗的项背强几几，还用于有下利的太阳、阳明合病。我们看一则刘渡舟教授的葛根汤医案。刘渡舟教授的医案非常严谨，严格遵守仲景的加减法度，他是按一两

3 克换算的。李某，男，38 岁。患顽固性偏头痛 2 年，久治不愈。主诉：右侧头痛，常连及前额及眉棱骨，伴无汗恶寒，鼻流清涕，心烦，面赤，头目眩晕，睡眠不佳。诊察之时，见患者颈项转动不利，问之，乃答曰：颈项及后背经常有拘急感，头痛甚时拘紧更重。舌淡苔白，脉浮略数。遂辨为寒邪客于太阳经脉，经气不利之候。治当发汗祛邪，通太阳之气。为疏葛根汤，葛根 18 克，麻黄 4 克，桂枝 12 克，白芍 12 克，炙甘草 6 克，生姜 12 克，大枣 12 枚。麻黄、葛根两药先煎，去上沫，服药后覆取微汗，避风寒。3 剂药后，脊背有热感，继而身有小汗出，头痛项急随之而减。原方再服，至 15 剂，头痛项急诸症皆愈。

小青龙汤也是一首良方，临床应用很广泛，麻黄用了三两，治疗太阳伤寒兼水饮的问题。大青龙汤使用的机会要少很多，尤其是南方地区，气候炎热，几乎碰不到这种证型，但在北方则有使用的机会，而且效果极好。我们看刘渡舟教授的一则大青龙汤医案：时方盛夏，抗旱打井，一壮年社员遍身汗出如洗，绻绳下井工作，井下阴寒如冰，顿然汗消。患周身疼痛，恶寒发热，烦躁难耐，服药无效。某医切其脉，浮紧而数，望其人面赤气粗，此大青龙汤证也。然时方盛暑，又不敢贸然进药，乃与西医商量。西医曰：请用药，如汗出虚脱，我们帮助急救。乃开大青龙汤原方，甫一服，汗出烧退霍然而愈。

无汗身痛，是太阳伤寒证象；烦躁难耐，是里有蕴热的表现。用大青龙汤，表里两解即痊愈。表闭太甚的时候，大青龙汤是最厉害的方，麻黄用到了六两；麻黄汤中麻黄只用到了三两。麻黄用得好会有很好的疗效。反观清宫医案，里面开的方都是平平淡淡，麻黄、大黄、芒硝等峻药统统没有，即便医生知道该用峻药，也不敢用，所以肯定没有多好的疗效。

麻黄升麻汤，会用的人不多。所治病证，表有寒邪郁闭，里有阴虚内热，正气内虚，四肢厥逆。麻黄升麻汤治疗的病证是上热下寒，"寸脉沉而迟，手足厥逆，下部脉不至"，在上是"喉咽不利，唾脓血"，由于表闭阳郁，导致上热明显；在下是"泄利不止"，下焦虚寒。除此以外，还有阴伤的问题。仔细审视这首方，可以发现里面有麻黄汤、白虎汤、黄芩汤、桂枝汤、理中汤等方剂的涵义。

麻黄连翘赤小豆汤应用也非常广泛，用于治疗痤疮、急性期湿疹、黄疸、肾病等。但这个方子在药源方面有一些问题，关于连翘，原方为连轺，现在用的都是连翘，实际上应当是连翘根，宋本《伤寒论》对此也做了说明。连翘和连翘根的作用是不同的，但现在大多数医家还没有关注这个问题。而生梓白皮，现在多以桑白皮代之，而两者的药性是完全不同的，所以用桑白皮代替是不合适的。但连翘根和生梓白皮很难在市面上买到。

我们看一下李可老中医所创的麻黄五虎汤，麻黄 120 克，生姜 30 克，大枣 30 克，葱白一尺，黑大豆 30 克，核桃 6 枚。麻黄用 120 克，超过了仲景的用量，仲景最多用到六两，也就是 90 克。在前辈医家中，能把麻黄用到这个量的，也只有李老。这个方子也收录在我和孙其新教授编著的《李可医案处方集》中，里面每个处方都有具体的分析。

我们看一下黄煌教授使用麻黄汤的模式（摘录于《黄煌经方使用手册》）。

【推荐处方】麻黄 15 克，桂枝 10 克，生甘草 5 克，杏仁 15 克。以水 1000 毫升，煮取汤液 300 毫升，分 2 ~ 3 次温服。

【方证提要】无汗发热，头身疼痛，或喘，脉浮紧者。

【适用人群】体格壮实，面色黄暗，皮肤干燥而粗糙，无光泽，有浮肿貌；平时无汗或少汗，容易受凉，汗出后舒适；易身体疼痛，特别是腰痛或头痛；易胸闷、鼻塞、咳喘等。

【适用病症】以下病症符合上述人群特征者可以考虑使用本方：以发热为表现的疾病，如普通感冒、流感发热、肺炎、急性乳腺炎的初期等；以运动不遂为表现的疾病，如脑梗、中风后遗半身不遂、多发性硬化、帕金森病、急性脊神经炎、脊髓膜瘤；以身体疼痛为表现的疾病，如肩周炎、强直性脊柱炎、坐骨神经痛、关节炎、颈椎病等；以皮肤干燥、无汗为表现的疾病，如湿疹、荨麻疹、银屑病等；以浮肿为表现的疾病，如肾炎；以鼻塞气喘为表现的疾病，如支气管哮喘、鼻炎、花粉症等；以盆腔器官无力脱垂为表现的疾病，如子宫脱垂、难产、尿失禁等。

写得非常详实，而且很规范，药物的比例合适。除此以外，黄煌教授还有一些发挥，用麻黄汤治疗中风后遗半身不遂、多发性硬化、湿疹、荨麻疹、肾炎、过敏性鼻炎、子宫脱垂、尿失禁等。这些都超出了仲景使用麻黄汤的范畴，是进一步的拓展。

我们看一则黄煌教授应用麻黄汤的医案：皮肤瘙痒。庄某，女，5 岁。身高 113 厘米，体重 24 公斤。体貌特征：体壮，毛发浓密，面红。2014 年 1 月 5 日初诊。皮肤干燥瘙痒 4 年。入冬周身皮肤干燥瘙痒脱屑，甚至搔抓至皲裂，夏天皮肤光滑。遇热易汗出，纳寐可，时干呕，大便 2 天一次。既往史：支气管炎，婴儿湿疹，新生儿黄疸较重。家族史：母亲轻微鱼鳞病。处方：生麻黄 5 克，桂枝 10 克，杏仁 10 克，生甘草 5 克，隔天 1 次，餐后服，10 剂。2015 年 2 月 2 日二诊：配合跳绳，药后皮屑明显减少，常诉鼻痒，原方 10 剂，服法同前。

黄煌教授非常重视望诊，医案详细记录了患者的体貌特征，有时还会对患者进行录像和拍照。

我们看一则李中梓应用麻黄的医案。"闽中太学张仲辉，纵饮无度，兼嗜瓜果，忽患泄泻，日一十余次。先服分利，不应。继服燥药，转见沉剧。余曰：六脉俱浮，因思经云春伤于风，夏生飨泄。非大汗之，不能解也。用麻黄、升麻、干葛、甘草、生姜煎服。或曰麻黄为重剂，虽在伤寒不敢轻用者。仲辉叹曰：吾命将尽，姑服此剂，以冀万一。遂服而取汗，泄泻顿止。"

李中梓就是用了升清的办法来止利，和李东垣的思路比较相似。麻黄升清的作用比升麻、葛根、柴胡都厉害。治疗大气下陷比较突出的时候，升陷汤和补中益气汤都不如麻黄升提的作用突出。所以此案有很好的疗效，"泄泻顿止"。

经方好用，但也要知道经方的禁忌。我们先看一下经方的共同禁忌。首先，《素问·热论》中有一句话，"热病少愈，食肉则复，多食则遗，此其禁也。"疾病稍有好转的时候，不能吃肉，不能吃得太饱。《伤寒论》中也谈到服药后"禁生冷、黏滑、肉面、五辛、酒酪、臭恶"。有些方剂的服药方法有特殊要求，有些是分三次温服，有些分两次，还有的是顿服。比如小承气汤是"若更衣者勿服之"，大承气汤是"得下，余勿服"，调胃承气汤是"少少温服之"，桂枝汤是"若一服汗出病瘥，停后服，不必尽剂"。太阳中风证，如果数次服用桂枝汤，没有得汗，可以"后服小促其间，半日许令三服尽"，六个小时服三次药，两个小时给一次药。这就是一定要根据患者的实际情况加减进退。

另外，《伤寒论》中还有麻黄九禁，这些禁忌都是需要认清楚的。

1. 咽喉干燥者，不可发汗。（83）

2. 淋家不可发汗，发汗必便血。（84）

3. 疮家，虽身疼痛，不可发汗，汗出则痉。（85）

4. 衄家不可发汗，汗出必额上陷，脉急紧，直视不能眴，不得眠。（86）

5. 亡血家不可发汗，发汗则寒慄而振。（87）

6. 汗家重发汗，必恍惚心乱，小便已阴疼。（88）

7. 病人有寒，复发汗，胃中冷，必吐蛔。（89）

8. 脉浮数者，法当汗出而愈。若下之，身重心悸者，不可发汗，当自汗出乃解。所以然者，尺中脉微，此里虚。须表里实，津液自和，便自汗出愈。（49）

9. 脉浮紧者，法当身疼痛，宜以汗解之。假令尺中迟者，不可发汗。何以

知然？以荣气不足，血少故也。（50）

最后，我们看一下经方的研究展望。经方有太多值得我们研究的东西，目前来说，我认为有三个方面是特别需要研究的地方。首先是开展经方药源的标准化研究，制定经方的药源标准。经过两千年的岁月，很多经方的药源都有问题，需要通过研究来确定仲景所用的药源。其次，开展经方药量的标准化研究，制定经方的药量标准。当前，很少有医家用药能达到仲景的用量，究竟药量用到多少才能取得最好的疗效，需要进一步研究。第三个方面，开展经方煎服法的标准化研究，制定经方的煎服法标准。仲景的每个方都介绍了煎服法，以水多少，煮取多少药液，写得非常详细。除此以外，还有一些特殊方法，比如柴胡剂的去滓再煎，麻黄连翘赤小豆汤用潦水等。现在药物的煎煮要求很粗糙，那么仲景这么精细的要求到底有没有作用，怎样煎煮才能使药效最大化，需要我们进一步研究。

今天就讲这么多，谢谢！

第13讲　小柴胡汤的剖析

我们知道，《伤寒杂病论》是中医学最主要的临床基础。相比较而言，其中的《伤寒论》部分更是其精华所在，陈修园也讲到过这一点，《伤寒论》是整体辨证论治的典范。而《金匮要略》是以病为纲的，比如疟病、中风、历节病、血痹、虚劳、咳嗽、痰饮、黄疸等，是以病为中心的体系。《伤寒论》则是太阳、阳明、少阳、太阴、少阴、厥阴的六经辨证体系。实际上，我的理解，**太阳、阳明、少阳、太阴、少阴、厥阴是人体的生理，不要把六经看成是综合征、符号或是症候群**，这些看法有比较大的问题。**六经应该是人体生理功能的概括。**讲到太阳就知道是膀胱、小肠、足太阳膀胱经、手太阳小肠经以及它们的气化功能。讲到少阳就知道是三焦、胆、手少阳三焦经、足少阳胆经以及它们的气化功能。

今天，我谈一下小柴胡汤，这是一个非常重要的方剂。去年，我写了一本书，叫《伤寒论六经气化学说十四讲》，里面有一讲专门谈到三焦的问题。少阳的关键所在不是胆，而是三焦。李东垣在解释《素问·灵兰秘典论》的时候讲到胆气升则万化安，说胆气是十二经升发的中心，实际上不是，**少阳的关键在于三焦。**

人体有十二经脉，而到了六经辨证中，就变成六经了，这是为什么？黄元御的司化、从化理论就谈到了这个问题。虽然是十二经脉，但手足两经的经气是同化的。比如足太阳膀胱经和手太阳小肠经的经气是同化的。这样，就从十二经脉变成了六经。六经中的手足两经是有主次之分的，不是说足太阳膀胱经和手太阳小肠经是相平等的，也不是说心和肾是同等的，而是有主次之分的。在少阳之中是手经司化，足经从化。意思是说少阳是以手少阳三焦的气化为主，足少阳胆经的气化为辅。三焦是少阳的关键，手经是司化的，或者叫以手经为主。黄元御在《四圣心源·六气解》中详细介绍了这个问题。

在气化学说中，太阳为开，阳明为阖，少阳为枢，而太阳之开和阳明之阖都有赖于少阳枢这个门轴。如果少阳枢出现障碍，则太阳之开和阳明之阖都可能会出现问题。所以，我认为在三阳经中少阳枢机是最重要的。三阳病的治疗，柴胡

剂是最关键的。有些老中医不管遇到什么问题都用柴胡剂加减，也取得了很好的疗效，就是缘于此。

小柴胡汤在临床上占有重要的地位，把这首方扩展开来，可以扩展出很多方剂。就像桂枝汤一样，不要以为桂枝汤就是一首方，以桂枝汤为基础，扩展出来的方是非常多的。小柴胡汤扩展出来，也有上百首方。这次讲座的题目是剖析小柴胡汤，就是要深入挖掘一下小柴胡汤，与通常教材上的理解思路有些不同。

小柴胡汤有哪些药物组成？每一种药物的量是多少？相关条文有哪些？这些都是非常重要的内容。这些重要方剂的药物组成、药物剂量、药物的煎服法、相关条文、如何加减等都要清清楚楚，这样才算是功底扎实。小柴胡汤有七味药，柴胡、黄芩、半夏、人参、生姜、大枣、炙甘草。每味药的剂量也要清楚，"柴胡半斤，黄芩三两，人参三两，炙甘草三两，半夏半升（洗），生姜三两（切），大枣十二枚（擘）。"煎服法也要记住，"上七味，以水一斗二升，煮取六升，去滓，再煎取三升，温服一升，日三服。"

小柴胡汤涉及的相关条文，第96条，"伤寒五六日，中风，往来寒热，胸胁苦满，默默不欲饮食，心烦喜呕，或胸中烦而不呕，或渴，或腹中痛，或胁下痞硬，或心下悸，小便不利，或不渴，身有微热，或咳者，小柴胡汤主之。"

第97条，"血弱气尽，腠理开，邪气因入，与正气相抟，结于胁下，正邪分争，往来寒热，休作有时，默默不欲饮食。脏腑相连，其痛必下，邪高痛下，故使呕也，小柴胡汤主之。服柴胡汤已，渴者，属阳明，以法治之。"

第98条，"得病六七日，脉迟浮弱，恶风寒，手足温，医二三下之，不能食，而胁下满痛，面目及身黄，颈项强，小便难者，与柴胡汤，后必下重，本渴，饮水而呕者，柴胡汤不中与也，食谷者哕。"

第99条，"伤寒四五日，身热恶风，颈项强，胁下满，手足温而渴者，小柴胡汤主之。"

第100条，"伤寒，阳脉涩，阴脉弦，法当腹中急痛者，先与小建中汤，不瘥者，小柴胡汤主之。"

第101条，"伤寒中风，有柴胡证，但见一证便是，不必悉具。凡柴胡汤病证而下之，若柴胡证不罢者，复与柴胡汤，必蒸蒸而振，却复发热汗出而解。"

小柴胡汤的主要条文要非常清楚。实际上，第97条就是解释第96条小柴胡汤证病机的。岳美中先生说张仲景很少谈病机，主要是谈方、证和药，**所以仲景是典型的方证派医家。**而小柴胡汤却花了较多笔墨来谈病机，说得比较详细。第

97条解释小柴胡汤证的形成缘由，是在机体气血亏虚的情况下，邪气内侵，邪气传结于胁下的位置，导致正邪分争、往来寒热、默默不欲饮食和呕吐，这时就要用小柴胡汤治疗。第101条介绍的是小柴胡汤证由于误下，导致邪气有向阳明传变的倾向，这时用小柴胡汤，出现蒸蒸而振，复发热汗出而解。

接下来讲一下小柴胡汤的来源。现在有明确的证据，确定**小柴胡汤不是张仲景所创，而是《汤液经法》中的方**。根据陶弘景所写的《汤液经法》的节略本《辅行诀》来看，在《汤液经法》中，小柴胡汤叫作大阴旦汤。我们看一下大阴旦汤的方药组成，柴胡八两，人参、黄芩、生姜各三两，炙甘草二两，芍药四两，大枣十二枚，半夏一升（洗）。和小柴胡汤相比，甘草和半夏的量有些差别，大阴旦汤用了一升半夏，小柴胡汤是半升半夏，三两甘草，大阴旦汤多了一个芍药。虽然小柴胡汤中没有芍药，但在小柴胡汤方后的加减中谈到了芍药，"若腹中痛者，去黄芩，加芍药三两。"**所以，小柴胡汤来源于大阴旦汤。张仲景在大阴旦汤的基础上进行了加减，创立了小柴胡汤。**《伤寒论》中的很多方剂，比如桂枝汤加减系列方，桂枝加桂汤、桂枝加芍药汤、桂枝去桂汤、桂枝去芍药汤等，这些加减的方应该是仲景对《汤液经法》中方剂的活用，而桂枝汤则是《汤液经法》中的小阳旦汤原方。

现在的观点，《伤寒杂病论》的序言不是张仲景所写，应该是南北朝时期加上去的。我也认同这个观点，这个序写得非常好，洋洋洒洒，可能涉及了一部分仲景的真实情况，而又有一些扩展和发挥。

小柴胡汤的来源就是《汤液经法》中的大阴旦汤，有这几个方面的证据。第一个，赵开美本的《伤寒论》写有"张仲景述"。《说文解字》："述者，循也。"述就是说是从别人那里拿来的东西，是有来源、有根据的。孔子也讲过"述而不作"，孔子教授弟子的内容都是之前的书中就有的，不是他创造出来的。张仲景的《伤寒杂病论》说的还是比较谦虚，这个"述"就代表了书中的这些内容不是仲景创造的，是他把前人的东西拿过来，整理成这样一部著作。这个"述"还有引用的涵义。第二个方面，晋代皇甫谧的《针灸甲乙经·序》中就谈到了"仲景论广《汤液》为数十卷，用之多验"。张仲景生活的年代是公元150年到公元219年，皇甫谧生活的年代是公元215年到公元282年，二者的生活年代非常接近，皇甫谧出生的时候，仲景还在世。根据历史文献记载，皇甫谧是最接近张仲景生活年代的大医家，所以皇甫谧的这句话应该是有根据的，不是随意写的，推测皇甫谧应是看过《汤液经法》的。第三个方面，《汉书·艺文志·方技略》明确记载了《汤液经法》有 32 卷，说明在汉代的时候，可以看到《汤液经法》。第四个方面，20 世纪出土的《辅行诀》，是陶弘景摘抄《汤液经法》的节略本，陶弘景在这本书中谈到"汉晋以还，诸名医辈，张机、卫汜、华元化、吴普、皇甫玄晏、支法师、葛志川、范将军等，皆当代名贤，咸师式此《汤液经法》，悯救疾苦，造福含灵"。明确指出张仲景等汉晋以来的名医，都是师法于《汤液经法》。陶弘景还谈到"商有圣相伊尹，撰《汤液经法》三卷，为方亦三百六十首。……实万代医家之规范，苍生护命之大宝也。今检录常情需用者六十首，备山中预防灾疾之用耳"。陶弘景去茅山修道的时候，从《汤液经法》中摘录了 60 首方剂，以备不时之需，这 60 首方剂就是我们现在能看到的《辅行诀》这本书，在《辅行诀》中就有大阴旦汤，它就是小柴胡汤的前身。这样来看，仲景方的来源就非常清楚了。但是很可惜，《辅行诀》的原书已经看不到了，在 20 世纪 60 年代损毁，现在只有抄本。

《汉书·艺文志》还谈到经方有十一家，有《汤液经法》32 卷，《神农黄帝食禁》7 卷，《妇女婴儿方》19 卷，《金创瘛疭方》30 卷，《客疾五脏狂颠病方》17 卷，《五脏伤中十一病方》31 卷，《泰始黄帝扁鹊俞跗方》32 卷，《风寒热十六病方》26 卷，《五脏六腑瘅十二病方》40 卷，《五脏六腑疝十六病方》40 卷，《五脏六腑痹十二病方》30 卷。这些都是经方。但是，作为《伤寒杂病论》重要素材的部分，像柴胡剂、青龙剂、白虎剂、承气剂、四逆、理中等重要方剂都是来源于《汤液经法》。所以，《汉书·艺文志》记载的经方十一家，最精华的内容应该也是《汤液经法》这部分，当时有 32 卷。这本书应该是《伤寒杂病论》经方的前身。

《汤液经法》相传为伊尹所著，其人本来是一个奴隶，由于聪明颖悟，擅长烹饪，又懂得治国之道，后来做了商朝的宰相。伊尹给商汤王做过厨师，知道什么季节吃什么，所以他应该会给商汤王煲一些调补的汤药。汤药是中医的一大特色，别的医学体系都没有汤药这种剂型，这应该和伊尹的厨师身份有很大关系。印度医学、藏医和蒙医用的多为散剂和丹药。《中国医学史》讲到医源于巫，医源于酒，而对于**《伤寒杂病论》这样的经方汤药，应该和伊尹这样的厨师有很大的关联，经方来源于高明的厨师**。广东地区至今都有煲汤的习惯，不同的季节，不同的体质，用不同的材料，来达到养生保健的目的。长此以往，就形成了很多经验，可以调理很多疾病。很多中药也是厨房中的常用之品，像桂皮、生姜、大枣、枸杞子、黄芪、生地黄等。在张仲景的时代，甚至在更早的时代，像《周礼》中也讲到了，不同的季节，喝不同的汤，吃不同的酱。那时的贵族在生活方面是非常讲究的。所以，经方就是来源于伊尹这样的厨师，传到张仲景的时代，仲景将其收录到《伤寒杂病论》中，一直流传到现在。

使用经方，其实还有很多需要解决的问题。比如，很多经方涉及的关键药物，现在都不太清楚它的品种、用药部位，这些药是干药还是湿药，没有人能说得清楚。像百合地黄汤，用了生地黄汁一升，这应该是鲜地黄榨出的汁液，还有炙甘草汤用的一斤生地黄，应该也是鲜地黄。关于炙甘草，应该指的是把甘草烤干。干姜也是烤干的姜。附子说的是"生用，去皮，破八片"，如果是干的附子，是没有办法去皮、切片的。至少可以明确一点，仲景所用的一部分药是新鲜的，但没有明确说明哪些是湿药，哪些是干药，湿药中的含水量究竟是多少。我们要思考这些问题，但这些问题都难以考证。有些考古发掘的时候，可以看到中药的残渣。但是考古学界没有中医药方面的专家，考古挖掘出的药罐，里面的中药有可能直接扔掉了，这是很可惜的。

对于药源，是很难讲清楚的。现在用的药材是不是道地药材？多数情况下都不太关注这个问题。20 世纪 80 年代我在重庆某研究所学习了一段时间，一位研究中药的科研人员将东北的人参引种到重庆山区，结果长出来的人参和萝卜一样，完全没有人参的形状，收购商看到这样的人参，就放弃了收购计划。由此可见，产地不同，中药的形状都发生了巨大变化，药效也会有很大的不同。所以，药源方面，是不是道地药材，是不是仿野生栽培，有没有大量使用化肥农药，采收的时节合不合适等，都会影响中药的药效。但是现在中药的种植采收相关的标准是缺失的。有些大的药厂，就整合上游资源，自己买地种植药材，分析土壤成分，在中药的种植采收过程中全程监控，只有这样有严格生产流程的中药，才能有好的药效。否则的话，完全没有办法和仲景时代的药材相比较，还有可能对患者的身体产生损害。有些时候使用四逆汤，身体有可能产生排病反应，但如果方中的附子炮制不到位，也有可能是药物给人体带来的不良反应，比如很多附子中的卤水没有冲洗干净，有一股咸味，就有可能产生不良反应。

关于药质，也有很多问题。比如柴胡，光品种来说就有很多种，最常用的就是北柴胡和南柴胡。张仲景用的是哪一种？目前的研究来看，应该是北柴胡，也叫黑柴胡。使用经方的时候，用北柴胡才更接近仲景的用药。黄芩的差别不大，但仲景所用的黄芩、柴胡等药是干的还是湿的，现在也无从可考。半夏这个药也有很大的问题。现在大多数用的都是炮制过的法半夏、姜半夏等，而仲景用的则是生半夏。《伤寒论》中的每味药如何炮制，都写得清清楚楚，比如桂枝去皮，厚朴去皮，甘草炙，生姜切，大枣擘，没有写的就是用原药材。半夏写的是汤洗，

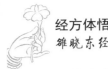
"汤"字古代指热开水，就是把半夏用热开水烫洗几遍，这就相当于现在的生半夏，两者的药效应该有巨大的差别。李可老中医说用制半夏代替生半夏，会严重影响疗效，甚至他认为制半夏由于炮制太过，相当于药渣，所以李老都是用生半夏。

仲景所用的人参，我自己认为应当是现在的党参。陶弘景的《本草经集注》中有详细的描述，后面会接着谈这个问题。生姜的品种有很多种。对生姜的使用，最考究的还是卢崇汉学派，有生姜、炮姜、煨姜、干姜、筠姜等，而其他多数医家则对此关注不多，有什么就用什么。仲景时代的炙甘草和现在的不同，现在用的是蜜制的甘草，这是从孙思邈的《千金翼方》开始使用的，孙思邈之前的炙甘草指的是烤干的甘草，相当于现在的生甘草。大枣应该是中原地区的枣，中等大小的，对此我也称量过，中等大小的十二枚大枣重约 45 克。药质中最大的问题是仲景所用的究竟是干药还是湿药，这会严重影响药量。

我一直都认为，**《神农本草经》不是张仲景用方药的根据。仲景用方药的根据就是《汤液经法》，所用的都是《汤液经法》的方。**而不是说仲景读了《神农本草经》后才创制了桂枝汤、麻黄汤、小柴胡汤等一系列的方剂，这些都是《汤液经法》中的方。所以，《神农本草经》不是张仲景的用药根据。《神农本草经》时代记录的都是野生药材，即所谓"生川谷"，而现在大部分是栽培药材。张仲景的时代应该也是野生药材，史学记载中也没有看到汉代有栽培药物的记载。

小柴胡汤中的柴胡，我们来看一下它的功用。《本草经疏》说："**柴胡，为少阳经表药。**"谈到柴胡，大家先记住一句话，"**少阳百病此为宗**"，这个宗指的就是小柴胡汤。**说的就是少阳病用小柴胡汤治疗。**这句话出自《汤头歌诀》。《本草经疏》还谈到"五脏间游气者，少阳实热之邪所生病也"。说明柴胡治疗的少阳病是实热病证，不是虚证。

关于党参，在《神农本草经》的时代，党参和人参是混用的。陶弘景的《本草经集注》有这样的记载，"上党郡在冀州西南，今魏国所献即是。形长而黄，状如防风，多润实而甘。世用不入服乃重百济者，形细而坚白，气味薄于上党。次用高丽，高丽即是辽东。"状如防风，说的就是党参的形状。党参是桔梗科的植物，人参是五加科的植物，不是一个科属。仲景时代用人参的目的在于生津液和补虚，这是党参的功效。在辽东地区还分布有东北人参。陶弘景和张仲景的时代相距不到 100 年。和《伤寒杂病论》相距最近的药物专著就是陶弘景的这本《本草经集注》。所以我还是认可陶弘景的观点。关于黄芩，仲景所用的是干的还是湿的，现在没有办法确定。半夏应该是生半夏，用汤洗。人参应该是党参。生姜则没法考证，有很多品种，但作用差别不大。大枣应该是中原地区中等大小的枣。这是对小柴胡汤中七味药的考证。《伤寒论》涉及的药物有很多都是有疑问的。我的观点，认为人参就是现在的党参，桂枝是现在的肉桂，芍药是现在的赤芍。

接下来谈一下黄煌教授关于方人的问题。大家都知道黄煌教授的体质学说，这里找了一个根据，在《景岳全书》中有一句话，"当识因人因证之辨。盖人者，本也；证者，标也。证随人见，成败所由，故当以因人为先，因证次之。"这就谈到了辨证的时候，首先是辨人体的体质，其次才是辨症状，人为本，病为标。所谓的方人就是以体质为基础的。张仲景没有谈到小柴胡汤的方人，只是谈到了尊荣人、衄家、亡血家。黄煌教授沿袭日本经方家的观点，创造了方人、药人的学术观点。黄煌教授在《黄煌经方使用手册》中谈到了小柴胡汤证的体质特点："患者体型中等或偏瘦，面色微暗黄，或青黄色，或青白色，缺乏光泽。肌肉比较坚紧。主诉以自觉症状为多。对气温等外界环境的变化敏感，四肢多冷，情绪波动较大，食欲易受情绪的影响。女性月经周期不准，经前多见胸闷、乳房胀痛、结块等。胸胁部苦闷感或有压痛，易于恶心呕吐，易患发热性疾病、过敏性疾病、免疫性胶原性疾病、结核性疾病、内分泌疾病、肝胆系统疾病，以及精神神经系统疾病，疾病多反复往来，容易慢性化。"总结方人的特点是非常难的，如果把所有的人都能区分出方人，桂枝人、柴胡人、麻黄人等，现在这么多的方，每个方都总结出方人的话，那就太多太复杂了，总结出最常用的几个还可以。方人的客观化还需要进一步研究，小柴胡汤人的高矮胖瘦、性别差异、性格特点、面部特征、形体特点等，只能判断一个大概，没有办法精细化。小柴胡汤证的性格特点应该如李清照那样，凄凄惨惨戚戚，有些忧郁的性格。

小柴胡汤方人，大致可以从体格、面部特征、肤色、腹部特征、舌象、脉象等方面分析。张仲景对于小柴胡汤证的舌象做过描述，**"舌上白苔者，可与小柴胡汤。"**虽然少阳病已经涉及阳明，但只要舌苔还是白的，就可以用小柴胡汤。脉象方面，**"伤寒脉弦细，头痛发热者，属少阳。"**所以，仲景对于小柴胡汤证的舌和脉还是有一些描述的。虽然方中用了黄芩，但实际上热象不突出，舌苔还是白苔。**我用小柴胡汤，关键是把握住患者的心理状态，属于忧郁、肝气不舒的状态，这时小柴胡汤是比较适合的。**对此仲景也有描述，叫"默默不欲饮食"。"默默"和"不欲饮食"是两个症，"默默"指的是神情默默、忧郁、不想说话、愁眉苦脸的表现；"不欲饮食"体现的是食欲不好、肝气犯脾的表现。

黄煌教授是我的老师，我也在学他的一些学术思想。我们就要思考，桂枝汤人、麻黄汤人、桑菊饮证、银翘散证、三阴病等可不可以合用小柴胡汤？张仲景本身就有柴胡桂枝汤，太阳、少阳同病的时候，仲景就用柴胡桂枝汤。仲景没有小柴胡汤和麻黄汤同用的情况，有小柴胡汤和石膏同用的，后世也比较多，当代经方大家胡希恕教授经常用小柴胡汤加石膏。还有桑菊饮、银翘散和小柴胡汤的合方。有医家把银翘散、麻杏石甘汤和小柴胡汤合方，治疗温病的高热外感。所以，小柴胡汤和这些方合用的机会还是有的，小柴胡汤在合方中可以起畅达三焦的作用。

我不喜欢把小柴胡汤称为和解剂，这是一种错误的提法，**小柴胡汤属于畅达少阳枢机之方，是枢之剂**，具有推动少阳门轴的作用。方中柴胡用了八两，一两按 15.625 克计算，大约是 125 克，其他药用得都不多，柴胡是主药，可以推动少阳枢机气液的运行。关于少阳三焦，我认为就是人体的组织间隙。对此说得最清楚的应该是刘河间，对玄府做了非常精细的描述。玄府就是少阳三焦。少阳枢机，其大无外，其小无内，任何部位都有三焦组织间隙。关于三焦是组织间隙的认识，我在 20 多年前就形成了。刘河间对于玄府的描述，最能代表少阳三焦的特点。任何五脏六腑中都有三焦组织间隙，气液都要通过三焦来推动运行。柴胡就是解决少阳三焦枢机不利问题的。俞根初的蒿芩清胆汤，是以青蒿代柴胡，但柴胡推动三焦枢转气液的力量更强，柴胡剂属于畅达三焦的峻剂，青蒿则柔和得多，力量也小了很多。柴胡对少阳三焦有很强的推动力，少阳三焦是人体最关键的气液交通系统，可以联系五脏六腑、表里上下内外，通达人体全身。在表叫腠理，在里叫三焦。关于少阳三焦，《内经》《难经》《中藏经》等都有描述。

小柴胡汤的剂量。我现在非常关注药量，在药量方面中医总是有些被动。但实际上，我们可以看到，《伤寒杂病论》所载的方剂都是煎煮一遍，然后分成一次、两次或三次服用，多数是分三次服用。我非常关注每次的药量，只要每次剂量是在《药典》的范围内，根据病情需要，可以让患者服用两到三剂药，这样的话，总药量就可以提高，疗效更高，而且也符合《药典》的规定。以小柴胡汤为例，我们看一下仲景时代的每次剂量，按一两等于 15.625 克计算，分三次服用，柴胡八两就是 120 多克，黄芩、人参、甘草、生姜三两各约 45 克，大枣十二枚约 45克，半夏半升约 65 克，那么，开方的时候开成柴胡 40 克，黄芩、人参、炙甘草、生姜、大枣各 15 克，半夏 22 克，每天服用三剂，这样就符合仲景的药量了。看总药量有些夸张，但每次药量都是说过得去的，虽然比《药典》高了一些，但是以仲景的每次剂量来对比，也过得去。我在临床上就是采取这样的思路。用这样的思路用药，我把药量分成高、中、低三个等级，体质壮实的可以用高剂量，基本就是仲景的原量，按一两为 15 克计算；体质一般的我就用中等剂量，一般按照一两 10 克计算；体质更差一点的，或者能不能耐受心里没底的情况下，比如老年人、小孩子、体质弱者，我就按一两为 5 克起始。

对于仲景的药量，现在应该是很清楚了，因为有很多度量衡的文物可以佐证。比如出土的东汉光和大司农铜权，现存于国家博物馆，铸造年代为公元 179 年，仲景这一年大约 29 岁，所以这就是仲景时代的标准，标示重量十二斤，现在称重为 2996 克，换算下来，一斤约为 249.7 克，一两约为 15.6 克。国家博物馆还藏有王莽时代铸造的衡器，1927 年出土于甘肃定西，折算下来，这个衡器每斤约合 249.6 克，一两约 15.6 克。比仲景时代早了约 141 年，但差别不大。国家博物馆还有王莽时期铸造的铜方斗，换算下来，一斗为 1978.8 毫升，一升约为 197.88 毫升。此外，上海博物馆保存有东汉光和大司农铜斛，也是公元 179 年铸造的。一斛为十斗，一斗为十升，一斛就有一百升。实际测得一斛的容量为 20400 升，换算下来，东汉的一升大约为现今的 200 毫升。这些衡器都有铭文，大小规制，谁主管的，谁负责监造等，写得很清楚。有了这些衡器的佐证，仲景时代的度量衡就很清楚了。这里引用了吴承洛所著的《中国度量衡史》中的一些数据。西汉时代的一斤约为 250 克，东汉约为 249.7 克；西汉的一升约为 198 毫升，东汉约为 200 毫升。由此可见，整个汉代，度量衡的变化是不大的，一两就是 15 克左右，一升就是 200 毫升左右，这是没有疑问的。对应到《伤寒杂病论》这本书，桂枝三两就应该是 45 克左右，柴胡八两就应该是 120 克左右。以水七升，微火煮取三升，就是用 1400 毫升水，煮取 600 毫升药液。

还有一点，我们怎样计算仲景的用药量。暂时先不去管他用的是干药还是湿药，我们把仲景所用的药物换算成现今的用量。我把《伤寒杂病论》涉及的药物多数都称量过一遍。半夏一升约为 130 克，半升就是 65 克，中等大小的大枣十二枚大约是 45 克。还有药量和证治的相关性问题，它们的关联性非常大。比如桂枝汤，三两桂枝就是桂枝汤，调和营卫，到了五两就成了桂枝加桂汤，治疗奔豚了，芍药加到六两就成了桂枝加芍药汤了，再加上饴糖就变成小建中汤了。大半夏汤用了两升半夏，小半夏汤是一升，到了小青龙汤、小柴胡汤就是半升了。所以，不同的药量可以解决不同的问题。

黄煌教授的《张仲景 50 味药证》，讲得很详细，每一味药物，小剂量起什么作用，大剂量起什么作用，最简单的组方是什么，治疗什么问题等。我也非常喜欢这种分析方法，把每一味药的最小方先研究清楚，再去研究大方。比如想探究柴胡的作用，那就先找出以柴胡为主药的最小方，比如宋代许叔微的《普济本事方》中有个柴胡散，柴胡四两，甘草一两，为末，每服二钱，治疗"邪入经络，体瘦肌热，推陈致新，解利伤寒时疾，中喝伏暑"。可以"润心肺，止咳嗽，除壅热，春夏可以御伤寒时气，解暑毒"。《仁斋直指方论》中有一个柴胡甘草汤，柴胡、甘草和白茅根三味药，治疗热痘。这些就是柴胡的最简方。石膏的最简方，张锡纯有一个石膏粳米汤，桂枝有桂枝甘草汤，大黄有大黄甘草汤，芍药有芍药甘草汤。通过最简方，就可以了解主药的作用，就明白了柴胡、石膏、桂枝、芍药等的作用。对这些小方清楚了，才能灵活掌握大方。

我的观点，作为中医，一定要以经方为功底，打好经方的基础。《伤寒杂病论》为主的经方，无论是方药构成，还是煎服法，水平都远远高出其他的时代。现在关注煎服法的人很少，教材不重视，医生也往往忽略这个问题。但张仲景的每一首方都有详细的煎服法。用多少水，煎取多少药，写得清清楚楚。尤其是桂枝汤方后的煎服法，给所有经方树立了一个典范。我把桂枝汤的煎服法拿过来，放在剖析小柴胡汤的演讲中，是因为桂枝汤的煎服法，小柴胡汤在很多地方都可以借用。讲到葛根汤、桂枝加葛根汤的时候，仲景说了，"余如桂枝法将息及禁忌。"其他的方都可以参照桂枝汤的煎服法。我们看一下桂枝汤的煎服法，首先药物要咬咀，用七升水，微火煮药，煮取三升药液，倒掉药渣，放温，一次喝一升，喝完药后，再喝一碗热稀粥，加衣覆被两个小时，目的就是要全身发出微微的润汗，而不是出大汗。汗后病愈的话，剩下的药就不用喝了。如果药后不出汗，就接着喝。还是不出汗，后面服药就要小促其间了，半日许令三服尽，两个小时给一次药。一日一夜叫周时，是 24 小时，一日是 12 个小时，半日就是 6 小时。间隔 2 小时喝一次药，6 个小时喝三次药，一剂药就喝完了。既然桂枝汤在不汗的情况下，后服小促其间，2 小时给一次药。在病情需要的情况下，小柴胡汤也可以这样操作。吴鞠通在介绍银翘散服用方法的时候也谈到了这个问题，"病重者，约二时一服，日三服，夜一服。"病重的患者，可以两个时辰给一次药，也就是 4 小时给一次药。所以，不要说给药的方法就是一天三次或两次，根据病情的轻重，给药方法也不同，病重者给药次数可以大大增加。而这些内容现在很少有人谈到，《中医内科学》也没有提。如果不管病情轻重，一律一天给三次或两次药，很有可能延误病情，一定要根据病情需要来决定给药次数，这样才会有好的疗效。

除此以外，仲景时代的煎煮方法和现在也有差别。仲景时代都是煮一遍，而现在都是煮两遍。郝万山教授谈到过这个问题，他说，实验证明，煮一次能提取有效成分的45%左右。如果不把药液倒出，即使延长煮沸时间，有效成分也不能继续析出，这是由于药液浓度已经达到饱和状态的缘故。将第一煎的药液倒出，加入清水再煮，还可以从药渣中将30%~35%的有效成分提取出来。甚至煮第三遍，还可以得到10%~20%的有效成分。仲景方按一两为15克换算出的剂量，分为三次服用。而现在使用仲景方所开的剂量，如果按一两为10克换算，煮两遍所得到的有效成分和仲景原量中一次的剂量是相当的。这样的话，使用经方的时候，按照一两10克换算，就有临床依据了。所以，我用经方基本是按照一两为10克换算，但是比仲景多煮了一遍，两遍的有效成分和仲景一次的剂量是相同的。常规情况可以这样分析，但特殊问题需要特殊对待。第二遍煎煮出来的成分和第一遍的可能会有区别，详细的研究暂时还没有人做，也没有见到这方面的资料。我们医院的煎药室，煎药用的是陶罐，微火就是燃气灶的最小火。**煎药用的水，仲景用的可能是井水、河水或泉水，我们现在用的是自来水，自来水一般是加氯消毒的，而加入的氯具有强氧化性，用这样的水煮药，有可能破坏药物中的有效成分。所以，矿泉水煎药可能会更好。矿泉水比较接近仲景所用的水。**

接下来我们看一下小柴胡汤的加减法，仲景列了七个或然证，对此我们应该了然于胸，才能熟练运用。张仲景给出的是小柴胡汤一首方，经过这七种加减，就变成了八首方。所以，经方是可以加减的，仲景自己就在加减经方。小柴胡汤源自《汤液经法》中的大阴旦汤，仲景做了一系列加减。"若胸中烦而不呕，去半夏、人参，加瓜蒌实一枚。若渴者，去半夏，加人参合前成四两半，瓜蒌根四两。若腹中痛者，去黄芩，加芍药三两。若胁下痞硬，去大枣，加牡蛎四两。若心下悸，小便不利者，去黄芩，加茯苓四两。若不渴，外有微热者，去人参，加桂三两，温覆取微汗愈。若咳者，去人参、大枣、生姜，加五味子半升，干姜二两。"

《伤寒论》中柴胡类方有七个，小柴胡汤、大柴胡汤、柴胡桂枝汤、柴胡加龙骨牡蛎汤、柴胡加芒硝汤、柴胡桂枝干姜汤和四逆散。**治疗少阳不枢偏于表的问题可用柴胡桂枝汤和小柴胡汤；少阳不枢偏于里的可以用大柴胡汤和柴胡加芒硝汤；少阳不枢兼有痰火的可以用柴胡加龙骨牡蛎汤；少阳不枢兼有水饮的可以用柴胡桂枝干姜汤；少阳、少阴同时不枢的我认为可以用四逆散，四逆散中的赤芍就是枢少阴的。**这是经方中的柴胡类方。徐大椿《伤寒论类方》中写的是六个，没有把四逆散概括进去。柴胡加龙骨牡蛎汤有个问题，就是里面含有铅丹，很少有人用铅丹，近几十年里，我只看到李老用过。我用柴胡加龙骨牡蛎汤的时候一般是用磁石代铅丹。

傅延龄教授主编了一套《张仲景医学全书》，其中有一本叫作《张仲景方方族》，这本书把经方和时方合在了一起，列出了桂枝汤方族、麻黄汤方族、小青龙汤方族，承气汤方族、柴胡汤方族等。其中的柴胡汤系列方罗列了80余首。我的思路是以六经统经方，以经方统时方。这样，就可以把所有的方剂条理化、体系化，就可以统帅千军万马。有了这样的体系，各种方剂不至于是一盘散沙。

刘渡舟教授写过一篇文章，叫《古今接轨论》。这篇文章把小柴胡汤和后世的时方联系起来，像柴胡石膏汤、柴胡解毒汤、柴胡活络汤、柴胡鳖甲汤、柴胡越鞠汤、柴胡平胃汤、柴胡藿香汤、柴胡温胆汤、柴胡黛蛤汤、柴胡三甲汤、柴胡四磨汤、柴胡四物汤等，和小柴胡汤相合的方剂是非常多的。

柴胡剂的作用机制是什么？为什么能解决这么多的问题？柴胡证的病机是什么？**柴胡剂最主要的作用是枢少阳，柴胡证最主要的问题就是少阳不枢，柴胡有推动少阳三焦枢机运转的作用。**大小柴胡汤都用到了半斤柴胡，就是靠柴胡来推动少阳枢机治疗少阳病。因为少阳不枢，少阳气机郁滞，郁而化热，《内经》说"少阳之上，火气治之"，这个火气是因为三焦气机郁滞而产生的。很多医家将小柴胡汤列为和解剂，我认为这种描述非常不恰当，应该将其列为枢少阳之方。什么解半表之邪，去半里之热，这种描述很不合适。**少阳病证，重点就是畅达枢机，枢机运行顺畅，主要矛盾就解决了。**柴胡就是起推动少阳三焦枢机的作用，少阳枢机畅达了，太阳之开和阳明之阖也能畅达。

少阳枢机的运行，可以向上向外枢转，也可以向下向内枢转。助少阳枢机向上向外枢转可以用柴胡桂枝汤和小柴胡汤，向下向内的枢转也有可能用小柴胡汤。比如《伤寒论》第230条，"阳明病，胁下硬满，不大便而呕，舌上白苔者，可与小柴胡汤。上焦得通，津液得下，胃气因和，身濈然汗出而解。"阳明、少阳合病，本来是不大便，用了小柴胡汤后，胃气和，大便通利。就是通过枢转少阳，使得气液能下至肠道，而便秘得解。网上也可以搜到很多小柴胡汤治疗便秘的医案。所以，小柴胡汤的作用不能用"和"字表达，一定要用"枢"字，小柴胡汤是推动少阳枢转之方。少阳三焦就如同一个国家的交通系统，交通系统最关键的要求就是畅达，人体少阳三焦的枢机也要畅达才行。所以枢转少阳可以解决很多问题。

有些医家把疾病分成了两大类，一个是虚，一个是郁，柴胡剂主要就是解决郁的问题的。郁又可以分成很多种，血郁、痰郁、湿郁、水郁等，最终都会导致气郁，气郁就要用柴胡来推动。为什么血府逐瘀汤要以四逆散为底方？就是要在

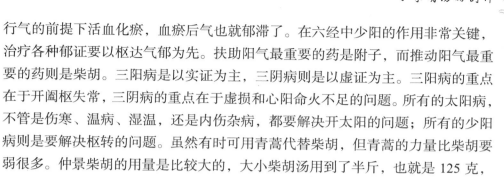

行气的前提下活血化瘀，血瘀后气也就郁滞了。在六经中少阳的作用非常关键，治疗各种郁证要以枢达气郁为先。扶助阳气最重要的药是附子，而推动阳气最重要的药则是柴胡。三阳病是以实证为主，三阴病则是以虚证为主。三阳病的重点在于开阖枢失常，三阴病的重点在于虚损和心阳命火不足的问题。所有的太阳病，不管是伤寒、温病、湿温，还是内伤杂病，都要解决开太阳的问题；所有的少阳病则是要解决枢转的问题。虽然有时可用青蒿代替柴胡，但青蒿的力量比柴胡要弱很多。仲景柴胡的用量是比较大的，大小柴胡汤用到了半斤，也就是 125 克，这样的量，推动少阳三焦枢机的作用是非常强大的。当代中医，柴胡用到 125 克的只有李可老中医。少阳的作用是枢转，少阳的病理则是不枢，枢转障碍，少阳病的治疗则是要枢转少阳，枢转少阳最关键的药物就是柴胡，其他的药都是起辅助作用的，小柴胡汤中的人参、甘草、生姜、大枣等都可以加减。经方的加减是非常大的一个特色，而加减一定要有依据，要和病情相吻合。

辨证论治是中医的精髓，但真正搞得好的人却不多，辨证论治最主要的就是抓证据。现在来说，这方面做得最好的是江西中医药大学的姚梅龄教授，诊病非常细致，看一个患者要花半天的时间，这样辨别出的证更加准确，疗效自然很好。辨证的时候要有病机的概念。比如《中医杂志》刊载的一篇文章介绍运用麻黄汤治疗脱肛和脏器下垂，那么我们就要把它上升到理论，为什么可以治疗脱肛、脏器下垂等疾病？是因为麻黄是非常好的升提阳气的药。我们学习小柴胡汤也是如此，比如小柴胡汤可以治疗某些胸膜炎、三叉神经痛、阑尾炎、感冒等，但一定要符合少阳病的病机特征，这样用小柴胡汤才有效。所以，学习方剂的时候，不要去记一个方能治疗哪些病，而是去深入理解方剂所治疗的证候，符合少阳病的病机，就可以用柴胡剂加减，很多疾病都有可能出现少阳病的证候。

今天讲的小柴胡汤就是治疗少阳病的，少阳病包括哪些？包括三焦、胆、手少阳三焦经和足少阳胆经的病证，以及这些部位的气化功能障碍。**少阳病的本质是少阳不枢，治疗少阳病最核心的方剂就是小柴胡汤，小柴胡汤中最重要的药就是柴胡。小柴胡汤是治疗少阳病的正剂。**小柴胡汤中的药物也是可变的，如果不虚的情况下，可以减少人参、大枣、甘草的用量，甚至把人参去掉。

接下来谈一下小柴胡汤的证候。**小柴胡汤的适应证，首先有柴胡六证，往来寒热、胸胁苦满、默默、不欲饮食、心烦、喜呕六个方面。**小柴胡汤证的热象是不突出的，如果热象很重，舌质很红，可能就要从温病的角度考虑了。热象较重的情况下，用柴胡剂的话，一个是发散太过，一个是容易发燥。另外，方中是以

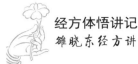

温热药为主。小柴胡汤的适应证就是仲景给出的这柴胡六证。少阳病的提纲证，"少阳之为病，口苦，咽干，目眩。"这不属于柴胡证，我认为这是少阳三焦的火郁证，这种情况一般我都是用黄芩汤，用黄芩、赤芍来解决少阳病的提纲证，而不用小柴胡汤。**关于使用小柴胡汤时的"但见一证便是"，大家一定要抓病机，一定是在符合病机的情况下，但见一证便是。**比如寒热往来，经过综合判断，能确定这个寒热往来的病机是少阳三焦的枢转不畅，这时就可以用小柴胡汤。少阳病的脉象主要是偏弦，弦而浮，弦而细。少阳病的舌象主要是白舌、黄舌或微黄舌，舌质略微偏红，如果是绛红或深红就不适合了。少阳病的体质特点，我更在意他的神情，比如像默默、神情忧郁的表现。至于高矮胖瘦和性别等，没有去关注。少阳病的最大病机就是少阳不枢，主要就是三焦气机的畅达出现障碍，可以是经证、腑证。

　　小柴胡汤证的认定标准是"但见一证便是，不必悉具"，但这个"一证"指的是什么？单纯的往来寒热就可以用小柴胡汤？单纯的的呕吐就可以？什么情况下可以？什么情况下不可以？小柴胡汤的使用禁忌，《重庆堂随笔》谈道："柴胡为正伤寒要药，不可以概治温热诸感；为少阳疟主药，不可以概治他经诸疟；为妇科妙药，不可以概治阴虚阳越之体，用者审之。"柴胡是正伤寒少阳病的要药，而对于气分证和营血分证是不合适的；疟疾可以用柴胡剂治疗，尤其是寒热往来的疟疾；柴胡常用于妇科疾病的治疗，少阳气机不畅的疾病女性多见，但对于阴虚阳亢的体质，则不可用；温热病也不适合用柴胡剂。柴胡剂不能使用的这几个方面我们也要清楚。阴虚阳亢的少阳病可以用青蒿鳖甲汤而不能用柴胡。这些不适合使用柴胡的方面总结得很好。张仲景对于柴胡的禁忌也有一些要求，那就是三禁，禁汗、禁吐、禁下，在这些方面不能用小柴胡汤。

　　还需要提及一点，仲景列出了太阳病、阳明病、少阳病等，这些疾病的名称下还可以细分出很多的证候，比如少阳病，有些是胆的疾病，有些是三焦枢机的问题，有些是胆经、三焦经的问题，六经疾病最主要的是证。小柴胡汤是少阳病的主方或称为基础方，各种少阳病都可以在小柴胡汤的基础方上加减，其他的药都可以加减，而柴胡是不能去掉的。但也有例外，比如温热病的时候，虽然也有少阳病的问题，但此时却不能用柴胡，而代之以青蒿，虽然枢转的力量变弱了，但避免了化热化燥的问题。像俞根初的蒿芩清胆汤，也是治疗少阳腑证，但没有用柴胡，而是用的青蒿。

　　在临床上如何以六经统经方，以经方统时方？我们要有这样的思维，比如黄

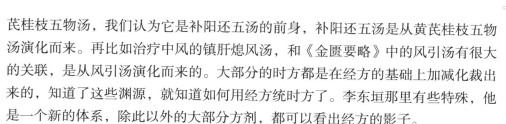

芪桂枝五物汤，我们认为它是补阳还五汤的前身，补阳还五汤是从黄芪桂枝五物汤演化而来。再比如治疗中风的镇肝熄风汤，和《金匮要略》中的风引汤有很大的关联，是从风引汤演化而来的。大部分的时方都是在经方的基础上加减化裁出来的，知道了这些渊源，就知道如何用经方统时方了。李东垣那里有些特殊，他是一个新的体系，除此以外的大部分方剂，都可以看出经方的影子。

在临床上诊病的时候，如何把疾病进行六经病证的归类？我们要知道，所有的病理都是生理的异常，而六经是人体的生理，明白了生理，病理就很容易理解了。比如心悸，是心的病证，而心属少阴，心悸就是少阴的病证了；再比如咳喘，是肺的问题，而肺属太阴，咳喘就可以归入到太阴的病证中了；再比如脾为气血生化之源，气血不足了，就要责之于脾，这就属于太阴的病证了。不管是中医的哪一个流派，都认可中医的核心是脏腑经络学说。否则的话，就像《肘后方》一样，没有中医理论了。而这些理论是中医的灵魂，没有理论的话，那就只剩下经验了，而理论才是支撑学术体系的脊梁。

第14讲　大柴胡汤的剖析

今天跟大家谈一下大柴胡汤。首先看一下方药组成，大柴胡汤有柴胡、黄芩、芍药、半夏、生姜、枳实、大枣七味药。宋代林亿在校订《伤寒论》的时候，看到方中没有大黄，觉得不妥，在方后写了一句，"一方加大黄二两，若不加，恐不为大柴胡汤。"而《金匮要略》中的大柴胡汤有大黄。到底大柴胡汤原方有没有大黄，现在还有争议。民国伤寒大家冉雪峰先生认为大柴胡汤原方没有大黄，他说："本方以枳实伍半夏，推荡作用更大；以芍药协黄芩，清降作用更强，知此，则是用大黄方为大柴胡，犹是中人以下知识""若谓本方原有大黄，或必用大黄，则牵制本方外枢之力。"他认为原方中没有大黄，若有阳明腑实证的时候可以加大黄，否则没有必要加。我们看一下《伤寒论》的大柴胡汤方：柴胡半斤，黄芩三两，半夏半升（洗），枳实四枚（炙），芍药三两，生姜五两（切），大枣十二枚（擘）。上七味，以水一斗二升，煮取六升，去滓再煎，温服一升，日三服。

对于经方方药的剂量一定要清晰，现在这个问题是比较清楚的。根据考古研究，汉代的一斤大约是 250 克，一两大约是 15.6 克，一升约合现在的 200 毫升。大柴胡汤中，半升半夏大约 65 克。需要说明的是，**在经方流传的历史长河中，现在很多药物的药源已和仲景时代有了很大的偏差**。比如，《伤寒论》中的枳实应该为现在的枳壳，二者同属一种果实，但枳实为幼果，枳壳为成熟果实。《神农本草经》和《名医别录》中只有枳实的名称，唐代《新修本草》中才第一次出现枳壳的名称。在《名医别录》中，枳实条目下写的是"九月、十月采，阴干"。秋季采摘的话，当为成熟果实，也就是现在的枳壳。祝之友教授考证，现在的枳实，一枚大约 2 克，大柴胡汤若是用枳实的话，四枚枳实也就 8 克，急症中用这么小的剂量是起不到作用的。而枳壳一枚大约 15 克，四枚就是 60 克。方中的大枣，十二枚大约是 45 克。如果以一两为 15 克计算，仲景大柴胡汤的剂量是：柴胡 120 克，黄芩 45 克，半夏 65 克，枳壳 60 克，芍药 45 克，生姜 75 克，大枣 45 克。煎煮一遍，分三次服用。每次服药的剂量：柴胡 40 克，黄芩 15 克，半夏 22 克，枳壳 20 克，芍药 15 克，生姜 25 克，大枣 15 克。换算出的每次用药量和我们现在所开方药的剂量相去不远。另外，仲景是煎煮一次，现代则是煎煮两次，甚至三次。实验证明，药物煎煮一次，能提取有效成分的 45% 左右。如果不把药液倒出，即使延长煮沸时间，由于药液浓度已达到饱和，有效成分不能继续析出。郝万山教授说："将第一煎的药液倒出，加入清水再煮，还可以从药渣中提取出 30%～35% 的有效成分。"所以现代的用药量虽不及仲景，但可以通过多次煎煮补偿一部分。

即便我们按照仲景的每次用药量为依据来开方，还是有些超出《药典》的规定，但对我们的执业安全相对还是有保障的，如果按照仲景的用药剂量来开，和《药典》的差距太大，一旦出现问题，很可能就说不清楚了。对于用药剂量，《药典》规定得太死，这对中医学的发展极为不利。我的原则，对于初诊患者，首次的开方用药量基本上靠近仲景的每次用药量。

芍药也需要说一下。《伤寒论》中的芍药，大多数医家用的是白芍，取其柔肝缓急之功。但实际上，汉唐时代所用的芍药都是赤芍。赤芍和白芍是同一植物的根茎，赤芍多为野生品，根茎瘦小、弯曲且多筋皮；白芍多为种植品，根茎肥大平直。赤芍不需要炮制，晒干即可；白芍则不同，芍药根在挖出后，随即经过刮皮、水煮的炮制过程，然后晒干，即为白芍。汉唐时代也分赤芍和白芍，是通过花和根茎的颜色进行分类。现代来看，没有意义。和张仲景时代最为接近的陶弘景认为芍药"主通顺血脉，缓中，散恶血，逐贼血，去水气，利膀胱、大小肠，消痈肿，时行寒热，中恶，腹痛，腰痛。生中岳及丘陵，二月、八月采根，暴干"。（《名医别录》）采集芍药的根茎后，直接晒干入药，说明芍药没有炮制，肯定为赤芍。大柴胡汤证的主要问题是三焦气郁，气病及血，三焦不通也影响了血脉的运行，方中的赤芍有通利血脉的作用。应当说，现在所用的白芍是后世对药物炮制的发展。我们在经方中究竟该用赤芍还是白芍？我在临床上，大多数情况下用的是赤芍，但如果要用桂枝汤敛汗，或者像芍药甘草汤证那样需要柔筋缓急的时候，可以用白芍。而在大柴胡汤这里，我肯定是用赤芍。

柴胡也有一些问题。现在市面上的品种主要有北柴胡、南柴胡（狭叶柴胡）和竹叶柴胡，仲景所用的应该是北柴胡，在南方很多地区用的则是南柴胡和竹叶柴胡。另外，祝之友教授考证：正品的柴胡应为北柴胡的根，北方多用；南方则多用茎叶，茎叶也称为茹草，有劫肝阴之弊，北柴胡的根则无劫肝阴的问题。说的都是柴胡，但实际上南方和北方用药的部位却不同，所以对柴胡的认识就出现了偏差，造成了北方中医喜用、重用柴胡，而南方中医则因劫肝阴的问题对柴胡的应用非常慎重。很多古籍中谈到柴胡时会写上"去苗"，也就是去掉地上的茎叶部分，这也是柴胡用根的证据之一。

仲景所用的半夏应当是现在的生半夏，书中明确写了炮制方法是"洗"，汤洗的半夏当然是生半夏，而不是现在的法半夏、姜半夏等炮制品。李可老中医就是用生半夏，他认为现在的半夏炮制太过，药效损失过多，所以他全用生半夏，效果很好。

以上谈的是大柴胡汤中药物的药量和药源。对于经方和《神农本草经》药物的考证，四川洪雅的祝之友教授做了很多工作，他的书值得大家一看。

我们看一下大柴胡汤的煎煮方法，"以水一斗二升，煮取六升，去滓，重上火，缓缓煎之，取得三升，温服一升，日三服。"这里有一个去滓再煎的过程，《伤寒论》中，柴胡剂（柴胡桂枝汤、四逆散除外）和三个泻心汤都是这种煎煮方法。

接下来看一下《伤寒论》中大柴胡汤相关的条文。

太阳病，过经十余日，反二三下之，后四五日，柴胡证仍在者，先与小柴胡。呕不止，心下急，郁郁微烦者，为未解也，与大柴胡汤，下之则愈。（103）

伤寒十余日，热结在里，复往来寒热者，与大柴胡汤。（136）

伤寒发热，汗出不解，心中痞硬，呕吐而下利者，大柴胡汤主之。（165）

《金匮要略》中大柴胡汤相关的条文。

按之心下满痛者，此为实也，当下之，宜大柴胡汤。

总共有4条相关条文，对于这些条文，大家要了然于胸，这样才能熟练运用。第136条和165条都讲到了伤寒，这里是狭义的伤寒。由此可以看出，在仲景时代，大柴胡汤是用来治疗伤寒的变证，初起是寒邪为病，而不是温热病或湿热病。第二个方面，大柴胡汤的主证是"心下急""心中痞硬""心下满痛""热结在里"，病位是在心下。所谓的心下指的是剑突和肚脐之间的区域，心下痞硬满痛，显然这是一个实证，腹诊心下有紧张感。黄煌老师以及日本汉方都很重视腹诊，把腹诊的结果作为辨证的重要依据。

大柴胡汤证除了上述表现以外，还可能有呕的问题。小柴胡汤证是"心烦喜呕"，大柴胡汤证在"心下急"的症状突出时，可能出现"呕不止"的表现，比小柴胡汤证的气郁上逆程度更加严重。第165条还有"呕吐而下利"的描述。呕吐是三焦气郁导致胃气上逆，下利则是三焦郁热下迫大肠所产生的症状。仲景时代所说的下利，一般指的是现在的腹泻。概括一下，**大柴胡汤证的患者大约有三组**

症状：一个是心下的问题，心下急，心下满痛，心中痞硬，热结在里；第二是呕吐和下利的问题；第三是多见发热。这个发热可以是寒热往来，比如第 136 条的"复往来寒热者"，也可以是单纯的发热，比如第 165 条的"伤寒发热"。

三阳病的发热是不同的，太阳病的发热是"翕翕发热"，发热和恶寒同时出现；少阳病的发热以"寒热往来如疟状"为主，发热和恶寒交替出现，发热的时候不恶寒，恶寒的时候不发热；阳明病的发热是"蒸蒸发热"。这三类发热要注意区分。太阳病中，麻黄汤证与桂枝麻黄各半汤证、桂枝二麻黄一汤证、桂枝二越婢一汤证相比，发热恶寒的程度不同。麻黄汤证的发热和恶寒均突出，除此以外，还有身痛的问题；桂枝麻黄各半汤证属于表郁轻证，有"如疟状，发热恶寒，热多寒少"、面赤、身痒等表现，这些症状"一日二三度发"；桂枝二麻黄一汤证的表郁程度更轻，"形似疟，一日再发"，即阵发性的发热恶寒，每天发作一两次；到了桂枝二越婢一汤证时，除了表郁轻证的问题外，还有些许口渴、心烦等里热的问题，就要用桂枝二越婢一汤，解表郁，清里热。

《辅行诀》里没有大柴胡汤，与之较为相近的是大阴旦汤，我们看一下大阴旦汤的条文和方药。大阴旦汤，治凡病头目眩晕，咽中干，每喜干呕，食不下，心中烦满，胸胁支痛，往来寒热方。柴胡八两，人参、黄芩、生姜各三两，甘草（炙）二两，芍药四两，大枣十二枚，半夏一升（洗）。上八味，以水一斗二升，煮取六升，去滓，重上火，缓缓煎之，取得三升，温服一升，日三服。

大阴旦汤比小柴胡汤多了一个芍药，大柴胡汤则是小柴胡汤去掉人参、甘草，加芍药和枳实（枳壳）。从大阴旦汤的方药组成就可以看出这个方子和大小柴胡汤之间的关联。再看它的条文，"头目眩晕，咽中干"和少阳病的提纲证"口苦，咽干，目眩"相近，"每喜干呕，食不下，心中烦满，胸胁支痛，往来寒热"和小柴胡汤的"往来寒热，胸胁苦满，默默不欲饮食，心烦喜呕"相近。大柴胡汤证除了少阳病的提纲证和小柴胡汤证的表现之外，还有一个突出症状是心下痞硬胀满。

我们看一下大柴胡汤中柴胡的功效，首先是《神农本草经》中的描述，"茈胡，味苦平，主心腹肠胃中结气，饮食积聚，寒热邪气，推陈致新，久服轻身，明目，益精。一名地薰。生川谷。"《神农本草经》是哪个时代的著作，没有人能说得清楚，最晚应该成书于西汉，比《伤寒杂病论》至少早 200 年以上。而《汤液经法》成书的时代更早，甚至早于《神农本草经》。所以我认为《汤液经法》中方剂的组方依据应该不是本于《神农本草经》，因为在《神农本草经》出现之前，《汤液经法》中的方剂就已经存在了。《汤液经法》中的方子更可能来源于实践。

在数百年乃至上千年实践的过程中，经过不断调配筛选，才形成了《汤液经法》的方剂，这完全是在实践中发展和完善的。而宋元以后的很多方剂都是根据医理组合而成，然后再验之于临床。这是两种不同的创方思路。

我们再看一下《本草经疏》中对于柴胡的描述，"柴胡，为少阳经表药。主心腹肠胃中结气，饮食积聚，寒热邪气，推陈致新，除伤寒心下烦热者，足少阳胆也。胆为清净之腑，无出无入，不可汗，不可吐，不可下，其经在半表半里，故法从和解，小柴胡汤之属是也。其性升而散，属阳，故能达表散邪也。邪结则心下烦热，邪散则烦热自解。阳气下陷则为饮食积聚，阳升则清气上行，脾胃之气行阳道则饮食积聚自消散矣。诸痰热结实，胸中邪逆，五脏间游气者，少阳实热之邪所生病也。"少阳为枢机，是经气表里内外出入的通路，通达少阳最关键的药物就是柴胡。大柴胡汤中具有枢转少阳作用的药物就是柴胡，除此以外，其他枢转少阳的药物还有香附、青蒿等。仲景使用柴胡的量是比较大的，柴胡用了八两，黄芩才用了三两。大小柴胡汤中，除了柴胡以外，其他的药都可以加减，比如，渴者加人参、瓜蒌根；腹中痛者去黄芩，加芍药等。可以看到，《伤寒论》第96条小柴胡汤的或然证非常多，不同的或然证有不同的加减，唯独柴胡不能去掉。

接下来谈一下方人和方法的问题。关于方人，仲景也谈到过，比如《金匮要略》中谈到过尊荣人。黄煌老师则把经方和患者特定的体质特点结合了起来，患者属于哪种体质，就容易出现哪种问题，就适合用哪个方药进行治疗。方法，说的是以法来统方的问题，以法统方自古就有。比如尤在泾在《伤寒贯珠集》的太阳病篇中谈道："假使治伤寒者，审其脉之或缓或急，辨其证之有汗无汗，则从而汗之解之，如桂枝、麻黄等法，则邪却而病解矣。其或合阳明，或合少阳，或兼三阳者，则从而解之清之，如葛根、黄芩、白虎等法，亦邪分而病解矣，此为正治之法。"这就是以法治病。卢崇汉教授也喜欢谈法的问题，比如他的桂枝法、四逆法、藿香法、紫菀法等。

关于大柴胡汤证体质的问题。从体征上看，大柴胡汤证患者的体格多壮实，面宽、肩宽、颈部粗短、胸宽厚实，肋夹角呈钝角，上腹部饱满，中老年多见；从腹诊看，大柴胡汤证的患者上腹部多充实饱满或有压痛，多有食欲不振、嗳气、恶心或呕吐、反酸烧心、口苦、口臭、便秘等，特别容易腹胀腹痛，进食后更甚；从情志上看，该类患者容易抑郁焦虑，烦躁发怒，常有头痛、眩晕、睡眠障碍的症状。大柴胡汤证体质偏实，小柴胡汤证体质偏虚。

接下来我们看一下煎服法的问题。桂枝汤方后的煎服法为所有的方剂树立了典范，包括大柴胡汤亦是如此，所以我们要回顾一下桂枝汤的煎服法。

桂枝汤煎服法："上五味，㕮咀三味。以水七升，微火煮取三升，去滓，适寒温，服一升。服已须臾，啜热稀粥一升余，以助药力，温覆令一时许，遍身㡱㡱，微似有汗者益佳，不可令如水流漓，病必不除。若一服汗出病瘥，停后服，不必尽剂。若不汗，更服依前法。又不汗，后服小促其间，半日许令三服尽。若病重者，一日一夜服，周时观之。服一剂尽，病证犹在者，更作服。若汗不出者，乃服至二三剂。禁生冷、黏滑、肉面、五辛、酒酪、臭恶等物。"

这段煎服法，首先介绍了基本的煎服方法，如炮制药物，然后用多少水，再用微火煮出多少药液，分几次服用，服药后还需要"啜粥"和"温覆"。服药、啜粥和温覆所要达到的目标是汗出热退，"遍身㡱㡱，微似有汗者益佳。"若连续两次服药后没有达到目的，后面就要"小促其间"，本来是一天服用三次，就可以改为一天服用六次，两小时给一次药。吴鞠通在《温病条辨》中关于银翘散的服药方法也谈到过这个问题，病重者可以"一日一夜服，周时观之"，等等。服药期间的饮食禁忌，"禁生冷、黏滑、肉面、五辛、酒酪、臭恶等物。"这段煎服法的描述如此细致，为所有方剂的煎服法树立了典范，所以在葛根汤方后写有"余如桂枝法将息及禁忌，诸汤皆仿此"。所有的方剂都要仿照桂枝汤方后的煎服法。所以桂枝汤方后的煎服法一定要记住。

我们来看一下大柴胡汤常用的加减法。兼黄疸者，可加茵陈、栀子以清热利湿退黄；胁痛剧烈者，可加川楝子、延胡索以行气活血止痛；胆结石者，可加金钱草、海金沙、郁金、鸡内金以化石；热盛烦躁，日久不大便，口干渴，欲饮水，面红，脉洪实，加大黄、芒硝；心下实痛，痛及左胁，难于转侧，大便实者，加瓜蒌、青皮；呕吐不止，加姜竹茹、芦根。

为了更好地契合病情，大柴胡汤应该和小柴胡汤以及其他经方一样，都是可以加减的。大柴胡汤也可以算是小柴胡汤的加减，去掉了人参、甘草，加入了枳壳和芍药。关于经方的加减，有两方面的观点，一个是主张不加减，比如陈逊斋就主张"经方以不加减为贵"；另一方面认为经方是可以加减的。我的观点，经方是可以加减的，仲景本身就对经方的加减做了大量示范，比如小柴胡汤、真武汤、通脉四逆汤、四逆散、理中丸等，桂枝汤的加减最多，加减出了六经的方剂。所以我们不能把经方看死了，要灵活加减运用，但前提是加减一定要有道理，关键要有疗效。《伤寒论》中厥阴病篇方剂的加减比较少，但实际上乌梅丸、麻黄升麻汤也可以灵活加减运用。吴鞠通就从乌梅丸中加减出了连梅汤、椒梅汤、人参乌梅丸等方。张锡纯也善于加减，他从薯蓣丸中加减出一味薯蓣饮、珠玉二宝粥、资生汤等方。

我们看一下柴胡类方，《伤寒论》中的柴胡类方有小柴胡汤、大柴胡汤、柴胡桂枝汤、柴胡加芒硝汤、柴胡加龙骨牡蛎汤、柴胡桂枝干姜汤等。冉雪峰在《冉注伤寒论》中谈到黄芩汤也是柴胡汤的类方，它是小柴胡汤的一半。柴胡类方中的柴胡可以枢转少阳三焦气机，其另外一半就是黄芩。因为"少阳之上，火气治之"，少阳的本气为火，三焦枢转的经气内含阳气，一旦少阳不枢，就会气郁化火，所以少阳病多火热证，黄芩可以清三焦之火。少阳病的提纲证"口苦，咽干，目眩"，就应该用黄芩汤治之。少阳枢机在表里出入之间，联系极为广泛，所以少阳病有各种不同的兼夹证，兼夹证不同，用方也就不同。少阳病若是兼太阳病，可以用柴胡桂枝汤，或者小柴胡汤；兼阳明里实者，可用柴胡加芒硝汤或大柴胡汤；兼有痰火者，可用柴胡加龙骨牡蛎汤；兼水饮者，可用柴胡桂枝干姜汤。

傅延龄教授在《张仲景方方族》中提出了方族概念，把经方、时方统在一起，总结出了桂枝汤方族、麻黄汤方族、白虎汤方族、柴胡汤方族等。其中柴胡汤方族列有80余首方，仔细研读的话，柴胡剂如何加减变化就基本清楚了。

刘渡舟教授提出了"古今接轨论"的观点，他认为《伤寒论》和《金匮要略》的300余首方，对于变化万千的疾病来说，总觉得不够用。所以他主张古今接轨，经方与时方合用，以经方为主，合用各种时方，以治疗不同的疾病，这样就大大扩展了经方的使用范围。柴胡剂中，刘渡舟教授经常使用的合方有柴胡石膏汤、柴胡解毒汤、柴胡活络汤、柴胡鳖甲汤、柴胡越鞠汤、柴胡平胃汤、柴胡藿香汤、柴胡温胆汤、柴胡黛蛤汤、柴胡三甲汤、柴胡四磨汤、柴胡四物汤等。大柴胡汤作为小柴胡汤的加减方，也可以参考刘渡舟教授的这些合用的方剂。

接下来谈一下柴胡类方的作用机制。我是研究伤寒气化学说的，在气化学说看来，六经中，**太阳的经气运转趋向是向上向外的，称太阳为开；阳明的经气运转趋向是向下向内的，称阳明为阖；少阳则类似于门轴一般，是经气上下内外通达的枢机。**气化学说的开阖枢理论就是借助门的开关模型来阐释机体经气上下内外出入的运动状态。对于《伤寒论》的研究，柯韵伯的境界非常高，对于小柴胡汤，他在《伤寒附翼》中认为"此为少阳枢机之剂，和解表里之总方也。少阳之气游行三焦，而司一身腠理之开阖"。少阳为三阳之枢机，其气在表里之间，可出可入，可上可下，通调全身气机。冉雪峰在《冉注伤寒论》中谈到"少阳主枢，可以内枢，可以外枢，可以上枢，可以下枢"，"外枢用小柴胡，下枢用大柴胡。"

他认为大柴胡汤"非下阳明，乃下少阳，乃是少阳内枢、下枢意义"。其意在于和解少阳，疏畅气机。少阳枢机可以使气血向上向外以助太阳之开，也可以使其向下向内以助阳明之阖。李东垣的学说也可以放在这里讨论，若是羌活、防风、荆芥、葛根的升散功能不行的时候，可以加入柴胡以助气机的升散。柴胡是推动少阳经气运转的关键药物。

黄煌教授对于大柴胡汤证做了一些描述。从体格上看，大柴胡汤证的患者体格壮实，身体偏胖；从腹诊来看，上腹（心下）大或膨出，感觉质硬，有紧张感，患者自觉心下按之或有胀痛感；舌诊多见舌苔白腻或黄腻；脉实有力；症状上可以有发热，比如往来寒热、间歇性发热等，可以有喜呕、下利等症状；患者的情绪表现为郁郁微烦、烦躁等；从病机上看，大柴胡汤证为气郁实证，气郁化湿化热，并可能有向阳明病转化的趋向。大柴胡汤证明显比小柴胡汤证症状更急，小柴胡汤是胸胁苦满，大柴胡汤证则是心下急、心下满痛。

接下来我们看一下黄煌老师在《黄煌经方使用手册》中谈到的大柴胡汤的应用。

【推荐处方】柴胡 20 克，黄芩 10 克，制半夏 15 克，枳壳 30 克，白芍 20 克，制大黄 10 克，干姜 5 克，红枣 20 克。

【煎服法】以水 1200 毫升，煮沸后调文火再煎煮 30~40 分钟，取汤液 300 毫升，分 2~3 次温服。

【方证提要】①发热或寒热往来。②胸胁苦满，上腹部拘急疼痛，局部肌紧张。③便秘，尿黄，或下痢，或呕吐，或黄疸，或头痛。④舌苔黄白且干燥，脉滑数。

【体质要求】体格壮实，以中老年较多。上腹部充实饱满、胀痛，进食后更甚，按压轻则为抵抗感或不适感，重则上腹部有明显压痛、腹肌紧张。

【适用病症】病毒性肝炎、胰腺炎、胆囊炎、胆道蛔虫、炎性胆囊息肉、胆石症、高脂血症、脂肪肝、胆汁反流性胃炎、食道裂孔疝、胃窦炎、消化道溃疡穿孔、肠梗阻、肠道易激综合征、肺癌、支气管炎、支气管哮喘、高血压、中风、心律不齐、心动过速、肥胖症、糖尿病胃轻瘫、甲状腺腺瘤、甲亢、甲减、干燥综合征、乳腺癌术后调理、乳腺小叶增生、乳腺囊肿、溢乳、痛经、闭经、多囊卵巢、肾结石急性发作、偏头痛、三叉神经痛、肋间神经痛等。

【加减法】烦躁、心下痞者，合三黄泻心汤；脸红、小腹压痛、小腿皮肤干燥、舌暗等瘀血证候者，合桂枝茯苓丸；焦虑、腹满胀气者，合栀子厚朴汤；咽喉异物感者，合半夏厚朴汤；急躁易怒、口干口苦、心悸、失眠，或伴有急性感

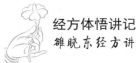

染者，合黄连解毒汤；哮喘痰稠难咯者，合排脓散；胸痛、痰黄、便秘者，合小陷胸汤。

【注意事项】体质虚弱、消瘦、贫血者慎用。

黄煌老师非常喜欢用柴胡剂，大柴胡汤也是常用方。除此以外，胡希恕教授也非常擅用柴胡剂。我们来看一下胡希恕教授运用大柴胡汤的模式。

1. 大柴胡汤加石膏。不但里实，而且里热，表现为大便难，舌苔黄。凡感冒之后，表证已去，而高热不退，大便不干的，用小柴胡汤加石膏；大便干的，用大柴胡汤加石膏，百试百验。

2. 大柴胡汤加芒硝。就是大柴胡汤与调胃承气汤的合方。有柴胡证，同时发潮热，大便秘结，就加芒硝。中毒性痢疾，高热，口干舌燥，就用大柴胡汤加芒硝，再加石膏。

3. 大柴胡汤加橘皮。积食，有宿食，现柴胡证，大便不通，打嗝，可用大柴胡汤加橘皮。

4. 大柴胡与葛根汤合方。哮喘时用得多。既有表证，又有半表半里证，还有里证，如果大便不通，舌苔黄，心下部位拒按，可以用。

5. 大柴胡与桃仁承气汤合方。热入血室，其人如狂，少腹急结，得用大柴胡汤配合桃仁承气汤。

6. 大柴胡与桂枝茯苓丸合方。桂枝茯苓丸去瘀滞。脑血管、心血管病瘀血证用得多，如冠心病心绞痛，很好使。高血压可以加石膏。

7. 大柴胡与牡丹皮汤合方。身体上部的瘀血证，一般用桃核承气汤、桂枝茯苓丸（带桂枝的治脑系疾病多），下部的一般用大黄牡丹汤（大黄、牡丹皮、桃仁、冬瓜子、芒硝），主要是消痈肿，如肠痈，即阑尾炎。治阑尾炎、胆囊炎、胰腺炎用大柴胡汤合大黄、牡丹皮的时候多。

8. 大柴胡与茵陈蒿汤合方。黄疸，包括黄疸型急性传染性肝炎，显柴胡证的，用得很多。茵陈蒿汤就是大黄、栀子和茵陈。

胡希恕教授对于大柴胡汤的使用有很多自己的心得。比如常见的急性支气管炎，胡老可能会用大柴胡汤加减治疗，这就突破了大多数医家对大柴胡汤的认识。"呕不止，心下急，郁郁微烦"等症无论如何与气管炎咳喘发热等表现靠不上，但他用了疗效却很好，开拓了我们的眼界。

使用任何方剂，除了清楚什么时候该用以外，还要知道哪些情况下不能使用。王秉衡在《重庆堂随笔》中谈道："柴胡为正伤寒要药，不可以概治温热诸感；为少阳疟主药，不可以概治他经诸疟；为妇科妙药，不可以概治阴虚阳越之体，用者审之。"阴虚燥热的体质不适合用柴胡剂。柴胡有三禁，禁汗、禁吐、禁下，所以小柴胡汤也被称为三禁汤。另外，对于柴胡证的治疗，服药的同时在饮食上也有要求，《内经》谈到"热病少愈，食肉则复，多食则遗"。饮食一定要清淡易消化。除此以外，桂枝汤方后的饮食禁忌——"禁生冷、黏滑、肉面、五辛、酒酪、臭恶"，在此也是符合的。

接下来我们看几个医家对大柴胡汤的应用。首先是刘渡舟教授，《刘渡舟伤寒论讲稿》中记载了一则医案："我看过一个放羊的病人，是个彪形大汉，那个时候已经很暖和了，他穿着棉袄棉裤。大家看着很怪，个子很高，天这么暖和怎么还穿着一身棉衣？他就叙述他的病情，就是身上总怕冷，到了夏天也得穿着棉衣。医生一看就说虚，虚就补啊，越补身体越虚，不能干体力劳动了，所以后来让他休息了，挺大一个个子叫他放几只小羊。原来方子用附子用到一两，都解决不了问题。我一看这个人二目炯炯有神，三十多岁，面色黑黑的，也不像虚弱的样子，脉沉而弦，按之有力，小便黄，大便也有点儿不痛快，舌苔是黄苔，心烦起急脾气大。根据这个就判断是个阳郁于内，就开了个大柴胡汤。等到两付药吃完再来，上面的棉袄就脱了，棉裤还穿着。大家说你怎么棉袄脱了，他说我没那么冷了。后来又吃了两三付，棉裤也脱了。这时候阳气通达了出来。所以阳气阻于上、阻于内的现象临床上都是有的。如果只根据现象是怕冷畏寒就用附子，那是不行的。这一条在病理上给我们很大的启发。"这是一个阳郁假寒证，用大柴胡汤通达三焦，阳郁得解，恶寒自消。

我们再看几则胡希恕教授的医案。

哮喘案 某男，36岁。3年前因食青辣椒而引发哮喘，始终未离西药治疗，迄今未愈，冬夏无休，每次发作常因偶尔咳嗽或喷嚏引发。自觉消化不好，大便干燥，即为将发之预兆。发作时喘满胸闷，倚息不得卧。现症见：喘闷，胸腹胀满，昼轻夜重，晚上哮喘发作，倚息不得卧，大汗淋漓，口干，便秘，心中悸烦，眠差易醒，舌苔薄白，脉沉缓。据证与大柴胡合桂枝茯苓丸加生石膏汤：柴胡12克，黄芩9克，半夏9克，生姜9克，枳实9克，炙甘草6克，白芍9克，大枣4枚，大黄6克，桂枝9克，桃仁9克，茯苓9克，牡丹皮9克，生石膏45克。服2剂后，症状减轻，服3剂后，大便通畅，哮喘已，胸胁满、腹胀、心中悸烦均不明显，上方继服3剂而告愈。随访2年，未见哮喘复发。

肝炎案 某男，25岁，2个月前患痢疾，痢止后腹胀、腹水、下肢浮肿，经

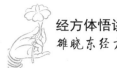

检查诊断为肝炎、肝硬化。现腹胀，低热，纳差，乏力，头晕，便溏，尿黄，舌质红，舌苔薄白，脉弦数。巩膜轻度黄染，腹部膨隆，腹水征（+），下肢凹陷性浮肿（++）。实验室检查：GPT＞600单位，TTT 17单位，TFT（+），超声肝肋下1.5cm。证属肝气郁结、湿热内蕴，为大柴胡汤合己椒苈黄汤方证。柴胡12克，半夏9克，黄芩9克，枳壳9克，白芍9克，生姜9克，大枣4枚，木防己9克，椒目9克，大黄6克，葶苈子9克，茵陈24克。服7剂后，因出现鼻衄、心中烦热而与三黄泻心汤4剂，鼻衄止，心中烦热消失，而以少腹坠痛、肝区痛、纳差、下肢浮肿为主，故与四逆散合当归芍药散加减。服药月余，纳增，面丰满而红润，症以肝区痛、气短、小便少、下肢浮肿为主，故改服柴胡桂枝干姜汤合当归芍药散加丹参、茵陈。半月后查腹水已消，下肢浮肿也不明显，仍以大柴胡合己椒苈黄汤加减，治疗5个月余，查肝功正常，腹水消退。

溃疡案　某男，40岁。1962年确诊为十二指肠球部溃疡，去年又查出有慢性肝炎，经常疲乏无力，纳差，右胁痛，胃脘痛，时有头晕，吐酸烧心，怕冷。前医辨证为脾胃虚寒，予黄芪建中汤加味，服6剂，头晕加重，每早起右胁痛，胃脘痛更明显，咽干思饮，大便干，苔白腻浮黄，舌尖有瘀点，脉沉细。胡老认为是瘀血胃脘及胁，为大柴胡汤合桂枝茯苓丸方证，用药：柴胡12克，枳实9克，黄芩9克，半夏9克，赤芍9克，桂枝9克，桃仁9克，生姜9克，大枣3枚，大黄6克。服2剂后胃脘痛已，服9剂后胁痛已，纳增，大便如常。

冠心病案　某男，67岁。气短、胸痛、胸闷1个月余，某医院诊断为心肌梗死（愈合期）。近症以左胸灼热痛，气短，动则明显，时寒时热，心下堵，口苦，时头胀，失眠，大便微干，舌苔黄，脉弦滑。胡老与大柴胡汤合桂枝茯苓丸加味：柴胡12克，半夏9克，黄芩9克，白芍9克，枳实9克，生姜9克，大枣4枚，桂枝9克，茯苓12克，桃仁9克，大黄6克，生石膏30克，炙甘草3克。服3剂后，各症均已，惟感夜间憋气，食后烧心，大便干，舌苔黄，脉弦滑略数。上方增大黄为9克，继服2剂后，夜间憋气消失，外出活动仍感气短，但休息后症状渐渐消失。

阑尾炎案　某男，40岁。1965年6月10日初诊。右小腹痛二三日，经西医检查认为急性阑尾炎，麦氏点压痛明显，体温不高。刻下症：右小腹痛胀，咽干，口苦，微恶心，大便干，舌苔黄，脉弦滑。与大柴胡汤合大黄牡丹汤：柴胡12克，半夏9克，黄芩9克，白芍9克，枳实9克，桃仁9克，牡丹皮9克，冬瓜子12克，大黄6克，芒硝9克。服3剂，腹痛已，但右少腹仍痞胀，便前有腹痛。

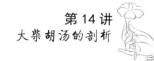

上方减芒硝为 6 克，加炙甘草 3 克，服 6 剂，症状全失。

癫痫案　某男，46 岁。1968 年 8 月被电击伤、击倒，昏迷约 1 分钟，身体七处被灼伤，自此常发癫痫，大约每半月发一次，并每天头痛无休。现胸胁苦满，胃腹胀满，早起不烦恼，后头痛，喜忘，舌苔白根黄腻，脉沉弦。与大柴胡汤合桂枝茯苓丸加生石膏：柴胡 18 克，半夏 12 克，黄芩 9 克，枳实 9 克，生姜 9 克，大枣 4 枚，桂枝 9 克，桃仁 9 克，白芍 9 克，茯苓 9 克，牡丹皮 9 克，大黄 6 克，炙甘草 6 克，生石膏 45 克。服 16 剂，恶心、头痛消失，癫痫发作较轻，约一月一次，仍喜忘。仍上方继服 10 剂，癫痫未再发，喜忘好转渐已。

第 15 讲　太阳病提纲阐释

　　"太阳之为病，脉浮，头项强痛而恶寒。"这是太阳病的提纲证。六经病的提纲证非常重要，是该经病证的点睛之笔，点出要害所在，但它不全面。在《伤寒论》里，只有六条"某某之为病"的写法。六经中的太阳主要含有相关的脏腑和经络，包括手太阳小肠经、足太阳膀胱经，以及小肠和膀胱两腑，另外还包括了属于太阳系列的东西，比如太阳主一身之表；太阳之气出于胸中，胸中是太阳之气的源头。"太阳与阳明合病，喘而胸满者"，就是太阳之气从胸中开发不利。胸中是太阳与阳明交接的地方。太阳涉及膀胱和小肠腑，涉及小肠经和膀胱经，涉及皮毛，这些部位的问题都可以从太阳论治。比如皮毛的问题从太阳论治，像麻疹、湿疹等皮科疾患常用到消风散，疏风解表开太阳。

　　"太阳之为病"，是指太阳所发生的病变。"脉浮"，大多数太阳病的经证、腑证都是脉浮，所以脉浮通常作为太阳病的特征性表现。但不是所有的太阳病脉象都如此，少部分不是脉浮。比如太阳蓄血证会出现脉沉结、沉涩。张仲景说太阳病为脉浮，只是大多数的情况，主要涉及的，一是太阳的经络病，也就是膀胱经和小肠经的病证；二是太阳的经气病，太阳表证，主要表现在主表、主皮毛这方面；太阳经腑同病，或太阳膀胱气化不利的腑证蓄水证，也是脉浮，但太阳蓄血证则为脉沉。

　　太阳病经表证，张仲景主要叙述了两个证候，一个桂枝汤证，一个麻黄汤证。一个是脉浮缓，一个是脉浮紧。第 1 条以后，凡是提到太阳病的，都要有太阳病的主要表现，脉浮、头项强痛、恶寒，都要考虑第 1 条的内容。比如第 2 条"太阳病，发热，汗出，恶风，脉缓者，名为中风。"这里是脉缓，因为是太阳病经表证的脉缓，所以太阳中风证的脉就是浮缓的，缓中带浮。第 12 条"太阳中风，阳浮而阴弱，阳浮者，热自发，阴弱者，汗自出。啬啬恶寒，淅淅恶风，翕翕发热，鼻鸣干呕者，桂枝汤主之。"第 13 条"太阳病，头痛发热，汗出恶风者，桂枝汤主之。"这 3 条合起来，就把太阳中风的证候讲全了。**"阳浮而阴弱"是指脉象，**

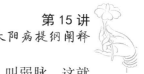

"阳浮"就是浮取的时候为浮脉，但中取的时候则为无力的脉象，叫弱脉，这就是太阳中风证的脉象。

临床上判断太阳中风证，我是看三个特征：第一诊脉象，是不是阳浮而阴弱的浮缓脉；第二看有没有汗，或有没有发过汗；第三看患者是不是太阳中风证的体质，或者说是不是桂枝汤证的体质。桂枝汤证患者的体质稍显柔弱，麻黄汤证的体质要壮实些，但即使是强壮的老人和小孩，还是归于桂枝汤证的体质中；而像武松、李逵这样强壮的人，就算是有桂枝汤证的表现，但也可以考虑用麻黄汤。

《伤寒论》第 3 条"太阳病，或已发热，或未发热，必恶寒，体痛，呕逆，脉阴阳俱紧者，名为伤寒。"这里的"脉阴阳俱紧"应和太阳病的"脉浮"结合来看，太阳伤寒证是浮紧的脉象。桂枝汤证和麻黄汤证的脉象比较，浮取都差不多，区别在于沉取，麻黄汤证更有力些。桂枝汤证是"阳浮而阴弱"的脉象，稍微用力按压就弱了；太阳伤寒证的"脉阴阳俱紧"则无论浮取还是沉取都是紧张有力的脉象，紧的脉象是比弦脉还要硬，有力一些。

恶寒是太阳表证的必见证，而发热，早期可能有，也可能没有。**太阳病主要有三大病证：营卫不和、肺气不畅和上窍不利。**太阳病一般都有营卫不和的问题，表现为恶寒和发热。太阳病早期一般会出现恶寒，如第 3 条讲的，"或已发热，或未发热，必恶寒"，开始只是怕冷，但隔了一段时间后出现发热恶寒同时兼见的情况。营卫相争就会出现发热，但在早期可能没有发热，轻症患者也可能没有发热。大部分太阳病患者会出现头项强痛，全身肌肉发紧，甚者疼痛。恶寒和头项强痛都是营卫不和的表现，脉浮象征着太阳经表证。

我们所讲的太阳、阳明、少阳、太阴、少阴、厥阴，首先是生理的概念，是以生理统病理的。六经的生理是什么？病理是什么？定位在哪里？定性是什么？定位，是太阳经络病证、太阳腑证还是太阳经气病；定性，要分清楚虚实、寒热、燥湿。太阳病提纲证，首先要考虑是不是病在太阳，若是病在太阳，则具体的病变部位在何处，是病在太阳经络？是小肠经还是膀胱经？是病在膀胱腑还是小肠腑？还是太阳经气为病？病性是虚还是实？是寒还是热？是燥还是湿？等等，逐一分析清楚。

这个六经体系，不仅是仲景治疗太阳寒证的麻桂体系，也可以把温病涵盖进来。麻黄汤、桂枝汤可以治太阳病，桑菊饮、银翘散也可以治太阳病，只不过病性一个是风寒，一个是风热。薛生白的芳散表湿法则是治疗湿气犯表的太阳病，病性为湿。所以，不要把病在太阳只局限于仲景的麻桂体系。葱豉汤、姜枣饮等治的是太阳风寒证的轻症。桑菊饮是"但咳,身不甚热,微渴者",老是咳嗽,不怎么发热,还有些乏津的口渴,舌质有些偏红,就可以用桑菊饮。若咽喉肿痛,兼有轻度发热、恶寒的,可以用银翘散。表虚有汗,脉浮缓的,桂枝汤比较合适。脉浮紧、无汗、身痛、头项强的,麻黄汤比较合适。湿邪犯表的,像岭南、江浙一带多见的暑湿犯表证,芳散表湿汤很好用。

要想深入了解太阳病的辨证,还需要琢磨第2、3、12、13条和第35条,把这些条文了然于胸,才能清楚地认识太阳病。我们要了解太阳的生理、病理、脉证,生理清楚了,患者病情的各种变化就在我们的意料之中。

现在的方证派,只是关注患者的症状,辨症状用方,忽略了患者平时的状态,有什么样的病史。了解人体的生理,才能了解病理。不像方证派,抓得住证据可以开出方,抓不住证据就无从下手。掌握了生理和病理,有时尽管抓不住证据,但是可以通过判断和思考,根据逻辑推理来辨证论治。中医最讲究辨证论治,辨证论治的水平是不可穷尽的。所以,对于中医的评价,一是看疗效高低,二是看理论根据。

第16讲　厥阴病是不是千古奇案

厥阴病是不是千古奇案？（陆渊雷《伤寒论今释》语）是王叔和整理《伤寒论》时拼凑而成的篇章吗？李可老中医在谈及厥阴病时，也曾指出这部分或许并不重要，至少比不上少阴、太阴的内容。（但事实上，李老在实际运用中，吴茱萸汤、当归四逆等厥阴方不仅常用，而且效果明显。）

厥阴病奇在哪里，它存在什么问题？或者可以简单地问，什么是厥阴病？

我们首先要知道这样一个前提，即中医是中国传统文化的一部分，要想学好中医，就必须回到传统文化中去寻根。比如说，中医是一个讲究意象、意念的学问。就像齐白石老先生的作品，论细节、论解剖等方面绝对比不上文艺复兴绘画大师达芬奇，但我们看到他的虾，一样能感到栩栩如生，甚至有过之，这是因为中国的传统文化非常讲究神、神似的概念。画家、书法家，乃至医家，着力去追求的不是形式，而是神，神韵。

回到中医，大家要树立一个概念，那就是要从生理去推病理。以这样的思路去考虑，我们也就可以把厥阴病的概念，拆分成"厥阴"+"病"两块来解释。所谓病就简单了，说的是生理的异常。譬如心主神明，肝主疏泄，是正常的脏腑生理功能，若是进入了病的状态，这些功能就无法正常运转了。然后就要具体解释厥阴的含义了，包括了脏腑、经脉以及五体九窍等几个层次。脏方面，包括了足厥阴的肝和手厥阴的心包这两个脏；经脉方面，则是对应的足厥阴肝经和手厥阴心包经这两条经脉；五体（皮、肉、筋、骨、脉）及九窍（头面七窍及前后二阴）方面，心包和肝对应的就是目和筋脉。这三方面加起来基本上就把人体系统给充分地概括了。此外，还有人体与自然相呼应的方面，厥阴也有它对应的特点，木气和厥阴相应。还有《伤寒论》提到六经之病都有相应的欲解时，"太阳病欲解时，从巳至未上""少阳病欲解时，从寅至辰上""厥阴病欲解时，从丑至卯上。"就是提示我们中医讲究四时之五脏，而非血肉之五脏。因此，无论针灸也好，用药也罢，都要遵循时间的特性。

如果我们学习过程中**能够把厥阴生理涉及的几个方面都掌握了，知道它正常工作是怎样的情况，**那就等于弄明白了厥阴病——它生理功能异常的一面。伤寒、温病、内伤、外感、传染病其实也都一样。张仲景以六经治疗外感病这一块为主，但是发展至今，大多数专家的观点还是认为《伤寒论》为百病立法，任何病都能放进六经的系统，能够用六经的办法来治疗。柯韵伯、李可老中医也都持这样的观点，甚至像温病大家叶天士也能把厥阴的方子用得很好，我自己之前的文章中论述六经时也把温病的内容放进了厥阴部分，以资补充。

但要想在临床实践中运用自如，光有这些理论还不够，我们要能够抓住整个疾病最关键的部分——病机。我所推崇的办法是通过详细的问诊来厘清繁复病情中的蛛丝马迹，主证的证就是证据的证，可以通过在望闻问切等收集信息的过程中不断地筛选有效部分，具体内容就包括我们刚才说的，从经脉、脏腑、五体九窍这三个大的方面。姚梅龄老师就是这方面的佼佼者，他经常半个小时看一个患者，甚至一小时、两小时、整个上午。病史、主诉、表现各个方面都不能缺少，都是证据，我们在这方面投入的力气再多也不为过，因为稍有不慎就会造成误诊漏诊。由于医疗行业的特殊性，一旦发生类似情况，将会是非常严重的问题。例如有患者感冒流涕，这也许只是一个普通感冒，但是如果问诊采集到这个人眼睛不舒服、胁肋憋闷或者腿有抽筋等情况，根据中医藏象经络定位的原则，就必须考虑到厥阴有问题。

厥阴病条文谈到阴阳气不相顺接的问题，气血能够正常流通依靠肝脏的疏泄功能去调节。肝的气机不畅，功能失调，就会出现我们说的"厥"（厥逆，气血不通）的表现。这个原则也可以表述为"先定位，后定性"。看到一个患者，或者肝，或者心包，或者相关的经脉，或者木气，或者筋脉发现有问题，就可以定位到厥阴了。

另一方面，从时间角度来看，厥阴病在《伤寒论》里也代表疾病发生发展到比较后期的一个阶段了。因为三阳在外，到了三阴就更近一步了，到了厥阴就是最后阴尽阳复的阶段了。这里最好也能把肝的疏泄功能放在一起讨论。因为到了阴尽阳生，则厥阴出少阳，必须通过肝的疏泄功能来激发阳气，继而出现向愈之象。肝属木，木气升发，是阳气上升的阶段。就是说，在大病后期，如果病情出现好转，如条文说的厥热胜复，热几天，厥几天，完了再热，厥少热多，这个病就是要好转了，因为阳气来复，气出少阳。中医是一门时空医学，要动态把握空间的变化与时间的变化，包括一年之中四季更替，一日之内时辰流转，时间不同，用药、下针也都相异。

哪些病证可以归入厥阴病的范畴？ 所有肝的病证，心包的病证，筋脉的病证，肝经、心包经的病证，木系的病证，统统可以放进来讨论。无论内伤、外感、传染病都不受限制。

厥阴病重点在足厥阴肝系的病证，首先分虚实两面，虚证以肝阴虚、肝血虚为主，当然也有肝气、肝阳不足的；实证包括气、火、风、阳、寒等病证，肝气郁滞、肝火上炎、肝经湿热、肝风内动、寒凝肝脉、肝阳上亢等，这些都是厥阴范畴的病证。另外大家还可以考虑把心包的病证也纳入厥阴范畴。关键在于不能狭隘地认为厥阴病只有寒热错杂证（乌梅丸证），也有热证（热痢，白头翁汤），也有寒证（当归四逆汤证、吴茱萸汤证）。厥阴是定位的概念，性质是可以改变的。就像阳明并不只有热证，也有"食谷欲呕者，属阳明也，吴茱萸汤主之"的阳明寒证。阳明虽然热证为多，但根本而言，必须要先定位，是胃肠系统，比如胃气上逆就是阳明，而无论其性质是寒是热。按照这样的思路，很多内容都可以补充进来，譬如前述的温病内容，这样一来，厥阴病的范围就大大扩充了。

六经病证都应该按照这样的思路来思考。临床上碰到了问题，首先是要定位，太阳、少阳、阳明、太阴、少阴、厥阴六经分清楚以后，再辨寒热虚实。这是很有效的办法。也解释了为什么SARS也好，艾滋病也好，历代医书里都没有记载，但是中医可以开出方子来治疗，并且能够保证一定的疗效。我们把异常的生理状态（即病理）调整回去，就是治好了病，就恢复了健康，即使我们不知道这到底是什么病。

中医六经学说的核心是藏象经络学说，它是建立在"时空统一""天人一体""功能定位"为主的基本原则之上，而且是先定位后定性。**先定位后定性的原则确立之后，厥阴病的问题就迎刃而解了。厥阴病就是肝和心包及其经脉的病证，可寒可热，可寒热错杂，可虚可实，可虚实夹杂，燥湿风火疫疬杂症，皆可为病厥阴。**厥阴提纲证只是举例示范而已。

这就是中医，这就是中国传统文化的魅力之处，求其神而不究其形。

第17讲 《伤寒论》发病日数条文阐释

我准备把明代赵开美复刻的宋本《伤寒论》六经病条文，从第 1 条到第 398 条当中的有关时间、日数的条文进行揭秘或者阐释。比如六经欲解时与一二日、三四日、五六日、七八日、十二日、十三日等串起来讲。这方面的文章或者论述很少，还没有医家在这方面有一个系统的阐述，所以这个讲解还是很有必要的。题目定为"《伤寒论》发病日数条文阐释"。

《伤寒论》六经气化学说里边有一个六经传变理论。这个理论就是一日太阳、二日阳明、三日少阳、四日太阴、五日少阴、六日厥阴这样一个传经理论体系。这个体系其实从《素问·热论》就开始了。《素问·热论》讲到一日太阳、二日阳明、三日少阳到六日厥阴的日传一经规律，但是没有讲清楚为什么这样排列。张令韶在《伤寒论直解》中阐释了经气传经理论。《伤寒论》的六经经气传经理论有三种传变，一个叫**正传和逆传**，一个叫**气传**，还有一个**病传**。

先讲正传和逆传。所谓正传，就是经气传经或叫经气传变。在运气学说里，正常的六经排序是厥阴、少阴、太阴、少阳、阳明、太阳。在气化学说里，人身经气的传变也是这样的顺序。一个人从出生的那天起，经气就开始按六经传变了，按照从里往外、从厥阴到太阳的顺序。生下来第一日，经气注于厥阴，第二日传至少阴，第三日在太阴，第四日在少阳，第五日在阳明，第六日在太阳，然后到了第七日又回到厥阴。每个人的经气传变规律是不一样的，就是因为出生的日期不一样。这个传经规律叫**经气的正传**。一旦感受邪气，经气的传变顺序就会逆转，转成太阳、阳明、少阳、太阴、少阴、厥阴这样的顺序，这叫**经气的逆传**。经气逆传时也是日传一经，只不过传变的方向发生了逆转，变为第一日在太阳，第二日在阳明……第六日在厥阴。**正传和逆传都叫气传。**但气传时不一定发病，病传时才发病。**最后一种是病传。**病传不是按照日传一经的顺序传变，而是根据症状，有哪一经的症状，表明病传到了哪一经。比如感冒，患者出现发热恶寒、头痛身痛，这就是病传至太阳。在这些症状里，最主要的是恶寒，脉象为浮，这就可以证明病传至太阳。第一日病传至太阳，第二日、第三日有可能仍在太阳地界，在或不在，就是以症状为据。

再谈一下**直中**。有的人感冒后，可能第一日的症状表现就不在太阳，出现畏寒、肢体冷、脉沉、欲寐，这叫直中少阴。也可能第一日就表现为伤寒，脉弦细，头痛，发热，这是直中少阳。如果直接出现蒸蒸发热、汗出、脉大，就是直中阳明了。**直中就是人体正气亏虚时，六淫邪气穿过太阳，直接到达其他五经。邪气直接入里，直中哪一经，就要看哪一经正气虚。直中哪一经，主要看脉证，出现哪一经的症状，就是直中了哪一经。**

我们刚才讲了正传、逆传、气传和病传。正传和逆传都属于气传，都是日传一经，只不过传变方向相反。病传不是如此，病传至一经，可以较长时间留于此经，也有可能传变至它经，日期是不定的。若是由表向里病传，提示其病加重。比如从太阳病传到少阴，从少阳传到厥阴。也有从里出表的，比如从厥阴转出少阳，其病向愈。病传不是根据日期来定的，而是根据证候来定的，出现哪一经的证候，就是病传至哪一经了，治疗也要围绕病传到的这一经展开。我们**临床根据什么来治病？根据证候来治病**。这就是张仲景给出的原则：辨证论治，或者叫辨证候论治。所以对医者来讲，最重要的就是病传。这个传经理论是张令韶在气化学说方面做出的贡献。

一、太阳病篇

我现在就从太阳病开始。大家需要非常熟悉六经提纲证，病传到了哪一经就是看提纲证的。接下来，我要把 398 条条文，凡是含有日期时间的条文，逐一进行讲解（条文序号采用 1976 年上海人民出版社出版，上海中医学院中医基础理论教研组校注的《伤寒论》版本序号）。

第 4 条"伤寒一日，太阳受之，脉若静者为不传；颇欲吐，若躁烦，脉数急者，为传也。"感冒也好，伤风也好，哪怕是温病也好，第一日的病位大多应该是在太阳的。或出现脉浮、恶寒发热、头项强痛、周身不适等营卫不和的表现；或者鼻塞流涕、咽喉不适等上窍不利的表现；或者咳嗽、气喘等肺气不畅的表现。主要是这三大类症状。"脉若静者为不传"，什么叫"脉若静者"？"脉若静者"是和太阳病的脉象相符合，仍为浮脉，病仍在太阳，没有其他五经病的脉证，所以"脉若静者"意味着没有发生病传。"颇欲吐，若躁烦，脉数急者，为传也。"

如果出现烦躁、脉数急、呕吐等症，就意味着发生了病传，要传变至它经了。

在这一篇我们要重点了解的第一点是：正常情况下，伤寒一日是病在太阳的，这是六经病的病传规律。但也不是所有的患者都会第一日病在太阳，有特殊情况，就是刚才所讲的直中，第一日就跑到其他五经去了。但绝大多数的患者，尤其是感受风寒的，第一日基本是在太阳，至少是太阳先受邪。**所有的病邪都要先过太阳这一关，因为太阳是六经之藩篱。**大部分《伤寒论》学说认为，外邪是从皮毛而入，肺系与皮毛相合，皮毛为太阳所统。温病多从手太阴，就是从肺系先入，口鼻、咽喉和皮毛一样，都是人体的屏障。所有的外邪都要经过这层屏障，才能让人体受邪。太阳一般都有承受邪气的能力，伤寒一日病传太阳是一个常见的情况，多数都是如此。如果第一日就病传少阴或厥阴，是特殊情况，比较少见，也有少部分这种直中的患者。

第 5 条 "伤寒二三日，阳明、少阳证不见者，为不传也。"这就告诉我们，太阳病受邪之后，经气逆转为气传，按照气传的规律，第一日在太阳，第二日在阳明，第三日在少阳。但如果第二日没有出现阳明病的证候，或第三日没有出现少阳病的证候，就证明没有发生病传，病位还是在太阳，还有太阳病的脉浮、恶寒等表现。凡太阳病，脉浮和恶寒一般是要有的，这就是俞根初讲的"**有一分恶寒，就有一分表证**"。《伤寒论》讲太阳病"或已发热，或未发热，必恶寒"，就是说凡病在太阳，发热或者有，或者没有，或者来得早，或者来得晚，但恶寒是一定有的。

第 7 条 "病有发热恶寒者，发于阳也；无热恶寒者，发于阴也。发于阳，七日愈；发于阴，六日愈。以阳数七，阴数六故也。"我们知道，受邪以后经气逆转，气传的传变顺序是一日太阳、二日阳明、三日少阳、四日太阴、五日少阴、六日厥阴，到了第七日，又回到了太阳。大多数情况下，尤其是外感疾病，第一个周期就能痊愈，到了第六日，正气渐复，邪气渐衰，正邪交争已不剧烈，就接近痊愈了。如果仍未痊愈，则会开始第二个周期。"发于阳，七日愈；发于阴，六日愈。"就是说在患者阳气充盛的情况下，第七日阳气来复，还会有一个稍稍发热、脉浮的症状，这是阳气来复的表现。如果正气不充，邪气已尽，那么到第六日就会痊愈。因为第六日经气气传至厥阴，若第七日的阳气来复人体没有感受到，就不会有什么表现，所以到第六日就痊愈了。越是老年人或者正气偏虚的患者，到了第六日就没症状了，痊愈了；越是身体强壮、正气盛的人，到了第七日，阳气来复，就又到了太阳经，这时候还会稍有脉浮、发热的表现。所以一般的感冒，反倒是身体比较虚的病程会短些，六日就好了；而正气盛的患者，到了第七日还会有个阳气来复，会有一个轻度发热的表现。病程至第六、七日，是一个阴极阳生、阳气来复的情况，开始有回转的余地了。第六日还在厥阴，厥阴已是阴尽阳生之地，到了厥阴已经有阳气来复的表现了，但真正回到太阳是第七日。

第 8 条 "太阳病，头痛至七日以上自愈者，以行其经尽故也。若欲作再经者，针足阳明，使经不传则愈。"太阳病到了第七日，不管是病发于阳还是发于阴，一般的轻症基本自愈了。所谓自愈是不用医生的干预，患者自己就病愈了。为什么呢？"以行其经故也。"太阳病时经气的传变，一日太阳，二日阳明，三日少阳，四日太阴，五日少阴，六日厥阴，到了第七日又回到太阳，这就应该痊愈了。但"若欲作再经者"，如果邪气比较盛，正气又虚，第一个周期传变结束，第二个周期则继续传变。所以"再经者"，"再"就是第二次的意思，再一次从太阳到厥阴的传经过程。这时如果有向阳明病传的倾向，就针刺阳明经，比如足三里等阳明经的穴位，以阻止病传的发生。这叫"截断"疗法，阻止太阳病向阳明病方向发展，使得太阳经病不得内传就能痊愈了。

第 9 条 "太阳病，欲解时，从巳至未上。""巳至未上"是时间概念。古代的一天分为十二个时辰，巳、午、未三个时辰是指早上 9 点到下午 3 点，这 6 个小时正是太阳中天的时候，也是自然界阳气最旺的时候。人是自然界的一部分，人和自然界是一个整体，人的阳气和自然界是相通的。中午时分，自然界的阳气旺盛了，会助旺人体的阳气，太阳经的经气也随之旺盛。一般轻浅的太阳病，在这个阶段就比较容易好转或痊愈。

另外还有一种情况，如果邪气仍盛，由于这个时段的阳气旺盛，就会正邪交争激烈，症状也有可能会加重。为什么会更重？因为中午时分，自然界阳气旺盛，会助旺人体的阳气，人体的阳气也随之旺盛。若在此时邪气仍重，人体的盛阳就会拒邪，正邪交争激烈，营卫不和、上窍不利、肺气不畅等症状就会加重。所以在巳、午、未时能够见到两种情况，一种是太阳病痊愈，另一种是太阳病症状加重。所以太阳病要关注巳、午、未这三个时辰。

第 10 条 "风家，表解而不了了者，十二日愈。"大多数太阳经表证，经过六七日一个轮回，就会痊愈。如果六七日后仍有轻度周身不适，第二轮经气行其经尽就会痊愈。

第 16 条 "太阳病三日，已发汗，若吐、若下、若温针，仍不解者，此为坏病，桂枝不中与之也。观其脉证，知犯何逆，随证治之。""太阳病三日"，是指太阳病之后三日，就是经气传入太阴之时。太阳病之后的三日，第一日传至阳明，第二日少阳，那么第三日就入太阴了，从阳经转入阴经。这三日，经过汗法、吐法、下法以及温针，仍没有痊愈，而气传已至阴经，这种状况大多可能是坏病。坏病是指疑难危重病症，这也属于一种变证。病证已不在太阳，发生了传变，这就需要根据六经辨证重新论治。

第 23 条"太阳病，得之八九日，如疟状，发热恶寒，热多寒少，其人不呕，圊便欲自可，一日二三度发。脉微缓者，为欲愈也；脉微而恶寒者，此阴阳俱虚，不可更发汗、更下、更吐也；面色反有热色者，未欲解也，以其不能得小汗出，身必痒，宜桂枝麻黄各半汤。""太阳病，得之八九日"，太阳病到了第七日，应该再次传到太阳，第八日就传到阳明，第九日到少阳，这是气传。那有没有病传至阳明和少阳呢？这要看症状。"如疟状"，要么是疟疾，要么像疟疾，那它是不是疟疾？疟疾的寒热往来，是一阵发热，过一段时间一阵怕冷恶寒，随后又是一阵发热，发热和怕冷交替出现。但这里的"如疟状，发热恶寒，热多寒少"，怕冷和发热是同时出现的，所以它不是疟疾，还是一个太阳病，只是如疟状，一天有两三次发热恶寒的发作，但它的发热恶寒是一起来的。这就不是少阳病，仍是太阳病的轻症，给予桂枝麻黄各半汤。

反过来讲，桂枝麻黄各半汤与小柴胡汤治疗的病证是不一样的。桂枝麻黄各半汤证有发热恶寒，一天发作两三次，还有面色微微发红、身痒、无汗等表现，它和少阳病小柴胡汤证的寒热往来是不一样的。和第 23 条类似，下面的第 25 条，"服桂枝汤，大汗出，脉洪大者，与桂枝汤如前法。若形似疟，一日再发者，汗出必解，宜桂枝二麻黄一汤。"它的"一日再发"，也是发热恶寒同时出现的，不是寒热往来，只是一天会出现两次发热恶寒的情况。桂枝二麻黄一汤和桂枝麻黄各半汤基本是一样的。一个是"一日二三度"发，一个是"一日再发"，一个有身痒、面色有热色，一个没讲到，所以第 23 条的症状应该比第 25 条的要重一点。到了第 27 条桂枝二越婢一汤证，"发热恶寒，热多寒少"是重点，这是从太阳伤寒轻症由寒化温的表现。凡太阳病都有发热恶寒，寒多于热的属于伤寒，热重于寒的属于温病，所以在桂枝二越婢一汤证就有温病的表现了，用石膏清解郁热。

第 30 条"问曰：证象阳旦，按法治之而增剧，厥逆，咽中干，两胫拘急而谵语。师曰：言夜半手足当温，两脚当伸，后如师言，何以知此？答曰：寸口脉浮而大，浮为风，大为虚，风则生微热，虚则两胫挛，病形象桂枝，因加附子参其间，增桂令汗出，附子温经，亡阳故也。厥逆咽中干，烦躁，阳明内结，谵语

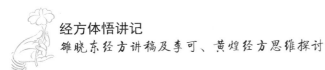

烦乱。更饮甘草干姜汤，夜半阳气还，两足当热，胫尚微拘急，重与芍药甘草汤，尔乃胫伸。以承气汤微溏，则止其谵语，故知病可愈。”这条没有谈到日数的问题，但谈到了“夜半手足当温”。夜半是在子时，子时是晚上 11 点到凌晨 1 点。那么夜半就在晚上 12 点，是在子时这段时间内。我们知道“冬至一阳生”，而夜半也是阴极阳生之时，**从一天的时间来看，夜半就相当于一年内的冬至，就是一天内阳气开始生发的阶段**。后面一句“夜半阳气还”，也是这个意思。

第 37 条“太阳病，十日以去，脉浮细而嗜卧者，外已解也；设胸满胁痛者，与小柴胡汤；脉但浮者，与麻黄汤。”我们知道太阳病时人体经气的传变逆转，转为从表到里，从太阳到阳明、少阳、太阴、少阴、厥阴，到了第七日又传至太阳，十日以后就是太阴、少阴、厥阴了，经气又回到三阴了。“脉浮细而嗜卧”，经气到了三阴，如果是邪气胜，正邪交争剧烈，脉应该是大、弦、硬。“脉浮细”说明邪气仍在三阳。这时的邪气不盛，正邪交争不剧烈，是一个虚的脉象。“嗜卧”说明正气已虚。这里没有说到其他的症状，说明患者只是比较疲乏。“外已解也”说明太阳表证已解，外邪已除。“设胸满胁痛者，与小柴胡汤。”如果出现“胸满胁痛”，说明邪在少阳，自然应与小柴胡汤，胸胁是少阳经脉所过。“脉但浮”，如果没有胸满胁痛，没有其他的症状，只是脉浮，说明邪气只在太阳，当属太阳表实证，故用麻黄汤。这里的脉应该是脉浮紧。如果脉浮缓，应该用桂枝汤。

第 46 条“太阳病，脉浮紧，无汗，发热，身疼痛，八九日不解，表证仍在，此当发其汗。服药已微除，其人发烦目瞑，剧者必衄，衄乃解。所以然者，阳气重故也。麻黄汤主之。”这是典型的太阳伤寒证，和第 3 条太阳伤寒提纲证一样。“八九日不解”，说明逆传的经气气传至阳明和少阳，但表证仍在，此当发其汗。虽然经气传经已经到了阳明、少阳，但**要根据临床证候来判断，而不是根据时日和经气传变来诊断**。处方用药要根据临床脉证（证据），就像刚开始说的病传，病传到哪一经围绕哪一经治疗，病传的依据就是证据（脉证）。此条因有表实证，说明仍在太阳，用麻黄汤发其汗。

第 56 条“伤寒，不大便六七日，头痛有热者，与承气汤。其小便清者，知不在里，仍在表也，当须发汗。若头痛者，必衄，宜桂枝汤。”这里的伤寒是狭义伤寒，就是邪在太阳。“六七日”说明经气气传又回到了太阳、阳明。“头痛有热”，这里的发热应该是蒸蒸发热，而不是翕翕发热、微微发热。太阳中风的汗出是微微汗出，阳明病的汗出是濈然汗出，连绵不断。这里的“头痛有热”要和“不大便”联系。一般情况下，大便一天或两天一次，超过两天都是异常的。“六七日

不大便"，说明有燥屎内结。按照内伤病来说是便秘，按外感病来说应是阳明腑实。再加上头痛有热，表明"不大便"说的是阳明病。"其小便清者，知不在里，仍在表也。"虽然不大便六七日，但其小便仍清，据此认为病证仍在太阳，没有病传至阳明，这就可以发汗，用麻桂类方解表。

第 57 条 "伤寒，发汗已解，半日许复烦，脉浮数者，可更发汗，宜桂枝汤。"太阳伤寒，发汗已解，但过了半天又出现症状，这说明邪气未尽，又出现一个正邪交争的过程。严重的时候出现发热恶寒，较轻的时候出现烦躁。这种发热恶寒、烦躁是正邪交争的表现，恶寒反映阳气被遏。患者是"半日许复烦"，说明邪虽未尽，但其势已衰，是微邪，不会出现发热，只是出现烦，正邪交争比较弱。这时可以发汗，用桂枝汤。**不管是桂枝汤证，还是麻黄汤证，发汗不彻，再次发汗都是用桂枝汤，这是仲景的惯例。**

第 61 条 "下之后，复发汗，昼日烦躁不得眠，夜而安静，不呕不渴，无表证，脉沉微，身无大热者，干姜附子汤主之。"为什么会出现白天烦躁，晚上安静？因为人体昼阳夜阴，平旦阳气生。白天阳气旺盛，晚上阳气潜藏。白天阳气旺，虽然患者已阳衰到了极点，但得自然界阳气之助，正邪交争比较激烈，出现烦躁的症状。晚上自然界的阳气潜藏，人体阳气失去扶助，也随之变弱，无力与邪相争，故夜而安静。**干姜附子汤比四逆汤更厉害。**窦材在《扁鹊心书》里谈到"保命之法：灼艾第一，丹药第二，附子第三"。为什么干姜附子汤比四逆汤、通脉四逆汤厉害？都是用了一枚附子，都是生用。干姜附子汤是以水三升，煮取一升，顿服。四逆汤和通脉四逆汤是分温再服。说明干姜附子汤证比四逆汤证更重。甘草能够缓和药性，所以干姜附子汤不用甘草，使药力更猛。越是小方重剂，直捣敌窟，作用才是最厉害的。

第 74 条 "中风发热，六七日不解而烦，有表里证，渴欲饮水，水入则吐者，名曰水逆，五苓散主之。"太阳中风六七日，经气又一轮回，但外则表邪不解，内则水饮不化，水饮滞留胃中，故饮水则吐。五苓散可表里同治，方中桂枝既可以解外，又可以协助茯苓、泽泻、猪苓等通阳化饮利水。

第 78 条 "伤寒五六日，大下之后，身热不去，心中结痛者，未欲解也，栀子豉汤主之。"伤寒五六日，经气逆传（气传）到了少阴和厥阴，但从症状上看，病仍在阳明。大下之后，阳明腑证应该没有了，但仍身热不去，心中结痛，说明阳明经证还在，邪热在胸膈心中郁结。一般是用栀子豉汤，栀子豉汤及其系列方是阳明经证之方。胸中是太阳和阳明交接的地方，**在仲景时代，心中一般是指胸**

心部位，而心下是指胃脘部。所以心中结痛用栀子豉汤，发散郁热。它不但能清热，而且可以发散郁热，这与黄芩、黄连的单纯清热不同，所以朱丹溪的越鞠丸也用它。北京宋孝志教授有一个病例，在初夏季节，一个知青长距离徒步去北京，又热又渴又饿，喝了很多凉水，吃了随身带的干粮，出现心中烦闷不适，以后发生了哮喘病，找到宋老看病，开了栀子豉汤，吃了一段时间，问题就解决了。患者有郁热在里，但外有寒，热为寒郁，所以就出现不舒服，用栀子豉汤清宣郁热。《伤寒论》讲的心中懊恼，虚烦不得眠；还讲了胸中窒，一种窒息憋闷的感觉；还讲了心中结痛，是阳气郁结在心中不动。这些情况都是用栀子豉汤。豆豉在这里有疏散的作用，但主要还是栀子，栀子不但能清热，更主要的是还能疏散阳明郁热，所以它是阳明病之方，用于阳明轻症。栀子豉汤和白虎汤不同，白虎汤治阳明经气之外证（身热、恶热、汗多、烦渴），病机是阳明气分热盛，栀子豉汤治心下和胸中郁热、虚烦懊恼、窒闷结痛，病机是郁热结于胸膈或心下。

第 96 条 "**伤寒五六日，中风，往来寒热，胸胁苦满，默默不欲饮食，心烦喜呕，或胸中烦而不呕，或渴，或腹中痛，或胁下痞硬，或心下悸，小便不利，或不渴，身有微热，或咳者，小柴胡汤主之。**" 伤寒五六日，大多数情况下经尽欲解，这时若患者不加注意，起居不慎，又复感外邪，病邪直达少阳腠理。病邪从太阳病传入少阳，出现小柴胡汤诸症。

第 98 条 "**得病六七日，脉迟浮弱，恶风寒，手足温。医二三下之，不能食，而胁下满痛，面目及身黄，颈项强，小便难者，与柴胡汤，后必下重。本渴饮水而呕者，柴胡汤不中与也，食谷者哕。**" 外感病到了六七日，经气就又返回到厥阴、太阳。"脉迟浮弱，恶风寒，手足温"，还是太阳中风表虚的情况，本应用桂枝汤等方，但却用了下法，误治出现变证，"**不能食，而胁下满痛，面目及身黄，颈项强，小便难者**"，证涉及三阳，故治从少阳，推动少阳枢转，解表和里。六七日还是经尽复愈的时段，但误用了下法，出现柴胡汤证。

第 99 条 "**伤寒四五日，身热恶风，颈项强，胁下满，手足温而渴者，小柴胡汤主之。**" 伤寒四五日，经气逆传到了太阴、少阴，但是出现 "身热恶风、颈项强、胁下满、手足温而渴" 等三阳病证的表现。身热恶风、颈项强是太阳病证，胁下满是少阳病证，手足温而渴是阳明病证。**三阳病证较轻的时候，可以用小柴胡汤直接解决，治在少阳。**

第 102 条 "**伤寒二三日，心中悸而烦者，小建中汤主之。**" 二三日是经气逆传至阳明、少阳。"心中悸" 是气血不足、中气不足的表现，"烦" 也是中气虚衰的表现，这是中焦气血两虚的问题。中焦气血两虚在外感病时往往有虚热的表现，所以会有烦的表现。这样的情况，如果外感证急，就用小柴胡汤；外感证缓的话，就用小建中汤。

第 103 条 "太阳病，过经十余日，反二三下之，后四五日，柴胡证仍在者，先与小柴胡汤。呕不止，心下急，郁郁微烦者，为未解也，与大柴胡汤，下之则愈。""过经十余日"指的是离开太阳十余日了，经气应该是传到厥阴或者太阳了。"反二三下之"，同时还有一个误治的情况。"后四五日，柴胡证仍在者，先与小柴胡。呕不止，心下急，郁郁微烦者，为未解也，与大柴胡汤，下之则愈。"张仲景强调的还是以证为主，不是以时间为主。

第 104 条 "伤寒，十三日不解，胸胁满而呕，日晡所发潮热，已而微利。此本柴胡证，下之以不得利，今反利者，知医以丸药下之，此非其治也。潮热者，实也。先宜服小柴胡汤以解外，后以柴胡加芒硝汤主之。"伤寒，到了第十三日，经气逆传，应该回到太阳了。出现"胸胁满而呕"的少阳证、"日晡所发潮热"的阳明证，说明又一个经气轮回的开始，由于正气已虚，很快就从太阳病传到了阳明和少阳。阳明病和少阳病同时存在，就用到小柴胡加芒硝汤了。一次经气的轮回，正气越来越衰，邪气亦如此，所以柴胡用了 1/3 的量，芒硝也才用了二两。

第 105 条 "伤寒十三日，过经谵语者，以有热也，当以汤下之。若小便利者，大便当硬，而反下利，脉调和者，知医以丸药下之，非其治也。若自下利者，脉当微厥，今反和者，此为内实也，调胃承气汤主之。"伤寒十三日在太阳，又是一个轮回开始，再过经到了阳明，谵语是阳明病的表现。伤寒的谵语出现在阳明病，温病的谵语出现在心包病证，所以后面用到调胃承气汤。

第 107 条 "伤寒八九日，下之，胸满烦惊，小便不利，谵语，一身尽重，不可转侧者，柴胡加龙骨牡蛎汤主之。""八九日"，经气到了第二个轮回，第八日阳明，第九日又到少阳了。汗下失当，表证当汗，但却用了下法，导致"胸满烦惊，小便不利，谵语，一身尽重，不可转侧"。"柴胡加龙骨牡蛎汤主之。"我们看这个方药，柴胡的方剂有柴胡剂和柴桂剂，柴胡剂的重点是解少阳不枢的问题，推动少阳枢转。但这个方子，柴胡只用了四两，是柴胡剂的半量，除此以外，方中还有大黄，用量是二两，承气汤的半量。我们看症状，有"谵语""烦惊"。从方药和症状推断，除了有少阳病，应该还有阳明病的问题。其他的药，黄芩、生姜、人参、半夏都是小柴胡汤的药，有小柴胡汤在里面。大黄是阳明之药。除此以外，还有龙骨、牡蛎和铅丹，这些都是潜镇药，解决烦惊的问题。胸满，小柴胡汤就解决了，小柴胡汤证就有"胸胁苦满"，所以这是小柴胡汤的加减方。

再来看日数，八九日，经气又传至阳明、少阳，所以这个患者还是以治少阳为主，仲景可能是通过八九日的日数来验证它是阳明、少阳兼夹的病证。这是少阳、阳明合病造成的"胸满烦惊"。"胸满烦惊"是火越成躁，出现热扰心神、惊狂的表现。张仲景所讲的惊，大部分都涉及狂证。内科杂病里狂证的一些表现，就是精神分裂的一些症状。

第110条"太阳病，二日反躁，凡熨其背而大汗出，大热入胃，胃中水竭，躁烦必发谵语。十余日振栗自下利者，此为欲解也。故其汗从腰以下不得汗，欲小便不得，反呕，欲失溲，足下恶风，大便硬，小便当数，而反不数及不多。大便已，头卓然而痛，其人足心必热，谷气下流故也。"太阳病，第二日气传至阳明，出现躁烦、胃热、谵语、胃中水竭，这些都是阳明病证。第二日"反躁"是火结了，或者是因为本身就是阳明体质，或者是因为用火热去攻邪，很快就进入阳明，导致阳明热盛躁结，出现烦躁、谵语。二日经气气传到阳明，病邪也传至阳明，成为火结证，汗多伤阳了。

第112条"伤寒脉浮，医以火迫劫之，亡阳必惊狂，卧起不安者，桂枝去芍药加蜀漆牡蛎龙骨救逆汤主之。"一旦出现惊狂，张仲景都会加龙骨、牡蛎。跟前面比较，前面只讲到惊，这里不但讲到惊，而且讲到狂了，讲到狂的话就要用桂枝去芍药加蜀漆牡蛎龙骨救逆汤。除了龙骨、牡蛎，还加了一个蜀漆，蜀漆是常山的幼苗，是祛黏痰的药，现在很少用，可以用鲜竹沥、皂角代替。大部分温病都有痰的问题，或痰蒙心窍，或火热灼津成痰，或痰热蒙闭心包。温病"三宝"，以及清宫汤、清营汤，尤其是至宝丹，都涉及这块。出现神昏谵语，逆传心包的症状，除了清心凉血药以外，主要是祛热痰的药。中风中脏腑闭证也是痰蒙心窍。

第120条"太阳病，当恶寒发热，今自汗出，反不恶寒发热，关上脉细数者，以医吐之过也。一二日吐之者，腹中饥，口不能食；三四日吐之者，不喜糜粥，欲食冷食，朝食暮吐。以医吐之所致也，此为小逆。"太阳病，无非就是恶寒发热、身痛、有汗或无汗。张仲景讲太阳病一般都是指麻桂证。一般来讲，太阳病要用汗法，而不能用吐法，但这里却频频用了吐法。第一日、第二日用了吐法，导致腹中饥、口不能食，这是误吐伤损了胃气。"三四日吐之者，不喜糜粥"，胃气已伤的情况下，三四日继续用吐法，就伤了阳明和太阴，病证有从阳转阴的倾向了。"不喜糜粥"，一般而言，不能食是胃的问题，而"不喜糜粥"则是食欲不振的问题，是太阴病的问题。"一二日吐之"，病邪从太阳传至阳明；"三四日吐之"，病

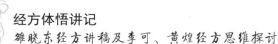
邪从阳明传入太阴。"太阴之为病，腹满而吐，食不下"，就是不想吃饭的表现。"朝食暮吐"，也叫食久反出，是胃中无火，也就是胃阳不足，脾胃阳气不足才会出现这样的情况。如果是胃气阻隔的话，就吃不下去。杂病里的噎膈病，就是根本吃不下去。但这里的情况是反胃，吃下去，待上十二个小时，他又吐出来。这种食久反出是脾胃阳气不足的表现，是误吐造成的。

第 123 条 "太阳病，过经十余日，心下温温欲吐，而胸中痛，大便反溏，腹微满，郁郁微烦。先此时自极吐下者，与调胃承气汤；若不尔者，不可与。但欲呕，胸中痛，微溏者，此非柴胡汤证，以呕故知极吐下也。" "过经"，病证已过太阳，有所传变。过经十余日，已近两个经气轮回，又传至太阳。可以根据脉证辨证论治。

第 124 条 "太阳病，六七日，表证仍在，脉微而沉，反不结胸，其人发狂者，以热在下焦，少腹当硬满，小便自利者，下血乃愈。所以然者，以太阳随经，瘀热在里故也，抵当汤主之。" "太阳病六七日"，外感病多从太阳开始，人体经气六日就是一个轮回，到第七日就又返回太阳了，一般的太阳轻症应该就能痊愈了。"表证仍在"，说明病证没好。"脉微而沉"，说明病邪入里了。"不结胸"，一般阳证误治是要结胸的，阴证误下的话就成痞证了。"脉微而沉，反不结胸，其人发狂者，以热在下焦，少腹当硬满，小便自利者，下血乃愈。"有老中医说张仲景只讲症状不讲病机，是不对的，实际上张仲景也讲了病机。"太阳随经，瘀热在里故也"，这就是讲病机的。第 95 条讲到营弱卫强，是太阳病的病机。第 97 条讲到血弱气尽，是讲小柴胡汤证病机的。仲景是讲病机的，虽然讲得少，但讲得很到位。这个太阳蓄血证，就是因为误治以后邪气入里出现的问题。六七日本来快好了，但没好，因为误治以后病邪传变，出现太阳随经，由经入腑的太阳蓄血证。

第 135 条 "伤寒六七日，结胸热实，脉沉而紧，心下痛，按之石硬者，大陷胸汤主之。" 这里讲的是太阳病的一个变证——结胸证。用大陷胸汤的称为大结胸证，用小陷胸汤的称为小结胸证。伤寒六七日，经气又一轮回，伤寒轻症多已欲解。邪重者易内传，有几种可能，一是误治，一是体内阳热较盛，胃阳较盛。仲景言 "病发于阳而反下之，热入因作结胸"。胃阳较盛的，邪气内陷后容易变为结胸证。"病发于阴反下之，因作痞也。" 平素胃阳较虚的，误下后容易发生痞证。痞证是心下满，按之濡，这是虚邪。而结胸是实邪，是有形之邪。

第 136 条 "伤寒十余日，热结在里，复往来寒热者，与大柴胡汤。但结胸，无大热者，此为水结在胸胁也，但头微汗出者，大陷胸汤主之。" 按传经的情况，

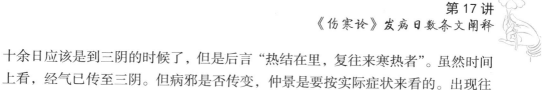

十余日应该是到三阴的时候了，但是后言"热结在里，复往来寒热者"。虽然时间上看，经气已传至三阴。但病邪是否传变，仲景是要按实际症状来看的。出现往来寒热就是邪传少阳，热结在里是有实邪。少阳证热结会有几种情况，比如说大柴胡汤证、小柴胡加芒硝汤证都有有形实邪。实邪可以是痰热、水饮、燥便等热邪和有形之邪的结聚。大柴胡汤证大多是热邪结在心下，如呕不止、心下满痛者，大柴胡汤的条文反复强调结在心下的情况。"但结胸，无大热者，此为水结在胸胁也，但头微汗出者。"这个有形之邪没有结在心下，而是结在胸胁。头汗出、身无汗，这往往是水热互结在胸胁。

第 **137** 条 "**太阳病，重发汗而复下之，不大便五六日，舌上燥而渴，日晡所小有潮热，从心下至少腹硬满而痛不可近者，大陷胸汤主之。**" 太阳病可发汗，但是不可重发汗。发汗太过，之后又用下法，出现了"不大便""舌上燥而渴"的症状。这里的"不大便"就不是太阳病了，而是阳明病。"舌上燥而渴，日晡所小有潮热"，显然是阳明燥热证。"五六日"可以判断经气传经所到的部位，应该传至厥阴和太阳，又一个轮回了。"不大便"是阳明病。大陷胸汤证所涉及的区域不但是胸膈、胸胁，也可以到心下、少腹，范围非常大。大陷胸汤非常峻猛，不光用了甘遂，大黄和芒硝的量也超过了大承气汤。大陷胸汤中大黄用了六两，承气汤中只用了四两；芒硝用了一升，大承气汤只用了三合。所以，论峻烈之性，承气汤都比不过它。甘遂、大戟、芫花不仅能泻大便，还泻小便，通利二便以泻水，是很厉害的。

第 **139** 条 "**太阳病，二三日，不能卧，但欲起，心下必结，脉微弱者，此本有寒分也。反下之，若利止，必作结胸；未止者，四日复下之，此作协热利也。**" 太阳病时经气逆传，第二日传至阳明，第三日到少阳。"不能卧，但欲起，心下必结，脉微弱者"，是虚象，有点像栀子豉汤证。栀子豉汤证有虚烦不得眠、心中懊恼、卧起不安、心中结痛等。栀子豉汤证虽然是虚邪，但也有实邪。栀子豉汤可以治虚邪，也可以治实烦。对于栀子豉汤证，如果没有脉微弱，就可以用栀子豉汤。但若有脉微弱的话，就是正气亦不足，用药就要考虑正邪权衡的问题。"二三日"应该是经气传至阳明、少阳。通过日数，可以大致确定经气逆传至哪个部位，但不管日数是多少，六经中到底病在哪一经、哪个部位，还是以脉证为凭。"未止者，四日复下之，此作协热利也。"到了第四日，经气传变到了太阴，再加上正虚脉弱的情况，又经过误下，很有可能就表邪入里了，出现腹泻的症状。

第 **142** 条 "**太阳与少阳并病，头项强痛，或眩冒，时如结胸，心下痞硬者，**

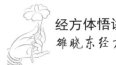

当刺大椎第一间、肺俞、肝俞，慎不可发汗。发汗则谵语，脉弦，五日谵语不止，当刺期门。"太阳、少阳并病，误汗后出现谵语、脉弦，说明病传阳明、少阳。少阳后五日又是阳明气旺之时，故谵语不止。刺期门以泻其邪气。

第 143 条 "妇人中风，发热恶寒，经水适来，得之七八日，热除而脉迟身凉，胸胁下满，如结胸状，谵语者，此为热入血室也。当刺期门，随其实而取之。"第 143 条和 144 条都谈到热入血室的问题。太阳中风会有太阳病的表现，发热、汗出、恶风、脉缓等。这时又正好"经水适来"。"得之七八日"，第七日返回太阳，第八日到了阳明。如果从中风以后开始算就要加一天，第七日是阳明，第八日到少阳了。这时候出现胸胁下满，病属少阳。"如结胸状"属于太阳变证。"谵语"在《伤寒论》中大多数是放在阳明的。阳明郁热，热扰心神，出现了谵语。尤其是阳明腑实证更会出现谵语，阳明经证也可出现，但比较少，一般以阳明腑证为主。"此为热入血室也"，这里的血室是指子宫、胞宫。为什么出现这种情况？胞宫为肝所主，肝亦主血海，胞宫有时候也可以当作血海。**少阳和厥阴是相表里的**，有经络相连。邪气在少阳的阶段，月经恰至，邪气就可能由少阳入到厥阴了，也就是随经入里了。

太阳病篇有一个蓄血证，是太阳病误治以后，邪气入里到了下焦，或膀胱，或小肠，或血室的情况。"妇人中风，发热恶寒，经水适来，得之七八日，热除而脉迟身凉"，则是太阳传到阳明，然后到少阳，最后再入里到厥阴，成"热入血室"。这个谵语不是阳明病的谵语，而是热入血分，血热扰神。因为心主血，属营，所以邪热入血就可以扰乱心神，出现谵语。"当刺期门"，为什么刺期门？**期门是肝经的募穴**，刺期门可以泻肝，泻掉入了血室、入了厥阴的热邪。

第 144 条 "妇人中风七八日，续得寒热，发作有时，经水适断者，此为热入血室，其血必结，故使如疟状，发作有时，小柴胡汤主之。""七八日，续得寒热"，也就是一阵怕冷一阵发热，寒热发作有时。看症状是病传至少阳。"中风七八日"，经气逆传至阳明、少阳这个阶段。"经水适断"，这个七八日是在经期的时候，到了七八日，本来月经还不到完的时候，突然就断了，这是由于热入血室所致。热入血室后，热与血结，结在血室或胞宫。"其血必结"，就是邪气内传，从少阳传到厥阴，入于血室，热与血结，出现如疟状，发作有时，用小柴胡汤治之。

用小柴胡汤有两个用意，一个是热入血室，这是从少阳到厥阴的病传路径；还有一个是少阳邪热未解，厥阴热邪也在。厥阴存在血热互结导致的月经停止，少阳有寒热往来的情况，少阳、厥阴两经病证同时存在，就用小柴胡汤，这是逆流挽舟之法。所谓逆流挽舟，就是解了少阳的邪热，厥阴的邪热就会缓解。葛根汤治利也是逆流挽舟之法，感冒出现的腹泻，就是太阳与阳明合病，葛根汤也可以解决。一般后世的看法，往往在小柴胡汤中加入四物汤或加桃红四物汤，治疗少阳病的同时也要兼治热结血分的情况。这种情况下，一般不用太寒凉的药，加四物汤或桃红四物汤，或川芎、当归都可以。川芎、当归就是佛手散，四物汤、桃红四物汤都是妇科圣药。不过这些方子用的芍药是赤芍，白芍是敛血的，赤芍是活血的，这种血热瘀结的情况要用赤芍。

第 145 条 "妇人伤寒，发热，经水适来，昼日明了，暮则谵语，如见鬼状者，此为热入血室。无犯胃气及上二焦，必自愈。" 这条也谈到热入血室。"昼日明了"，白天还挺好的，但到了晚上就不清醒了，谵语，如同见了鬼一般，这和太阳蓄血证类似。《伤寒论》里讲到很多血分证都有扰神的问题，阳明蓄血证讲到善忘，太阳蓄血证讲到如狂、发狂，少阳热入血室讲到谵语、如见鬼状。这些都是血热扰神造成的。在这种情况下，"无犯胃气及上二焦，必自愈。" 遇到这种情况，可以考虑刺期门，或用小柴胡汤、小柴胡汤加四物汤、小柴胡汤加桃红四物汤治疗。伤寒怎么会热入血室？实际上伤寒从太阳到少阳这个阶段，邪正交争的情况下，大部分都有化热的趋势。病传至少阳，基本变成偏热为主了，少阳是火气治之。从少阳传入厥阴的阶段，也是热入血室。

第 146 条 "伤寒六七日，发热，微恶寒，肢节烦疼，微呕，心下支结，外证未去者，柴胡桂枝汤主之。" 我们以六日为一次经气轮回，十二日为两次经气轮回，那么到第七日的时候就回到太阳了。"发热，微恶寒，肢节烦疼"，这里的发热、关节痛就是太阳病桂枝汤证了。但是 "微呕，心下支结"，这是少阳病的表现。少阳病的呕而发热、心烦喜呕、心下支结、胸胁苦满，小柴胡汤主之。症状兼有太阳和少阳的表现，所以就用了柴胡桂枝汤。柴胡桂枝汤是柴胡汤和桂枝汤各用一半，治疗小柴胡汤证和桂枝汤证的轻症，这就是太阳、少阳合病的情况。

六七日是经气逆传的一个轮回，若太阳经病邪内传，从腑证传就会传入阳明，从经证传的话，是先传入少阳，然后传到阳明。因为太阳主皮毛，少阳主腠理，阳明主肌肉，传变一般是从皮毛到腠理再到肌肉，所以在经证的时候，太阳往往先传少阳，然后传阳明，或是三阳经表证多从太阳先传少阳后传阳明。

第 147 条 "伤寒五六日，已发汗而复下之，胸胁满微结，小便不利，渴而不呕，但头汗出，往来寒热，心烦者，此为未解也，柴胡桂枝干姜汤主之。" 伤寒五六日，到了少阴、厥阴，第一轮传变快完成，准备进入第二轮传变。"已发汗而复下之"，说明经过很多的治疗，但没有治愈，大多是由于治疗不当。"胸胁满微结，小便不利，渴而不呕，但头汗出，往来寒热，心烦者"，这是比较复杂的情况了，"胸胁满""往来寒热""心烦"是少阳的病证；"微结""小便不利"说明还有水饮；渴的原因很多，阳明病津伤，水饮内停、气不化津皆可致渴；"不呕""但头汗出"是阳气郁结的情况。柴胡桂枝干姜汤中有柴胡和黄芩，用来解决往来寒热、心烦等少阳病证；因为有渴的问题，所以没有用半夏；"胸胁满微结，小便不利，渴而不呕，但头汗出"，说明有水饮，用桂枝、干姜、瓜蒌根、牡蛎治饮邪结滞。用柴胡桂枝干姜汤，枢达少阳，兼治饮邪。

第 148 条"伤寒五六日，头汗出，微恶寒，手足冷，心下满，口不欲食，大便硬，脉细者，此为阳微结，必有表，复有里也。脉沉，亦在里也。汗出为阳微，假令纯阴结，不得复有外证，悉入在里，此为半在里半在外也。脉虽沉紧，不得为少阴病，所以然者，阴不得有汗。今头汗出，故知非少阴也，可与小柴胡汤。设不了了者，得屎而解。""伤寒五六日"，到了少阴、厥阴，经气传变一轮快结束了。"头汗出，微恶寒，手足冷，心下满，口不欲食，大便硬，脉细者"，这个病证比较复杂，不单纯是太阳、阳明或少阳的问题。"大便硬"，本来是阳明病的表现，但后面又谈到"阳微结"。如果是阳明病，脉应沉实有力，而不是"脉细""阳微结"，说明这是虚证。"微恶寒，手足冷""口不欲食"，这些都不是阳明病的表现。再者"必有表，复有里也"，表明是表里同病。"脉沉，亦在里也。汗出为阳微，假令纯阴结，不得复有外证"，哪怕是寒结阴结，也不应该有外证的表现，所以就确定"此为半在里半在外也"，"可与小柴胡汤，设不了了者，得屎而解。"如果用了小柴胡汤还不行，可能就要用承气汤或小柴胡汤加大黄，使大便得通即可。第 147 条与 148 条都是出现变证的情况。147 条涉及水饮的问题，148 条涉及表里同病、阳微结的情况。

第 149 条"伤寒五六日，呕而发热者，柴胡汤证具，而以他药下之，柴胡证仍在者，复与柴胡汤。此虽已下之，不为逆，必蒸蒸而振，却发热汗出而解。若心下满而硬痛者，此为结胸也，大陷胸汤主之。但满而不痛者，此为痞，柴胡不中与之，宜半夏泻心汤。""伤寒五六日"，在少阴、厥阴。"呕而发热"，是脏邪还腑，少阳病证，故见呕而发热，那就是小柴胡汤证了。

第 168 条"伤寒，若吐若下后，七八日不解，热结在里，表里俱热，时时恶风，大渴，舌上干燥而烦，欲饮水数升者，白虎加人参汤主之。"白虎汤证：大热、大渴、大汗、脉洪大。凡是伤津口大渴的，白虎加人参汤主之。"若吐若下后"，往往伤损津液。"七八日不解",第七日到太阳,第八日到阳明,这时出现"热结在里,表里俱热",这是无形的热邪,是阳明经表里热盛伤津,白虎加人参汤主之。

第174条"**伤寒八九日,风湿相抟,身体疼烦,不能自转侧,不呕不渴,脉浮虚而涩者,桂枝附子汤主之。若其人大便硬,小便自利者,去桂加白术汤主之。**"伤寒第七日,经气传变返回到太阳,八九日就到了阳明与少阳。少阳主腠理,阳明主肌肉。八九日,经气传至阳明、少阳,同时病邪亦传至阳明与少阳,所以"身体疼烦,不能自转侧",桂枝附子汤主之。

二、阳明病篇

第183条"**问曰:病有得之一日,不发热而恶寒者,何也?答曰:虽得之一日,恶寒将自罢,即自汗出而恶热也。**"只要是外感病,在张仲景看来,都是从表入里的。这不单是讲风寒邪气,而是讲所有的六淫之邪都是如此。《伤寒论》的体系是由太阳到阳明、少阳,或者从皮毛到腠理,再到肌肉,层层深入。人体初得病时都是在太阳,太阳抗邪无力,再往里深入。仲景在写这个条文的时候,可能是一个现场实录,学生问问题,老师作答,或者是写书的人设问。"病有得之一日,不发热而恶寒者",本来第一日是病在太阳,应该有恶寒发热,但却只是恶寒,没有发热。但张仲景在第3条也讲过,"太阳病,或已发热,或未发热,必恶寒。"本条所说的第一日只恶寒不发热跟第3条讲的是一样的。有些患者体质较虚,正气不盛,刚开始感冒时,只是怕冷无汗,郁积到一定程度,才开始发热。

一般情况下,正常人病在太阳,既有发热,又有恶寒。尤其是狭义伤寒,受了寒邪以后,寒邪闭阻毛窍,卫气郁积,不能开发至肤表,首先出现恶寒,正邪交争以后才出现发热,所以先恶寒后发热,然后是寒热并见。温病、燥病、太阳中风桂枝汤证,发热还是比较早的,恶寒不是那么严重。但是麻黄汤证有一阶段是只恶寒而没有发热的。

"虽得之一日,恶寒将自罢,即自汗出而恶热也。"就是说虽然第一日病在太阳还恶寒,但很快就不怕冷甚至恶热,是因为要病传至阳明了。一般情况下,按照经气的传变,第二日经气才逆传至阳明,但这个患者第一日就病传到了阳明,没有恶寒只有恶热了。在人体阳气很盛时会有这种情况,恶寒很短暂。

人体感受六淫之邪,只要病在太阳,都会有恶寒的过程,但这个病例的恶寒过程比较短暂。常规的太阳中风、伤寒,恶寒至少要一两天。但是温病、燥病,或者体内阳气素旺之人,感冒后可能头一两个小时是怕冷的,紧接着就出现发热、但热不寒，第一日就病传至阳明。第 6 条讲，"太阳病，发热而渴，不恶寒者，为温病。"就是说温病在第一日，在邪气从表入里、正邪交争的过程中，刚开始会影响到卫阳达表，出现短暂的恶寒。**就算是桑菊饮证、银翘散证，初起也是有轻微恶寒的，但一是恶寒比较轻，二是时间比较短暂。**只要是邪气犯表，侵犯了太阳寒水之经，不管是感冒、风寒、风热，还是疫疠、SARS，都会有恶寒，只是内热盛的患者恶寒比较轻，时间也比较短暂，很快就入里化热了。本条就是讲的这种情况。一旦出现恶寒自罢，汗出，恶热，就是病传到阳明，已经不在太阳了，所以放在阳明病篇介绍。

第 184 条 "问曰：恶寒何故自罢？答曰：阳明居中，主土也，万物所归，无所复传，始虽恶寒，二日自止，此为阳明病也。"前一条讲到，"虽得之一日，恶寒将自罢"，第一日就从恶寒转为恶热。这里是"始虽恶寒，二日自止"，第二日，恶寒即消失。按常规讲，第二日只是经气逆传至阳明。但这一条，在第二日病邪亦传至阳明，为什么？这和体质有关，因为体内阳气较盛，或平时嗜吃辛辣，导致阳热内盛，所以第二日病邪就到阳明了。

第 186 条 "伤寒三日，阳明脉大。"按照经气的传变，第三日本来应该到少阳。但在邪气从表传里的过程中，有很多是不经脏腑，只是从皮毛向里传的过程。病邪内传要过三关，第一个是皮毛，也就是太阳，第二个是腠理，第三个是肌肉，到肌肉就到阳明了。"伤寒三日"的传变过程，第一日是皮毛，第二日是腠理，第三日是肌肉，阳明主肌肉，所以第三日出现阳明经证。"阳明脉大"是阳明经气比较盛。到了承气证的话，因为承气证是里实证，大多数脉是沉紧的。

第 187 条 "伤寒脉浮而缓，手足自温者，是为系在太阴。太阴者，身当发黄，若小便自利者，不能发黄。至七八日，大便硬者，为阳明病也。""脉浮而缓"可以是太阳中风证，"手足自温"在太阴病或太阳病都可以出现，所以"脉浮而缓，手足自温"不能作为病在太阴的证据。凡是涉及太阴，首先应该想到太阴病的提纲证：腹满而吐，食不下，自利益甚，时腹自痛。太阴病要有食欲不振、腹泻、呕吐、腹满、腹痛等表现。"太阴者，身当发黄，若小便自利者，不能发黄。"太阴病患者，如果阳热旺盛，阳明病的热邪就会和太阴病的湿邪合在一起，出现黄疸病。但"若小便自利者"，小便通利，湿有出路，太阴病的湿邪就不会突出，就不会出现湿热郁蒸的黄疸病。若小便不利，湿邪内留，太阴之湿与阳明之热相合，才会出现发黄。"七八日，大便硬者，为阳明病也。""七八日"，太阳病后，经气逆传，第七日复传至太阳，第八日又到阳明了。由于这时阳明的经气旺盛，太阴之湿就可能从阳明燥化，转为阳明病，出现大便硬。

第193条"阳明病，欲解时，从申至戌上。"六经病都有自己的欲解时。由于受自然界的影响，一天之中不同的时间段，六经中的每一经会有经气旺盛之时。本经所受之邪，在本经气旺之时更容易祛邪外出，所以本经气旺之时就是本经的欲解时。申、酉、戌这六个小时，由于自然界的影响，人体阳明的经气也是旺盛的。阳明病到了申、酉、戌这段时间，就有两种转归：一个是出现好转，欲解。因为阳明经气旺盛，正好可以祛邪外出，正能胜邪，所以此时阳明病容易病愈。另一个转归，假设人体邪气也盛，在申、酉、戌这段时间，阳明的经气也盛，正邪交争剧烈，反而会症状加重，出现日晡潮热，甚至头痛、谵语等。

第197条"阳明病，反无汗而小便利，二三日呕而咳，手足厥者，必苦头痛。若不咳不呕，手足不厥者，头不痛。"阳明病，应该会有发热，出现阳明经证或腑证，阳明经证会出现大热、大汗、大渴、脉大等症状，腑证会出现谵语、大便硬、腹满痛等。阳明病，"反无汗而小便利"，说明还没有伤到津液。"二三日呕而咳，手足厥者，必苦头痛。"阳明病的经气逆传是从阳明开始算起，第一日经气逆传至阳明，第二日是少阳，第三日是太阴。少阳病可以出现呕的表现，手太阴是肺，所以太阴病会出现咳嗽。"手足厥者，必苦头痛""凡厥者，阴阳气不相顺接，便为厥。"手足厥，大多数是由于阳气不达。手足厥有两种情况，一种情况是少阴亡阳证，阳气衰竭，不能温暖四末，出现手足厥冷。还有一种情况是阳郁导致的阳气不达四末。这里的"手足厥"属于后者。阳气郁结在里，阳气主升，郁结甚就会出现头痛等。"若不咳不呕，手足不厥"，说明这些咳、呕、肢厥以及头痛都是阳郁导致的。若没有这些表现，意味着阳气郁结不厉害，所以就不会头痛。阳明病出现无汗、小便利、呕而咳，说明邪气有一个向内的趋势。

第212条"伤寒，若吐若下后不解，不大便五六日，上至十余日，日晡所发潮热，不恶寒，独语如见鬼状。若剧者，发则不识人，循衣摸床，惕而不安，微喘直视，脉弦者生，涩者死。微者，但发热谵语者，大承气汤主之。若一服利，则止后服。"大承气汤是"一服得利，止后服"。小承气汤是"若更衣者，勿服之"。调胃承气汤有的是"顿服"，有的是"少少温服之"。服药方法有严格的规定。看上去承气汤很峻猛，实际上还可以，一起效即停服。我的导师年近八旬时，有一次出现不大便、心烦，他就给自己开了调胃承气汤，芒硝15克，大黄15克，甘草10克。一次就喝下去了，效果很好，也没出现什么不良反应。本条初为伤寒，由于误用吐法和下法，导致病传阳明，出现不大便，有内热，所以用大承气汤。

这个伤寒假设是狭义伤寒，麻黄汤证，不能用吐法和下法。伤寒是病在太阳，可以用汗法，若用吐法和下法都是误治，所以"若吐若下后不解"，不但不解，还有可能造成变证。"若吐若下后"，损伤津液，导致病传阳明，出现阳明燥结证，所以就"不大便"。"不大便五六日"，五六日经气逆传了一圈，又快要复传到太阳、阳明了。"上至十余日"，到了十余日就是经气逆传两圈了。五六日是一个轮回，十余日就是两个轮回。"日晡所发潮热，不恶寒，独语如见鬼状。若剧者，发则不识人，循衣摸床，惕而不安，微喘直视。"已经病传到了阳明，出现潮热、谵语。《伤寒论》与温病的谵语不一样，温病出现谵语多是血分有热，邪在心包。《伤寒论》的谵语个别是血分有热，但大多数是病在阳明。"阳明之络，上通于心"，这样阳明之热就可以上扰心神。阳明病大承气汤证的脉都是有力的。后面说到脉"弦""涩"，脉弦说明正气还旺，所以"脉弦者生"；脉涩的话，津液枯竭，所以"涩者死"。若要治疗，就应该用增液汤或增液承气汤。

第 214 条 **"阳明病，谵语，发潮热，脉滑而疾者，小承气汤主之。因与承气汤一升，腹中转气者，更服一升，若不转气者，勿更与之。明日又不大便，脉反微涩者，里虚也，为难治，不可更与承气汤也。"**大承气汤证的脉是实的，沉紧有力；小承气汤证的脉是大的，脉滑而疾。但有宿食在内、饮食停滞的，也可以有脉滑。这里是"脉滑而疾"，用小承气汤。这里是一个试探法，一次服一升，"腹中转气者"，再服一升。若腹中没反应，可能是药不对症，就不能再用了。

第 218 条 **"伤寒四五日，脉沉而喘满，沉为在里，而反发其汗，津液越出，大便为难，表虚里实，久则谵语。"**伤寒第四日，经气逆传至太阴，第五日在少阴。这时出现"脉沉喘满"，沉为在里，喘为手太阴肺之症，这是病传至太阴、少阴。但"反发汗"，一则不能解决里证的问题，二则会损伤其津液，出现大便干燥。由于津液的损伤，患者出现脏邪返腑，从三阴病证转为阳明病，出现大便燥结。

第 230 条 **"阳明病，胁下硬满，不大便而呕，舌上白苔者，可与小柴胡汤，上焦得通，津液得下，胃气因和，身濈然汗出而解。"**用了小柴胡汤，上焦得通，在上可以宣五谷味，津液得下，大便则通，身濈然汗出而解。在这里，服用小柴胡汤，既解了太阳之邪，又解了阳明之邪。胃气因和，大便得下。阳明病早期可以用小柴胡汤，就像有的医生用小柴胡汤治疗便秘，说小柴胡汤是一个枢机之剂，就像一个门轴一样，向里推可以解决阳明病，向外推可以解决少阳病。所谓枢机之剂，就是少阳经气可以向表也可以向里，可以向上也可以向下。少阳病时，柴胡剂可以上疏，可以下疏，可以内疏，可以外疏。柴胡是可以达表的，所以，普

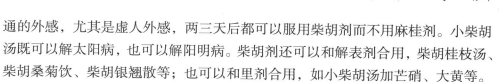

通的外感，尤其是虚人外感，两三天后都可以服用柴胡剂而不用麻桂剂。小柴胡汤既可以解太阳病，也可以解阳明病。柴胡剂还可以和解表剂合用，柴胡桂枝汤、柴胡桑菊饮、柴胡银翘散等；也可以和里剂合用，如小柴胡汤加芒硝、大黄等。

第241条"大下后，六七日不大便，烦不解，腹满痛者，此有燥屎也。所以然者，本有宿食故也，宜大承气汤。"大下后，说明有阳明病，但用药后腑实证解了，六七日后又出现不大便的阳明病了，为什么这样？"本有宿食故也"，是由于"大下后"，腑气通畅，食欲恢复，但后面的这六七天，吃得太多，饮食不节制，导致又出现阳明腑实证。这种情况还可以用承气汤，因为里面还是有有形热结。

第243条"食谷欲呕，属阳明也，吴茱萸汤主之。得汤反剧者，属上焦也。"吴茱萸汤可以治疗阳明病、少阴病、厥阴病。陆九芝讲："伤寒有五，传入阳明，遂成温病。"我认为有些绝对化了，六经都可以有六气为病，六经都可以有寒热虚实的问题。六经只是一个定位，先定位，之后再根据其表现定性。这一条说的就是阳明病的寒证。

第248条"太阳病三日，发汗不解，蒸蒸发热者，属胃也，调胃承气汤主之。"按照经气的传变规律来讲，第三日应该到了少阳了。但病邪仍在太阳，所以用了汗法。由于汗法不当，病邪未解，且损伤了津液，导致病邪传至阳明，出现蒸蒸发热。三阳病的热型各不相同，太阳病发热是翕翕发热，就像羽毛盖在身上，有点微微发热的感觉；阳明病是蒸蒸发热，从肌肉往外，就像蒸笼一样；少阳病可以是寒热往来，也可以是高热。三者出汗也不一样，太阳中风是微微汗出，阳明病是连绵不断的大汗，少阳病则是战汗。病邪从表传里，从皮毛、到腠理、到肌肉的话，很多都是先病太阳，次病少阳，第三是阳明。阳明经表热证的传变和正常顺序不太一样，可以是第一日太阳、第二日少阳、第三日阳明或者第一日太阳、第二日阳明这两种情况。

第251条"得病二三日，脉弱，无太阳柴胡证，烦躁，心下硬，至四五日，虽能食，以小承气汤，少少与，微和之，令小安。至六日，与承气汤一升。若不大便六七日，小便少者，虽不受食，但初头硬，后必溏，未定成硬，攻之必溏。须小便利，屎定硬，乃可攻之，宜大承气汤。"在外感病中，"得病二三日"，经气逆传至阳明与少阳；"脉弱"说明正气不足；"无太阳柴胡证"，柴胡证就是少阳证，说明病邪不在太阳、少阳；"四五日"是太阴、少阴主时；"烦躁，心下硬"，以及"虽能食，以小承气汤"，没有太阳、少阳证而出现"烦躁，心下硬"，且用的是小承气汤，说明病在阳明。心下是胃脘的位置，"心下硬"为有形实邪。心下胃脘部

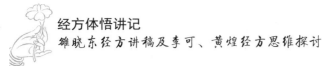
实热相结，所以用小承气汤。"少少与，微和之，令小安。"说明没有潮热、谵语、腹满痛、不大便六七日的情况。虽然心下硬结，但还能食，说明实邪不是很重，所以"少少与，微和之，令小安。""至六日，与承气汤一升。"四五日时，少少给予小承气汤，没有解决问题。到了第六日，用承气汤一升。"若不大便六七日，小便少者"，这种六七日没有大便、小便又少的情况，说明是虚寒体质，是太阴、少阴的问题。"初头硬，后必溏"，这时津液损伤还不严重。"未定成硬，攻之必溏"，说明太阴、少阴不足的时候，如果用大承气汤攻之太猛的话，就会更伤太阴，出现便溏。"须小便利，屎定硬，乃可攻之。"小便通利时，几天不解大便，就会大便硬。若小便少，说明津液还在，大便也不会很干燥。小便越通利，津液的消耗就越多，大便就越硬，这时候就可以用承气汤。

第252条 **"伤寒六七日，目中不了了，睛不和，无表里证，大便难，身微热者，此为实也，急下之，宜大承气汤。"**"伤寒六七日"，经气传变又到了太阳、阳明的阶段。"目中不了了，睛不和"是津液损伤的表现，这个津液损伤不仅是损伤少阳、阳明的津液，也会损伤到少阴、厥阴之津，肝开窍于目，肝肾津液损伤，导致眼睛转动不灵活。"目中不了了"是视物不明，"睛不和"是眼球转动不灵活。

叶天士讲："热邪不燥胃津，必耗肾液。"温热邪气伤津，不仅耗损胃液，也耗损肾液。损耗胃液，就会出现不大便的阳明腑实证；损耗肾液，肝肾阴亏。温病救津液有两个层面，一个是用益胃汤来救胃液，一个是用咸寒救肝肾津液，加减复脉汤、大定风珠等。温病用增液救阴的方法来解决，仲景则是用承气汤攻下来救阴。二者的思路不同，仲景的思路适合体质壮实之人，是撤火救阴之方。若是体质虚衰的患者，叶天士的方法更稳妥。

第257条 **"病人无表里证，发热七八日，虽脉浮数者，可下之。假令已下，脉数不解，合热则消谷喜饥。至六七日不大便者，有瘀血，宜抵当汤。"**"病人无表里证"，说明患者症状不明显，表证没有，里证也没有。"发热七八日"，发热就是症状了，太阳、阳明、少阳之邪都可以引起发热。"脉浮数"说明病在太阳。"发热七八日"，经气第七日回到太阳，第八日到阳明，所以可下之。"假令已下，脉数不解，合热则消谷喜饥。至六七日，不大便者，有瘀血，宜抵当汤。"阳明病至六七日又到阳明了，这个不大便，有瘀血，宜抵当汤。以方测证，应该有少腹急结硬满、舌有瘀斑、脉沉涩。张仲景讲的血分证大都有神志的改变，阳明病的瘀血证有"喜忘"；太阳病的瘀血有"发狂""如狂"；妇女经期受邪，热入血室，出现谵语。**张仲景所说的谵语，一个是阳明热扰心神证，一个是血分血热扰神证。**

第 260 条 "伤寒七八日，身黄如橘子色，小便不利，腹微满者，茵陈蒿汤主之。"这里是狭义伤寒。伤寒第七日是太阳，八日到了阳明。"身黄如橘子色，小便不利，腹微满"，是病在阳明，湿热熏蒸，出现茵陈蒿汤证。这是由于湿热瘀结，熏蒸肝胆，胆汁外溢，泛溢肌肤，出现身黄。病证涉及太阴、阳明，病邪一个是湿邪，一个是热邪。

三、少阳病篇

第 269 条 "伤寒六七日，无大热，其人躁烦者，此为阳去入阴故也。"六日，经气传变一个来回。这个伤寒假设是狭义的伤寒，七日经气又传回太阳，这一天太阳经的经气旺盛，比较轻的伤寒就可能自愈了。"无大热"说明病入三阴。一般来说，三阳病是有发热的。"此为阳去入阴故也"，发热到了第七日，阳气来复，本来阳气又回到太阳，但患者没有发热的表现，而且还躁烦，"此为阳去入阴故也"。"入阴"是指病入三阴，太阴、少阴或者厥阴。这个条文是说阳气已衰，病入三阴，有可能病传太阴、少阴或者厥阴。为什么会出现"躁烦"？躁烦是正邪相争的表现。在张仲景的时代，每个字都有独立的意涵，躁是躁，烦是烦，是分开的。比如现在的"学习"两个字是不分开的，但是孔子的时代，学是学，习是习，是分开的。学是指第一次学习，习是指回过头来第二次去温习。在这里，"烦"是主观的感觉，自觉心里很烦，但不一定表现出来。"躁"是躁动，手脚乱动，烦躁不安。"其人躁烦者"，就是有躁又有烦，说明正邪交争剧烈。

没有发热，说明已病入三阴了。**到底是在太阴、少阴还是厥阴，要看患者的表现。如果患者腹痛、腹泻、腹胀，是病在太阴；下利清谷、恶寒蜷卧，是病在少阴；如果情绪不好、四肢厥冷、阴囊寒冷潮湿等，则是病在厥阴。**中医有一个重要的原则，就是"观其脉证，知犯何逆"。判断病在太阴、少阴还是厥阴，就要找证据，辨证论治。这个证可以是症状、证候，但我认为这个"证"是证据，秦伯未先生也是这样的看法，辨证论治就是要找到证据。你认为病在太阴，那么就要找出是太阴病的证据。我们开方用药也是需要证据的，为什么要用这个方或药？依据是什么？如果找不到就要用试探的方法。很多情况下，不是一个处方就完全对症，有可能需要几次用药试探。

第 270 条 "伤寒三日，三阳为尽，三阴当受邪。其人反能食而不呕，此为三阴不受邪也。""伤寒三日"，三阳经已经传遍了，接下来经气就要传到三阴了。但是"其人反能食而不呕"，说明三阴不受邪。"三阴"有可能是太阴、少阴、厥阴，

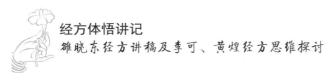

也有可能是指太阴。太阴病提纲证谈到"腹满而吐，食不下"，太阴和阳明相表里，太阴病不欲食则胃气上逆则呕。这里是又能食又不呕，说明太阴没有受邪。

第271条"**伤寒三日，少阳脉小者，欲已也。**"少阳病脉弦，但这里是脉小。脉小比较和缓，比正常的脉还要小一点，说明正邪交争不激烈，所以说快好了。

第272条"**少阳病欲解时，从寅至辰上。**"寅、卯、辰三个时辰，是从凌晨3点到早上9点，这个时候少阳经气旺盛。自然界的阳气在上升的阶段，人体的阳气也在上升的阶段，人体就会得到自然界的阳气相助。如果是轻浅的少阳病，在这个时段就更容易痊愈。但如果少阳病的邪气比较盛，而在这个时段，人体少阳经气最充实，正邪交争剧烈，就有可能出现症状加重。欲解时还有一个临床意义，就是在这个时段用药，多数情况下是病情向好的。少阳病，在寅、卯、辰这段时间，可以用小柴胡汤等药物，或者针刺枢少阳的穴位，来助力少阳病顺势欲解。根据"欲解时"，可以判断疾病的预后，还可以进行顺势疗法。

四、太阴病篇

第275条"**太阴病，欲解时，从亥至丑上。**"亥、子、丑三个时辰是晚9点到凌晨3点，此时自然界阴气最盛，人体阴气也是最盛，这个时段属于太阴。虽然阴气最盛，但阳气也已经开始萌发了。冬至一阳升，一天的子时就相当于一年中的冬至。亥、子、丑这三个时辰，一方面是病情容易加重，一方面太阴证候容易缓解。就看是什么患者，如果是正气旺邪气衰，就会向痊愈的方向发展；如果是正气旺邪气也旺，正邪交争比较激烈，在这个时段症状可能就会加重。太阴病主要是脾胃的运化功能失常，不能升清，不能运化，出现腹满、腹痛、腹泻、食欲不好、呕吐等症状。太阴病有腹泻，少阴病也可以有腹泻。**太阴病的腹泻一般是便溏腹泻，甚至泻水；少阴病的腹泻则是下利清谷**，还有但欲寐、畏寒蜷卧、脉微细等。要有病在少阴的证据才行。

第278条"**伤寒脉浮而缓，手足自温者，系在太阴。太阴当发身黄，若小便自利者，不能发黄。至七八日，虽暴烦下利，日十余行，必自止，以脾家实，腐秽当去故也。**"《伤寒论》中讲的发黄，一般都是湿热蕴结，熏蒸肝胆，胆汁渗泄所致。此时若出现小便自利，说明湿邪有出路，就不会湿热蕴结发黄。如果是单纯的热邪，就会出现阳明燥热实证，不会出现发黄的茵陈蒿证。"至七八日"，第七日到了太阳，第八日是阳明。"虽暴烦下利日十余行，必自止，以脾家实，腐秽当去故也。"太阳、阳明经气旺盛的时候，胃阳旺盛，脾的湿邪就容易排掉。到了七八日，暴烦下利是一种好现象，机体在排出邪气，是脾家湿去的表现。

第280条"太阴为病，脉弱，其人续自便利，设当行大黄、芍药者，宜减之，以其人胃气弱，易动故也。"太阳中风桂枝证的脉是弱的，太阴病的脉也是弱的。但太阳中风的脉是浮弱，太阴病的脉是偏沉弱。条文中"设当行大黄、芍药者，宜减之，以其人胃气弱，易动故也"，说明这些寒凉药在太阴病时不宜过量使用。太阴病多数是虚寒证，大黄、芍药的量要减少，防止耗损脾胃阳气。但小建中汤芍药用了六两，这是特殊情况，是用桂枝去中和的。

五、少阴病篇

少阴包括心、肾以及相关经络。六经病中，三阳病和三阴病不同，三阳病是以经证为主，以经络的证候和经气的变化异常为主，兼涉腑证；三阴病是以脏证为主。在六经中，是以脏腑为主，经络为辅。脏腑是重点，经络是次要的。唐容川就谈到这个问题，经络附属于脏腑，受脏腑管辖。

根据气化理论，"少阴之上，热气治之。"这个热气就是心阳命火。黄元御谈到过经气合化理论，少阴心和肾中，是手经司气，以手少阴心的功能为主，肾的功能为辅。心阳命火中，心阳起着主要作用。

少阴病篇"少阴之为病，脉微细，但欲寐也"，所有的少阴病都有"脉微细，但欲寐"的表现。"脉微细"就是心主血脉的功能不行了，心气推动血行的力量不够，所以出现脉微细。"但欲寐"是心主神明的功能不行了，昏昏欲睡，再严重就是昏睡，甚至昏迷。比如休克，最后的神志昏迷就是如此。

仲景还提到"少阴病，脉沉者，急温之，宜四逆汤"，就是"脉微细，但欲寐"等症状还不明显，只是脉沉，心主血脉的功能不好，就可以急温之，用四逆汤。到了"脉微细，但欲寐"时，少阴病已经非常严重了。郑钦安讲过一句话，"神者，阳之灵也。"人体的神气是阳气的灵魂所在，神气没有了，说明人的阳气不行了。

第282条"少阴病，欲吐不吐，心烦，但欲寐，五六日自利而渴者，属少阴也。虚故饮水自救。若小便色白者，少阴病形悉具。小便白者，以下焦虚有寒，不能制水，故令色白也。"太阴病一般是自利不渴，阳明病多有大渴，厥阴病的热利也会口渴。少阴病则是"自利而渴"，津液损伤比较严重，所以渴欲饮水自救。

"小便色白者，少阴病形悉具"，小便色白，就是少阴寒证。少阴病最关键的就是心阳命火的衰微，心阳命火衰微以后寒邪侵袭，导致少阴虚寒证，所以少阴病以寒证为重点，常见四逆汤证、白通汤证、真武汤证、附子汤证等。这个少阴病除了恶寒、踡卧、但欲寐，还有小便色白。若小便不是色白，是黄的，说明还不是少阴寒证。**"悉具"就是说小便色白清长是少阴寒证的重要证候之一**。《素问·至真要大论》讲到"诸病水液，澄澈清冷，皆属于寒"，就是指这类少阴阳虚阴寒证。

"五六日自利而渴者"，六日完成一个经气的轮回。按照经气传变，少阴病第六日又到了太阴，从少阴开始数，不能从太阳开始数。刚开始"欲吐不吐，心烦"，有点虚热的表现，但是小便色白，说明还是少阴虚寒证。这里虽然讲到"欲吐不吐，心烦"，但凭这些症状是不能判断寒热的，寒证、热证都可以出现烦躁，所以要根据舌脉和症状来综合判断。

第287条"少阴病，脉紧，至七八日，自下利，脉暴微，手足反温，脉紧反去者，为欲解也。虽烦，下利必自愈。""少阴病，脉紧"，少阴病一般是脉微细，或者是脉沉，或者脉细数，一般不会出现紧脉。少阴病脉紧，说明不仅是少阴阳衰，还有阴寒内盛，就是有实邪了，比如像附子汤证、真武汤证。有些医家讲肾无实证，是不确切的。少阴病确实以虚证为主，但也有虚证夹实证。像真武汤证夹有水饮，附子汤证夹有寒湿。虽然少阴病的脉是沉微细，但若有了实邪，阴寒盛的话，就有可能转为紧脉。假设这种紧脉代表水饮，这种水饮、寒湿是因少阴阳衰而出现的。"至七八日，自下利"，水饮存在的情况下，人体可以透过二便排泄湿邪。像十枣汤，水饮就是从大便排出的，甘遂、芫花都是从大便泻水的，"得快下利后，糜粥自养。"而五苓散、真武汤才是从小便泻水。真正厉害的逐水药，像牵牛、甘遂、芫花、大戟、巴豆，都是从大便泻水。"至七八日"，这种"自下利"比较多的话，就可以排出水饮寒湿。"脉暴微"，水饮寒湿排出以后，少阴病的本质就显露了出来，转为脉微细、但欲寐了。

"手足反温，脉紧反去者，为欲解也。""脉紧反去"是水饮通过下利排掉后，脉象由紧转为微细；"手足反温"是阳气恢复的现象。为什么是七八日呢？从第一日是少阴开始，第二日厥阴，第七日复传至少阴，第八日是厥阴，必自愈。由于水饮寒湿已解，第七、八日时，少阴经气也充盛，所以就自愈了。如果从少阴病之后的一天开始算，厥阴是第一日，太阳是第二日，第七日复传至厥阴，第八日是太阳。第八日，太阳的经气来复，而太阳和少阴相表里，少阴病也会出现好转。本来少阴病是四逆、手足厥冷的，好转以后出现"手足反温"，是向愈的表现。

第 291 条 "少阴病，欲解时，从子至寅上。" 子、丑、寅三个时辰是从晚上 11 点到凌晨 5 点，这是少阴主时。在这个时段，少阴的经气旺盛。少阴病时，此时经气相对旺盛，若邪气又不盛，少阴病就容易向愈。也有另外一种情况，在少阴主时，经气相对充盛，但邪气仍盛，这就导致正邪交争剧烈，出现症状加重的情况。所以，少阴病在此时，或好转，或加重，要看患者的具体情况。

第 293 条 "少阴病，八九日，一身手足尽热者，以热在膀胱，必便血也。" 这是一个少阴病的中见证。六经病都有中见证，其中少阴与太阳是相表里的，二者互为中见。少阴病到了 "八九日"，是太阳阳气旺盛的时候。少阴得太阳阳热之助，少阴病就会往阳热的方向转化，转出太阳，出现 "热在膀胱，必便血"。"一身手足尽热" 就是正胜邪退，少阴阳气恢复得太过。

《内经》和《伤寒论》都讲到复证的概念：任何邪气侵犯人体以后，正气都有一个向相反的方向恢复、纠正的过程，纠正太过，就成了复证。这种复证，阳气恢复太过，本来的阴寒证变成了阳热证。虽然有点太过了，但还是一件好事，邪气由少阴转到太阳了。三阴病的转归还有其他几种情况，一种是厥阴转出少阳，一种是太阴转到阳明，都是从阴转阳、脏邪还腑、正气来复的情况，脏病变成腑病了，是好现象。这里由于恢复太过，出现 "热在膀胱，必便血"，小便尿血了，符合前面讲过的蓄血证，用桃核承气汤、抵当汤这类方剂来解决。为什么少阴病的死证最多？因为少阴是一身的根基。张景岳对少阴的认识，"五脏之阴气非此不能滋，五脏之阳气非此不能发。" 柯韵伯也讲过，"少阴是生死关。"

第 299 条 "少阴病，六七日，息高者，死。" 少阴病，第六七日，经气又回到少阴，又一个轮回了。在外感病中，经气在轮回一次或者第二次的时候，大部分是向好的趋势。但是这个患者，六七日不但没好，还出现了息高。什么叫息高？就是喘喝欲脱、张口抬肩的表现。西医叫呼吸衰竭，中医称之为肺气绝，这是死证。人体经气有三个来源，一个是脾胃之气，一个是肺气，一个是肾气，分别在太阴和少阴，缺一不可。肺不能主气，脾胃不能运化水谷精微，或者肾气耗竭，单独出现哪一点，生命都不能延续下去。脾胃气绝，仲景称之为除中，就是胃气衰败。六七日就是一个来回了，就是说又回到本经了。

第 301 条 "少阴病，始得之，反发热，脉沉者，麻黄细辛附子汤主之。"

第 302 条 "少阴病，得之二三日，麻黄附子甘草汤微发汗。以二三日无证，故微发汗也。" 这两个麻黄和附子合用的方子都是治疗太阳与少阴合病，或者是少阴表证。少阴病时，经气先传至少阴，所以少阴是第一日，第二日到厥阴，第三

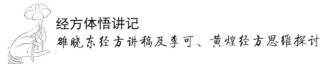

日就到太阳了。少阴病经气传到太阳这个阶段，少阴的邪气就容易从太阳而出。以方测证，也可以看出这是太阳与少阴合病。单纯的少阴病，一般是恶寒踡卧，四肢厥冷，下利清谷，用四逆汤、通脉四逆汤等。方中用到麻黄，就说明还有太阳的问题。第三日，经气传到太阳，用麻黄细辛附子汤或者麻黄附子甘草汤，助少阴邪气从太阳出表。麻黄细辛附子汤比麻黄附子甘草汤发表的力量更强，细辛可以交通阴阳，交通少阴和太阳。

第 303 条"少阴病，得之二三日以上，心中烦，不得卧，黄连阿胶汤主之。"三阳病以实证为主，三阴病以虚证为主。但黄连阿胶汤治的是少阴热化证。少阴病时，第一日经气传至少阴，第二日厥阴，第三日太阳。三阴病到了三阳经经气旺盛的阶段，阳气来复。假设一部分少阴病患者阳气本来就不太虚，在有虚火的情况下，会出现阴气不足，形成少阴阴虚火热证。这些人平时就有心烦、腰酸腿软、难以入睡等阴虚火旺的情况，再加上第三日太阳经气旺盛，就会出现"心中烦，不得卧"这种少阴阴气衰于下、阳气亢于上的情况，可以用黄连阿胶汤。黄连、黄芩清上焦之热，阿胶、芍药养下焦之阴。黄连阿胶汤和炙甘草汤给温病的众多方药奠定了基础，像定风珠、救逆汤等都是以之化裁而来。

第 304 条"少阴病，得之一二日，口中和，其背恶寒者，当灸之，附子汤主之。"附子汤、真武汤都是治疗少阴寒化证，但跟四逆汤、白通汤同中有异。四逆汤、白通汤治疗的是单纯的少阴寒化证，而附子汤证、真武汤证是在少阴寒化证的基础上，还有寒饮水湿的问题，虚中夹实。一日经气逆传少阴，二日传厥阴，都在阴分。"口中和"，热证会有口苦口干，"口中和"则说明不是热证，仍是少阴寒化证。有些太阴病会出现口中干、口中黏腻，但大部分少阴病都是口中和的。附子汤的力量比真武汤要强，真武汤附子用一枚，附子汤则是两枚。真武汤白术用二两，附子汤则用四两。另外，我认为仲景所用的术是现在的苍术，寒湿盛的用苍术，正气衰的用白术。"身体痛，手足寒，骨节痛，脉沉者"，说明少阴寒湿已经波及身体的诸多部位，皮肤肌肉都涉及了，所以用附子汤。

第 307 条"少阴病，二三日至四五日，腹痛，小便不利，下利不止，便脓血者，桃花汤主之。"少阴病，第一日气传少阴，二日厥阴，三日太阳，四日阳明，五日少阳。经气从少阴传到三阳，少阴病本来应该阳气恢复向愈，却出现"腹痛，小便不利，下利不止，便脓血者"，这是少阴病虚寒性的下利便脓血，还应该有口中和、小便清长等表现。桃花汤和四逆汤不一样。因为这里有滑脱不禁的下利，所以桃花汤用到了赤石脂，以温涩固脱。病机十九条提到"诸厥固泄，皆主于下"。

肾主二便，肾气不足的情况下，不能固涩大便，就出现大便滑脱，下利不止。张仲景治疗下利的滑脱不禁有桃花汤和赤石脂禹余粮丸，只有在需要固脱的情况下才用。方中用了干姜、赤石脂和粳米，粳米顾护胃气，干姜温脾阳，赤石脂固脱。理中汤、四逆汤、白通汤都有治腹泻的作用，但只有桃花汤和赤石脂禹余丸具有固脱的作用。

第 311 条 "少阴病二三日，**咽痛者，可与甘草汤。不瘥，与桔梗汤。**" 这是少阴经证。少阴脉夹舌本，太阴脉散舌下，厥阴脉从咽喉后面上行，所以咽部的问题涉及少阴、太阴和厥阴，但张仲景主要论述了少阴咽痛的问题。"少阴病二三日，咽痛者"，为什么少阴病到了二三日出现咽痛呢？少阴病时，第一日经气逆传至少阴，第二日到厥阴，第三日到太阳。传至太阳，阳气来复，来复太过，就有热化的可能，热化上扰就会出现咽痛，可以用甘草汤、桔梗汤等。这里用的是生甘草，清热泻火。

第 316 条 "少阴病，**二三日不已，至四五日，腹痛，小便不利，四肢沉重疼痛，自下利者，此为有水气。其人或咳，或小便利，或下利，或呕者，真武汤主之。**" 少阴病，经气第一日逆传至少阴，第二日到厥阴，第三日到太阳，第四日到阳明，第五日到少阳，经气传至阳经，容易阳气来复。如果少阴病较为轻浅，在阳气来复的时段就容易向好的方向发展。但是到了二三日、四五日都没有好转，反而出现"腹痛，小便不利，四肢沉重疼痛，自下利"，这反映少阴病不但没有好转，还多了一个水饮停蓄的问题，仲景称之为"水气"。水气具有变动不居的特点，到了肠就会出现下利；到了心，水气凌心，就会出现心悸等；到了肺，水气射肺，就会咳喘。这里的症状主要出现在下焦，"小便不利，四肢沉重疼痛，自下利"等，是水气泛溢全身的表现，需要温阳利水，所以用到真武汤。

真武汤与苓桂术甘汤非常相似，但是苓桂术甘汤证主要偏重于中上焦，偏重于心；真武汤证偏重于下焦，偏重于肾。苓桂术甘汤证主要是水饮凌心射肺的心悸、咳喘等症，而真武汤证主要是小便不利、下利、腹痛、水肿等，严重的会出现振振欲擗地，这是阳气不支的表现。真武汤证也会出现心悸、咳喘的症状。

第 319 条 "少阴病，**下利六七日，咳而呕渴，心烦不得眠者，猪苓汤主之。**" 少阴病到了第六日，经气逆传至太阴，第七日又传到少阴，完成一个轮回。一个轮回的话，阳气来复，应该好转了，但此时却出现咳、呕、渴、心烦不得眠等症，这是少阴热化证的表现。初始的时候是少阴寒化证，但在经气传变一个轮回后，阳气来复，转为少阴热化证，所以才出现咳、呕、渴、心烦不得眠等热化表现。

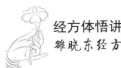
张仲景认为这是湿热蕴结下焦造成的，用猪苓汤，清热、滋阴、利水。对于湿热证的治疗，赵绍琴先生是先治湿再治热，张仲景则把重点放在治湿这方面。因为少阴病属虚证，这里有阴气不足的问题，所以用了阿胶，滑石清利湿热，其他三味药五苓散也有，而五苓散中用到了热性的肉桂。猪苓汤和五苓散，一寒一热，就可以分清楚了。

第 322 条"少阴病，六七日，腹胀不大便者，急下之，宜大承气汤。"少阴病中出现的三个急下证都用了大承气汤。少阴病在阴液不足的情况下，很容易热化太过，出现少阴急下证，这是少阴、阳明同病的情况。用大承气汤治之，急下以存阴，大便得通，邪热得去，津液就会自行恢复。温病学派则是用增水行舟的方法，用增液汤或增液承气汤。

六、厥阴病篇

厥阴病篇是比较复杂的，陆渊雷说厥阴病篇是千古疑案，是杂凑之篇。实际上，要建立《伤寒论》六经框架的话，是不能没有厥阴的。就像十二经脉，如果没有厥阴的话就等于没有手厥阴心包经和足厥阴肝经了。从六经生理上讲，没有厥阴就等于没有心包和肝了，人体也变得不完整了。中医学总的原则是以生理阐释病理，六经是一个生理结构，概括了人体所有的生理体系。从生理上讲，厥阴主阖，风气治之，就是肝和心包的功能。所谓厥阴病就是心包、肝以及与之相连的经络的问题，所有的病理都是生理功能的异常。所以厥阴篇肯定不是拼凑的，有必要存在。

第 326 条"厥阴之为病，消渴，气上撞心，心中疼热，饥而不欲食，食则吐蛔，下之利不止。"这是上热下寒证。"消渴，气上撞心，心中疼热"是上热的表现，下利意味着下寒，有蛔虫才会出现吐蛔。后世柯琴讲到乌梅丸是厥阴病的主方，治疗寒热夹杂证。厥阴病可以有寒证、热证和寒热错杂证。乌梅丸中，干姜、蜀椒、桂枝为温热药，黄连、黄柏为寒凉药，寒热并用，以治寒热错杂证。可以根据患者寒热的多少进行加减。《温病条辨》中的连梅汤、椒梅汤等方都是根据乌梅丸化裁而来。

第 328 条"厥阴病欲解时，从丑至卯上。"丑、寅、卯三个时辰是从凌晨 1 点到早上 7 点。这段时间为厥阴主时，厥阴经气旺盛。这时如果邪气又比较弱的话，厥阴病就有可能缓解或者痊愈。但如果邪气比较旺盛，这时正邪交争激烈，症状非但不缓解，反而会加重。

第 332 条 "伤寒，始发热六日，厥反九日而利。凡厥利者，当不能食，今反能食者，恐为除中。食以索饼，不发热者，知胃气尚在，必愈，恐暴热来出而复去也。后三日脉之，其热续在者，期之旦日夜半愈。所以然者，本发热六日，厥反九日，复发热三日，并前六日，亦为九日，与厥相应，故期之旦日夜半愈。后三日脉之而脉数，其热不罢者，此为热气有余，必发痈脓也。"在厥阴病篇条文里，仲景大多通过日数多少来判断疾病的预后。厥就是手足冷。如果发热六天，厥亦六天，厥热相等，疾病趋势向好发展。如果发热多厥少，疾病也向好发展，但往往容易出现热化证。如果发热少厥多，则病趋加重。厥和利往往是同时出现。但厥和四逆，我想，少阴亡阳的时候厥肯定最重，所以四逆的厥应该是重过厥阴的厥。厥阴病的厥是气机不畅，气血不畅，阳气还没有衰微，按张仲景的说法只是气血阴阳不相顺接。人体气机不畅出现的肢厥，阳气是有的，生命体征正常。若是到了脏厥，阳气没有了，气血没有了，即便阳气畅通也没有用。四逆的厥往往都是 "脉微细，但欲寐"，但临床上少阴病的四逆和厥阴病的厥是很难分辨的。厥也可以很凉，也可以上冷至肘，下冷至膝。这时就要结合他的生命体征，看他的阳气旺不旺。脏气衰微的就是病在少阴，属于四逆。如果是阳气不通、气机不畅引起，那就是厥。像饮厥、热厥，这些就不能叫四逆，而是在厥阴。

这里还提到除中。"凡厥利者，当不能食，今反能食者，恐为除中。"除中就是胃气衰败，这时往往会出现类似于回光返照的现象。经常可以遇到这种情况，本来很多天都食欲不好，吃不下，但是突然变得气色很好，面色红润，精神很好，食欲转好，可以吃很多，这就有可能是除中、胃气将绝的表现，这是临终的状态。人身最重要的就是胃气、肾气和肺气，三者哪一个气绝都是救不了的。胃气绝的患者可能出现除中，也可能不出现。有的患者胃气衰竭，慢慢不能吃饭了，也就没救了。

"本发热六日，厥反九日，复发热三日，并前六日，亦为九日。"热九日，厥也九日，厥和热日数相等，这是向愈的表现，"故期之旦日夜半愈"。"旦日夜半"就是第二日晚上，厥和热差不多将尽了，人体的正气和邪气打了一个平手，就逐渐向好的方向发展，就是要痊愈了。"后三日脉之而脉数"，这个人看上去是要痊愈了，又过了三天，脉数，"其热不罢者，此为热气有余"，这就是前面讲的阳复太过，变成了阳热证，可以出现便血、尿血、痈脓等，这里就出现了痈脓。之前少阴病篇的 "少阴病，八九日，一身手足尽热者，以热在膀胱，必便血也"，阳复太过，出现了尿血的问题。

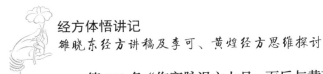

第 333 条 **"伤寒脉迟六七日，而反与黄芩汤彻其热，脉迟为寒，今与黄芩汤，复除其热，腹中应冷，当不能食，今反能食，此名除中，必死。"** 伤寒是病在太阳，脉迟往往是太阴寒证。假设这里是狭义伤寒，脉迟六七日，经气复传至太阳，太阳阳气来复，但仍是脉迟，说明是一个虚寒证，往往是病在太阴的。会有吐、泻、利、腹满、腹痛、脉迟、舌白等表现，这就是太阴虚寒证。太阴虚寒证应该用理中汤，但却用了黄芩汤，这就错了。黄芩汤是一个苦寒之剂，用于太阴虚寒证，就会加重。"腹中应冷，当不能食，今反能食，此名除中，必死。"太阴虚寒证用了黄芩汤，太阴病更甚，应该会出现不能食，但变得能食了，这个能食就是除中，是回光返照、胃气将绝的表现。凡是除中，在仲景看来是必死的。除中是胃气绝，其他肺气绝、肾气绝也是必死的。

第 335 条 **"伤寒，一二日至四五日，厥者必发热。前热者后必厥，厥深者热亦深，厥微者热亦微。厥应下之，而反发汗者，必口伤烂赤。"** 伤寒，一二日是经气逆传太阳、阳明，四五日到太阴、少阴了。"厥者必发热，前热者后必厥"，这是正邪交争的表现。如果邪气胜就会出现厥，正气胜就出现发热。因为正邪交争，互有胜负，所以"前热者后必厥，厥深者热亦深，厥微者热亦微。"一会是阳气把阴气打败了，一会是阴气把阳气打败了，就出现热和厥的情况。打得越深厥就越深，打得越浅厥就越浅，打得越厉害就热得越厉害，正邪交争比较轻微，热也轻微。"厥应下之，而反发汗者，必口伤烂赤。"这里的"厥应下之"是指阳明腑证的厥，可用承气汤治疗。这种阳明腑证的厥要用下法，如果用了汗法就麻烦了，会更加化热化燥，口伤烂赤。白虎汤证也可以出现厥。

第 336 条 **"伤寒病，厥五日，热亦五日，设六日当复厥，不厥者自愈。厥终不过五日，以热五日，故知自愈。"** "厥五日，热亦五日"，这就是刚才说的正邪相当，疾病可以向愈了。到第六日，热完以后就应该厥了，但没有出现厥，正气战胜了邪气，就应该恢复了。"厥终不过五日，以热五日，故知自愈。"本来是热五天再厥五天，再热五天，到了第二轮没有再出现厥，说明疾病逐渐痊愈了。

第 337 条 **"凡厥者，阴阳气不相顺接，便为厥。厥者，手足逆冷者是也。"** "凡厥者，阴阳气不相顺接，便为厥"，这是谈厥的病机。张仲景每一篇都讲到病机了，譬如太阳病篇第 95 条"营弱卫强"，说的是太阳中风证的病机；第 97 条"血弱气尽，腠理开，邪气因入，与正气相抟，结于胁下，正邪分争，往来寒热，休作有时"，说的是少阳病小柴胡汤证的病机；阳明病篇的"胃家实"也是病机；太阴病篇和少阴病篇的"脏有寒故也，当温之，宜服四逆辈"，也是讲病机，就是太阴和少阴脏有寒，阴寒太盛了。厥的病机就是"阴阳气不相顺接"，表现就是手足逆冷，就是因为阳气不通了。

第 338 条 **"伤寒脉微而厥，至七八日肤冷，其人躁无暂安时者，此为脏厥，非蛔厥也。蛔厥者，其人当吐蛔。今病者静，而复时烦者，此为脏寒，蛔上入其膈，故烦，须臾复止，得食而呕，又烦者，蛔闻食臭出，其人常自吐蛔。蛔厥者，乌梅丸主之。又主久利。"** 伤寒第七日，经气传变了一个轮回。这里的"脉微而厥"是因为阳气衰微，属于厥阴病的寒厥。"至七八日肤冷，其人躁无暂安时者，此为脏厥。"脏厥的原因，一个是阳气衰微，一个是经气闭塞。脏厥和四逆汤证不尽相同，少阴病四逆汤证只是少阴阳气衰微，而脏厥一方面有阳气衰微，同时还有厥阴阳气闭塞的问题。既有"脉微细，但欲寐"，又有"阴阳气不相顺接"的情况，病情很重。后面的蛔厥问题比较轻，脏厥是比较重且难治的。

乌梅丸是个很好的方子，寒热搭配，治疗寒热错杂的疾病，还可以根据疾病寒热轻重的不同进行加减。如果只是寒证，用附子、干姜、蜀椒就可以了；如果是单纯的热证，就用黄连、黄柏；血虚用当归；需要收敛就用乌梅。脏厥怎么治张仲景没说，要治疗的话应该用四逆汤、白通汤、通脉四逆汤之类。**白通汤中用葱白是起通阳的作用，干姜温太阴之阳，附子温少阴之阳，白通汤就是一个少阴、厥阴合剂，可以用来治疗脏厥病证。**白通汤为什么不用甘草？因为甘草缓滞，不利于阳气的通达。白通汤是"下利，脉微"，张仲景用来治疗戴阳证。戴阳就是虚阳外越，阴阳不能互相沟通了。

第 339 条 **"伤寒热少微厥，指头寒，默默不欲食，烦躁，数日小便利，色白者，此热除也，欲得食，其病为愈。若厥而呕，胸胁烦满者，其后必便血。"** 张仲景非常注重观察小便，连着数日"小便利，色白"，就意味着没有了热象。少阴病篇"口中和，小便色白者，少阴病悉具"，少阴寒化证时，小便也是白的。如果小便黄赤，就有热象，四逆汤、白通汤等就不能用了。

第 341 条 **"伤寒，发热四日，厥反三日，复热四日，厥少热多者，其病当愈。四日至七日，热不除者，必便脓血。"** 热代表阳气，厥代表阴寒，厥少热多说明阳气来复，其病当愈。第四日到第七日，"热不除"就是阳复太过，自然就化热便脓血了。

第 342 条 **"伤寒，厥四日，热反三日，复厥五日，其病为进。寒多热少，阳气退，故为进也。"** 厥代表阴寒邪气，热代表阳气。厥多于热，阳气退，正不胜邪，所以病情就加重了。

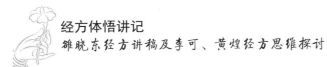

第343条"伤寒六七日，脉微，手足厥冷，烦躁，灸厥阴。厥不还者，死。"六七日，经气传变一个轮回，这时很可能出现邪退阳复的过程。但实际情况却是"脉微，手足厥冷，烦躁"这样一个阴阳离决的情况，这个烦躁是虚阳外越的表现，所以要灸厥阴。

第346条"伤寒，六七日不利，便发热而利，其人汗出不止者，死。有阴无阳故也。"伤寒六七日，经气又传至太阳。本来是不下利的，但现在出现发热和下利的情况。"汗出不止"，是阳气暴脱、阴液不固的表现。

第347条"伤寒五六日，不结胸，腹濡，脉虚，复厥者，不可下。此亡血，下之死。""五六日"，经气逆传至少阴、厥阴，往往意味着阳气即将来复。"此亡血"，这是一个亡血证，但具体是怎么亡血的，是哪个部位亡血，没有写清楚。从厥冷辨亡血，与失血性休克类似，失血性休克也会出现厥冷，绝不能再下了。

第348条"发热而厥，七日下利者，为难治。"一般太阳病发热不会伴随厥的情况。"发热而厥"，说明既有发热，又有阳气闭塞。到了第七日下利，认为还是一个厥阴热利，类似白头翁汤证。又是发热，又是厥逆，又是下利，这个病还是比较难治的。

第357条"伤寒六七日，大下后，寸脉沉而迟，手足厥逆，下部脉不至，喉咽不利，唾脓血，泄利不止者，为难治，麻黄升麻汤主之。"伤寒六七日，经气又逆传至太阳。在下"泄利不止"，在上"咽喉不利，唾脓血"，显然是一个寒热错杂证，在上为热，在下为寒。"手足厥逆"是阳气闭塞的问题。但与乌梅丸证不同，方中有白虎汤、黄芩汤、桂枝汤、麻黄汤的意思，又有苓桂术甘汤、小青龙汤的意思，还有养阴药在内。用麻黄、升麻宣透上焦，给邪热以出路；黄芩、知母、石膏以清内热；干姜、桂枝、茯苓、白术、甘草散脾寒、益脾气以治下利；天冬、玉竹以养阴润肺。

第369条"伤寒，下利日十余行，脉反实者，死。""日十余行"，一天下利十多次，这会导致亡阴，就像霍乱病篇里面的"脉微而复利，利止，亡血也"。下利太多，应该为脉细，但却出现实脉，说明正气衰微，邪气仍盛，预后不良。这是下利导致的亡阳阴竭证。

第370条"下利清谷，里寒外热，汗出而厥者，通脉四逆汤主之。"少阴病，一般的阳气虚衰证用四逆汤。而这里除了有阳气虚衰，还有阴盛格阳的问题，就要用通脉四逆汤。四逆汤和通脉四逆汤用药完全一样，炙甘草都是用二两，区别在于附子和干姜的用量。四逆汤用生附子一枚，干姜一两半，而通脉四逆汤用了

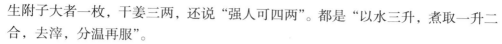

生附子大者一枚，干姜三两，还说"强人可四两"。都是"以水三升，煮取一升二合，去滓，分温再服"。

第384条"伤寒，其脉微涩者，本是霍乱，今是伤寒。却四五日，至阴经上，转入阴必利，本呕下利者，不可治也。欲似大便，而反矢气，仍不利者，此属阳明也，便必硬，十三日愈。所以然者，经尽故也。下利后当便硬，硬则能食者愈。今反不能食，到后经中，颇能食，复过一经能食，过之一日当愈。不愈者，不属阳明也。""伤寒，其脉微涩者，本是霍乱"，就是说本来是霍乱病，但"其脉微涩"，脉微是阳气虚，涩是阴血少，这是伤寒和霍乱相兼，既有伤寒，又有霍乱。"却四五日，至阴经上"，四五日，经气传至太阴、少阴。"转入阴必利"，说明不管是在太阴，还是少阴，都会出现下利。"本呕，下利者，不可治也。"这是一种难治的情况。"欲似大便，而反矢气，仍不利者，此属阳明也。"患者想去大便，却没有大便，只放了屁，放屁后仍不下利，这是阳明病。阳明病在经大热大汗，在腑就是不大便。"便必硬，十三日愈。"六日为经气传变一个轮回，十三日是两个轮回。所以然者，经尽故也。为什么这个病要十三日才能愈呢？因为病情复杂。一般的病，经过六天一个轮回，第七日阳气来复就病愈了。复杂的疾病，经气传变一个轮回还不行，十二日是两个轮回，第十三日阳气来复，也就有了病愈的机转。"下利后当便硬，硬则能食者愈。"有大便，不下利了，说明肠道的功能恢复了。或者是由于下利，伤阴化燥，由少阴病转为阳明病。大便硬了，还能吃饭，说明腑气通畅，没有形成阳明腑实证，这是一种好的表现。"今反不能食，到后经中，颇能食，复过一经能食，过之一日当愈。不愈者，不属阳明也。"这很像疑难病例讨论。"今反不能食"说明伤了胃气。"到后经中，颇能食，复过一经能食，过之一日当愈。""能食"说明胃气恢复，"不能食"说明胃气受损。过了一日能够吃饭了，这不属于除中的情况，是胃气恢复的表现。如果胃气不能恢复，"不愈者，不属阳明也。"这是脏邪还腑，太阴、少阴之病传至阳明的过程。从脏到腑，从阴经到阳经，从不能食到能食，这些都是向好的表现，是由重减轻的过程。

177

第 18 讲　从《金匮要略》看仲景杂病的治疗思路

很高兴和大家交流，我们知道张仲景的《**伤寒杂病论**》是中医学临床里面最**精华的部分**。《内经》虽然是中医的奠基之作，但是，如果只单纯学习《内经》的话，基本上是不会看病的。《内经》包括《灵枢》和《素问》两部分，它们是阐述中医理论体系的奠基之作。《灵枢》基本上是针灸、针刺和基础理论为主的一些内容。真正奠定中医学临床基础、方药基础和开方治病的是《伤寒杂病论》。

现在大多数的观点都认为《伤寒杂病论》的前身是《汤液经法》。但《汤液经法》已经失传，虽然现在有《汤液经法》的摘录本——从敦煌藏经洞中发掘出来的陶弘景的《辅行诀》。但这个摘录本还有一些疑问，因为原件已经丢失了，只有张大昌先生及他的弟子凭记忆重新抄写的抄本，但这是否为后世伪书也很难说得清楚。经钱超尘教授考证，认为真的可能性很大。《辅行诀》所摘录的《汤液经法》的内容，里面道家的东西、医学的知识还是非常精深的，而且有一部分内容和《伤寒杂病论》的相同。所以认为张仲景所写的《伤寒杂病论》还是有前身的，它的前身就是《汤液经法》。

《伤寒杂病论》被分成了两部分，《伤寒论》和《金匮要略》，中医学把它作为两门课程，而张仲景当时是把它们合在一起的，他是怎样的一个写法，现在已经无从可考了。我们现在看到的《伤寒论》部分，是仲景之后几十年的王叔和把伤寒这部分内容整理成册，是按太阳之为病……、阳明之为病……、少阳之为病……"，一直到太阴、少阴、厥阴，这样一个分类方法整理而成。

我们现在学习的《伤寒论》，主要是针对外感病的，也可以说是主要针对中医外感热病的辨证论治。以前有很多专家都认为《伤寒论》只是治疗外感热病。实际上，外感病有些有发热，也有很大一部分是不发热的。广义的伤寒包括伤寒、中风、温病、风温、湿温等。不发热的也有，比如只是鼻塞、流涕、咽喉不适这些外感病的症状，中医叫作寒伤风。还有像温病的"但咳，身不甚热"，用桑菊饮，可以叫热伤风。就是有点咳嗽，嗓子不舒服，舌尖有些红，用桑菊饮。这种也可以没有发烧。所以外感热病不能代表所有的外感病，应该称作中医外感病学。如果称作中医外感热病的话，那么不发热的外感就没法归类了。

　　中医把疾病分为外感和内伤两大部分。《金匮要略》是《伤寒杂病论》伤寒之外的杂病内容。王叔和在整理的时候把它漏掉了，他有没有看到这部分内容？很可能杂病这部分他就没有看到。一直到宋代，王洙在皇家图书馆的一堆虫蛀的竹简中发现了杂病部分。这里有三部分内容，一部分是论伤寒的，一部分是论杂病的，一部分是方药。论伤寒的部分只有伤寒的条文，论杂病的也只有杂病的条文，所有的方药都放在最后，作为第三部分。经过国家校正医书局整理，去掉伤寒的内容，将杂病部分经过方证同条的整理，定名为《金匮要略》，并刊刻发行。所以直到宋代，《伤寒杂病论》的杂病部分才开始流传开来。《金匮要略》非常有价值，历代医家都很重视《金匮要略》。

　　《伤寒杂病论》的伤寒部分是治疗外感病的，杂病这部分是治疗内伤病的。这样的分法，仲景当时是怎么思考的已无从可考，我们只能去推测仲景的思路。仲景当时既看内伤，也看外感，是个全科医生。我们可以看到《金匮要略》中妇科的内容很多，外科、皮科、针灸科的内容也有。我们见到其他的历史记载里有仲景论小儿的一些记录，但这部分内容在《伤寒杂病论》传承的过程中可能丢失了。接下来我们就看一下仲景是怎么治疗内伤杂病的。

　　仲景所谓的内伤杂病，是把外感除外的，就是说外感之外的所有疾病都是内伤杂病，都是《金匮要略》所讨论的内容。除了伤寒之外的疾病都放在杂病里去讨论，怎样的方式来讨论呢？就杂病来说，仲景基本上不按六经去讨论。比如说百合病、中风、历节，比如说血痹、虚劳，比如说痰饮、咳嗽等，这些都是按病、按病理产物来讨论的，显然这是另外一套辨证体系。但是，仲景也尝试用六经辨证体系去治疗杂病。比如说"痉湿暍"部分，像痉病，类似于破伤风、狂犬病，就分为太阳痉病、阳明痉病、刚痉、柔痉，用的就是太阳病、阳明病的方药，像葛根汤、瓜蒌桂枝汤、大承气汤等。

　　杂病这个概念不是仲景提出来的，只是他的著作命名为《伤寒杂病论》。《灵枢·杂病》里面就谈到了杂病，提到了很多内科、儿科、妇科的疾病。仲景的杂病是相对于伤寒而言的，除伤寒以外的都是杂病，是这样一个概念。这个杂病的内涵还是比较宽泛的，和现在的内科病还不太一样。仲景所说的杂病包括了内、外、妇、儿各科，是针对外感病而言的。它是指外感伤寒之外的，或者说广义伤寒之外的所有疾病。所以《金匮要略》论述了皮肤病、外科病，肠痈、浸淫疮，论述了产后病、妊娠病等妇科杂病，甚至还有儿科的内容。在仲景眼里，这些都是杂病。除了外感，剩下的都归入到杂病里。

仲景本人没有划分内、外、妇、儿等科，但是，与他同时代的，像华佗，比仲景年长十几岁，华佗是以治疗外科疾病为主的，但他流传下来的内容不多，现在我们看到的有关华佗的方书都是后世之人补加的。而仲景是以内科为主的。不知道仲景和华佗有没有见过面，历史上也没有相关的记载。我们看到《周礼》里已经谈到了疾医、疡医等，有内科医生、外科医生的记载。在周代已经有了这样详细的分类，医学的分类已经比较明确了。但仲景没有明确划分，他的定位是以内科、妇科为主，外科也略有涉及。华佗是以外科为主。

刘渡舟教授是现代伤寒学术领域贡献最大的医家，他认为伤寒和杂病混杂的情况比较多。就临床的具体情况来看，外感伤寒的同时往往有体虚的杂病并存。比如，有夹食伤寒、夹虚伤寒等情况。按中医基础理论来讲，正气虚了，才能感邪，就是"邪之所凑，其气必虚"。之所以得了伤寒，就是因为正气不足，所以外感病也有内伤的因素在里面。比如说月经期的女性，饮食不合适，体质比较虚，感受外邪，就有可能外感和内伤相合发病。还有些情况，虽然是外感病，但到了后期，也可能出现胃肠不舒服，比如说胃肠上下不通的痞证。厥阴病篇的蛔虫病，也写到《伤寒论》里面。一些外感病的末期，也可能就转化成内伤病了。所以，**一方面是内伤和外感混杂存在的情况比较多，还有一部分外感可以转化成内伤病；另一方面是内伤和外感的病因相互作用。**明确分出外感和内伤，看起来容易，实际上特别难。所以李东垣就写了本《内外伤辨惑论》，为什么叫辨惑论？就是他也觉得有些分不清楚。李东垣在战乱频仍的年代用补中益气汤，是以治疗内伤为主的，但后世的医家也用补中益气汤来治疗外感病。一些脾虚的外感用补中益气汤，效果也不错，方中的升麻、柴胡也有疏散解表的作用。李东垣的治疗虽然以内伤为主，但内伤和外感有时混杂在一起，是分不清楚的，所以他才把书名叫作《内外伤辨惑论》。

后世的很多医家，像现代的高建忠、张英栋，他们认为在李东垣的学说里面真正体现他方药功底的部分实际上是《内外伤辨惑论》，而不是《脾胃论》。《脾胃论》是从《内经》延续下来的理论上的一个探讨，而《内外伤辨惑论》则反映了李东垣治疗用方的思路。为什么外感和内伤相兼？从中医理论来看，"邪之所凑，其气必虚""风雨寒热，不得虚，邪不能独伤人""正气存内，邪不可干""血弱气尽，腠理开，邪气因入。"就是说任何疾病都有正气不足的因素，包括 2003 年的"非典"，为什么有的人接触了会得病，有的人接触了却不得病，差别就在于正气的强弱。虽然是外感病，但有内因的问题。所以，所有的外感病都需要从内因上思考，正气足不足？防御是不是到位？防护是不是得当？都是我们要思考的问题。正气往往起决定性的作用。这样就能解释为什么同样是感邪，有的人发病，有的人不发病。仲景在《脏腑经络先后病脉证》篇专门讲到，"五脏元真通畅，人即安和。"这实际上不是通畅的问题，那是什么呢？**一个是正气充足不充足，一个是脏腑的功能协不协调，是这两个方面。**

仲景在《脏腑经络先后病脉证》篇还谈到了病因的问题，"千般疢难，不越三条：一者，经络受邪，入脏腑，为内所因也；二者，四肢九窍，血脉相传，壅塞不通，为外皮肤所中也；三者，房室、金刃、虫兽所伤，以此详之，病由都尽。"内因、外因、不内外因，所有的疾病都是如此。仲景是怎么分内因的？"经络受邪，入脏腑，为内所因也。"外因呢？"四肢九窍，血脉相传，壅塞不通，为外皮肤所中也。"其他的"房室、金刃、虫兽所伤"为不内外因。由此可以看出，**张仲景是以脏腑、经络分内外的，不是以内伤、外感来分内外的。**邪气在体表就认为是外，邪气在脏腑的就认为是内。这是以人体的生理为基础来分内因和外因，而不是以内伤和外感来分的。

《五脏风寒积聚病脉证并治》篇里风寒属于六淫邪气，为什么把风寒放在杂病里讨论？就是因为只要是入了脏腑的，只要是脏腑功能虚损的，只要是脏腑功能失调的，就是内因；只要是在皮毛的，在经络的，在五体九窍的，"四肢九窍，血脉相传，壅塞不通"，就是外因。所以张仲景不是以病因来分内外的，而是以人的生理基础来分的。这是一种非常特殊的分法。这种分法对我们的治疗非常有帮助。我们就知道，三阴病，太阴病、少阴病、厥阴病，主要是脏腑病，厥阴病是肝的疏泄功能的问题，太阴病是脾肺功能失调的问题，少阴病是心肾功能失调的问题，它们是脏腑的病，三阴病实际上是以内伤病为主。但是三阳病，尤其是太阳和少阳是真正的外感病。这样以脏腑经络分内外的分法容易抓住疾病的病理本质。如果以外感、内伤分内外的话，那只是在病因上简单地分内外。而在中医的治疗方面，不管病因如何，只要抓住疾病的病理本质，根据病理本质去治疗，就会比针对病因治疗疗效更高。针对病理本质的治疗和针对病因的治疗相比较，针对病理本质的治疗会高一个档次。

刚才讲了张仲景对内伤的独特的病因分类。外感也可以造成内伤病，也可以造成杂病。比如五脏风寒积聚，就是受了外邪；五脏功能失调，也是属于内伤病，放在《金匮要略》里讨论。但内伤也有自己独特的病因，最常见的就是七情、饮食、劳役和禀赋。很多时候外伤也放在内伤病里来讨论，比如国家中医药管理局新编的诊断指南里，外伤引起的头部损伤叫作头部内伤。今天讲的七情、饮食、劳役和禀赋，这些基本上是所有内伤杂病的最基础的病因，几乎涉及所有的内伤杂病。不像西医学的病因，比如说乙肝是乙肝病毒，结核是结核杆菌的问题，每个病都有它独特的病因机制。但是中医学不一样，中医学几乎所有的外感病都是外感六淫、疫疠毒气，所有内伤病的病因都是七情、饮食、劳役、禀赋。不管是胃病、喘证，还是心悸、中风，都是这些因素所导致的。

　　杂病的病机涉及三个方面，脏腑虚损、气化失调和内邪留滞。今天介绍《金匮要略》，不可能把所有的内容都讲完，但我们可以把它最重要的东西梳理出来。我们学了后一定要记住：《金匮要略》有多少篇？每一篇讲了哪几个病？讲了哪几个方？讲了哪几个证型？每个方，每味药的药量，每个方的煎服法，都要非常清楚。我去年在成都讲了一次"经方内涵八字诀"，是说我们学习经方，要熟悉到什么程度？对于方、药、剂、量、煎、服、证、禁都要很清楚，剂量清楚，煎服法清楚，证治清楚，禁忌清楚，心中一目了然，经方才能算学到位了。

　　仲景治疗杂病最关键的是首分虚实。来了一个内伤杂病的患者我们怎么看？要看一下患者是虚证还是实证，是以虚为主还是以实为主，虚是虚在哪里了，是心气虚、脾气虚，还是肺气虚？是心血虚？肝血虚？肾阴虚？肾阳虚？所以要把虚分清楚。实是实在哪里了，是水？是痰？是饮？是湿？是哪些实邪，要分得清清楚楚才能辨证治疗。仲景治疗内伤病，对我们启发最大的地方是对疾病先分虚实。

　　第一大病机：脏腑虚损。内伤杂病虽然有三大病机，但是所有内伤病的共同病机是正气虚损。《血痹虚劳病脉证并治》篇里，虚劳讲的就是虚损，这一篇的虚劳部分是张仲景治疗内伤病最核心的内容，虚劳这一部分不只是对一个病，它是对所有的内伤杂病。治先天还是后天？是用小建中汤还是用金匮肾气丸？还是用薯蓣丸？这些是解决正气的问题。正气不足，就产生了虚损。要解决疾病的问题，要治本，就是要扶助正气。要解决正气的问题，就要从虚证上下手。虚不光是血痹虚劳这一篇的问题，**虚是所有内伤杂病，甚至外感病的共同病理基础。《伤寒杂病论》也好，现代的《中医内科学》也好，所有疾病的中医病理基础就是一个"虚"字，虚才是内因。**为什么有瘀血了？有痰饮了？有水气了？为什么感受毒邪了？就是因为正气内虚，所谓"五脏阳以竭也"。

《素问·上古天真论》里讲："夫上古圣人之教下也，皆谓之虚邪贼风，避之有时，恬淡虚无，真气从之，精神内守，病安从来。"所有的疾病，所有的问题，都是因为正气不足，所以才感受了邪气。我们怎样去预防疾病？在内来讲，就是恬淡虚无，让真气调畅，人即安和。《内经》告诉我们，**养生保健就是两个方面，一个是内养精神，一个是外避邪气**。内养怎么养？就是要恬淡虚无，才能够内养精神。郑钦安《医理真传》里讲："凡属内伤者，皆心气先夺，神无所主，不能镇定百官，诸症于是蜂起矣。"怎样外避邪气？那就是外避六淫疫疠与一切有害的外来致病因素，包括邪毒，也包括饮食水谷。除了外感风寒暑湿燥火六淫以外，还有一个问题，就是我们摄入的邪毒。比如是不是吃了垃圾食品？水是不是干净？空气是否洁净？这些外来的有害致病因素都会导致我们的脏腑功能失调和虚损。对于所有的疾病，《金匮要略》也好，《伤寒论》也好，《中医内科学》也好，讲来讲去，人体为什么会发病？一个重要的基础就是脏腑虚损，叫正气虚损。所以我说，张仲景的《血痹虚劳病脉证并治》篇，尤其是虚劳这一块，不光是讲一个病，是讲所有的病。**虚劳不仅是《伤寒杂病论》所有疾病的基础，也是人类所有疾病的共同基础**。这就是虚损的问题。所以，这一篇是一个奠基之作，是一个重要的篇章。把虚劳放在这一个篇章里，抹杀了它的重要性，虚劳应该单独拿出来作为第一篇来讲，它是人体所有疾病的共同基础。

　　第二大病机是气化失调。《素问·举痛论》讲"百病皆生于气也"，我们的喜怒、忧、思、悲、恐、惊都可以致病，寒可以致病，热可以致病，惊可以致病，恐也可以致病，都可以导致脏腑的功能失调。

　　第三个方面是内邪留滞。比如第二篇的"痉湿暍病"，第十四篇的"水气病"，第十二篇的"痰饮咳嗽病"，第十一篇的"五脏风寒积聚病"，这些都是内邪留滞，都是在脏腑虚损的基础上产生了内邪留滞，这是共同的致病基础。

　　所以我今天讲张仲景治疗杂病的重点：一个是讲虚损的问题，一个是讲功能失调的问题，一个是讲内邪留滞的问题，这是《金匮要略》的重要基础。第一篇的"脏腑经络先后病脉证"，它是一个奠基。

　　2007 年我参加国家中医药管理局第一期的优秀中医临床人才培训班，毕业的时候参加了考试，考题有《金匮要略》第十九篇的阴狐疝，张仲景是怎么论述的，有什么表现，如何治疗，出了什么方。为什么会考这么偏的题？就是看你《金匮要略》是不是都读到了，读得是不是很细。对这些经典，大家要一字一句地读，读得清清楚楚，能背得出来。刘力红教授的《思考中医》里讲过一句话，对于中医经典要"朝于斯，夕于斯，流连于斯，颠沛于斯"。白天要读，晚上要读，反复地读，深究地读。对中医经典一定要非常熟悉，要经常读，反复读，这样才能学好经典。刘力红教授能写出《思考中医》来，主要得益于《伤寒论》和《内经》的基础，《思考中医》主要是思考张仲景《伤寒杂病论》的东西。

杂病的辨证模式：定位、定性、定因。张仲景怎么诊断疾病？怎么认识疾病？怎么辨证？中医最大的特点就是辨证论治，我们怎么去辨证论治？对于《金匮要略》这部分，我自己思考，认为**首先是要定位**。疾病是在脏腑、在经络，还是在前后二阴，是在皮肉脉筋骨，还是在气血精津液，要搞得清清楚楚。如果是气虚，是心气虚，还是肺气虚，还是脾气虚，如果是脾气虚，会有疲乏，食欲不振，食少，便溏；如果是心气虚，会出现心慌、气短和空虚感；如果是肺气虚，会出现气短，说话声低息微，咳嗽无力；如果是肾气虚，可能出现小便不摄，腰膝酸软，甚至纳气功能不行。每个脏器的功能是不一样的，心气虚了，就不能主血脉、主神明了；肺气虚了，就不能主气、不能主宣发和肃降了；脾气虚的话，气血生化之源就不足了，不能主运化了；肝气虚了，就不能主疏泄、主藏血了。

中医学的五脏和西医学的五脏是完全不同的两个概念。不要说西医的肝硬化就是中医学的肝的气血郁滞了，心衰了就说是心气不足了，千万不能这样来认识。中医学注重功能，虽然中医学也有解剖学的概念，但是中医学是重在功能的。讲中医的心，就是主血脉、主神明的心，如果不能主血脉、主神明，但欲寐就是神气不足了，脉微细就是主血脉的功能不行了。讲到脾是主运化、主升清的脾，脾虚就不能运化升清了。肾主纳气、藏精、主骨、生髓，肾虚就不能纳气、藏精、主骨、生髓了。这才是中医的东西。不能说尿毒症，就是中医的肾出了问题了，肾不能藏精了，不是这么回事儿。一定要用中医的概念来推理脏腑的功能，按中医的思维去辨证论治。

其次就是要定性。定性是要以阴阳为纲的。上次把张存悌教授请过来讲了两个小时，专门讲阴阳辨识。郑钦安也讲过，把阴阳辨清楚了就不会出现大错，阴阳都搞不清楚，那就很可能出大错。郑钦安的"三书"基本上也是在讲阴阳的辨识。扶阳流派非常重视阴阳的辨识。接着是辨别风寒暑湿燥火，痰饮水气瘀血，等等。在疾病的定位、定性这一块讲得最好的是方药中先生的《辨证论治研究七讲》，他讲得比较简单、通俗，容易入门，写得非常细，非常好。如果说是最经典的，定位定性讲得很清楚的，就是《素问·至真要大论》的病机十九条。大家对这个要非常清楚，任应秋教授也专门讲过病机十九条。要把疾病定位、定性定得很清楚，思路非常清晰，就要从病机十九条下手。如果想研究得很细的话，可以细读一下方药中先生的《辨证论治研究七讲》。

第三是定因。对一个疾病来说，了解了病位在哪里，病性是什么，还要考虑它的病因有可能是什么，是情志、饮食、劳役、禀赋？还是内邪的留滞？是什么内邪？这些要考虑清楚。这是我们辨证的一个模式。不要以为八纲辨证辨清楚就清楚了，实际上不清楚。不是说阴阳、表里、寒热、虚实辨清楚，我们就清楚了，没有那么简单。关于中医的治法，给大家推荐一本书，陈士铎的《石室秘录》，里面介绍得很详细。老年人有老年人的治法，小孩有小孩的治法，男有男治法，女有女治法，富人有富人的治法，穷人有穷人的治法，先富后贫是一种治法，先贫后富又是一种治法，老年人要补肝肾，小孩子要调脾胃，注意饮食停滞的问题……。治法方面讲得最透最深的就是陈士铎的这本书。

内伤杂病的共同治疗思路，我们讲了治虚、治邪、治损，因为有三大病机，我们根据三大病机治疗就可以了。他有虚损，我们就把他的虚损调整过来；他有邪气留滞，我们就把他的邪气，把他的痰饮、水湿、瘀血、食积清除掉。《金匮要略》的第二篇是"痉湿暍病"，第十四篇是"水气病"，第十二篇是"痰饮咳嗽病"，第十篇还讲到了食滞的问题，这些篇章都讲到了祛除邪气的问题。

张仲景的《伤寒论》《金匮要略》还有一个思路，就是专药专方专证专病的思路。比如说黄疸，不管是阴黄还是阳黄，所有的黄疸都可以用茵陈。所有的百合病，不管是什么证型，都可以用百合，就是这样的思路。张仲景在《金匮要略》里告诉我们这样一个思路，我们可以有专方专药。很多民间的方药多属于专方专药，一两味药就可以治疗某个疾病。像屠呦呦教授研究的青蒿，就是葛洪《肘后备急方》中的一个治疟验方，"蒿草一握，绞汁服"，可以治疗疟疾。屠呦呦教授从中提取出了青蒿素，治疟有很神奇的效果。她就是从专病专方专药下手，最后获得了诺贝尔奖，是中国人获得的第一个医学类的诺贝尔奖。中医给她奠定了这样一个基础，如果没有葛洪的青蒿治疟的记载，她是不可能拿到这个奖的。

接下来我们看一下治虚。所有疾病的基础，包括"非典"这样的烈性传染病，我们知道"正气存内，邪不可干"后面还有四个字，就是"避其毒气"。对待烈性传染病，我们还是要注意防护，躲避这些毒邪。但是，即使是像鼠疫、"非典"这样的烈性传染病，也有很多密切接触者没有感染，所以还是与正气充实与否有重要的关系。可以说，对一切疾病的治疗来讲，正气是最重要的，尤其是《金匮要略》里讲的这些内伤杂病，正气虚损是一个基础。那么在正气损伤这一块，有几个不同的层次，就是"虚""损""劳"。张仲景讲的"虚"，还是一个功能性的损伤，如果到了"损"的话，就出现了器质性的变化，"劳"就已经虚到了非常严重的阶段，影响到全身的根基了。虚劳这一块要从先后天去着眼，要重建它的基础。"损"这一块儿张仲景论述的不多，我们可以读一读《难经》，"损其心者……损其脾者……损其肾者……"有治五脏损的方法，大家可以看一下。

"血痹虚劳病"的虚劳，可以看作是所有杂病共同的基础。虚损是怎么来的？先天禀赋也是一个方面，父母给了你一个什么样的基因，决定了你的先天因素。你的家族长辈都是高寿的话，那你长寿的可能性就非常大。家族长辈的寿命都不长的话，那你也要注意了，基因决定了很多。

中医的病因有几个方面，有的病因是可以纠正的，有的是不可以纠正的。比如中风病，年龄、性别、家族史都是高危因素，但这些高危因素是不可干预的，是不可改变的，所以这些因素不作为重点。把重点放在能够改变的地方，比如说吸烟、肥胖、运动少等，这些高危因素是可以改变的，所以我们更关注于后天。李东垣为什么写《脾胃论》？为什么从后天去着眼？"内伤脾胃，百病由生"，饮食劳倦，损伤脾胃，百病由生。为什么从后天着手？先天我们已经没有办法选择，没有办法改变，所以从后天来解决问题，李东垣抓住了重点。

我们讲内伤病的病因，就是起居、饮食、七情。《素问·灵兰秘典论》讲到，"心者，君主之官，神明出焉"，后面还有一句，叫"主明则下安……主不明则十二官危……"君主乱了，下面也就乱了，我们的主就是心，它主持意识思维活动。郑钦安有一个补坎益离丹，方后注解，心气不定，神无所主，百病由生。为什么会这样？补坎益离丹就是调心气的，把心气安定下来，五脏就都好了。是这样一个思路，从治心入手，来解决所有的内伤病。卢崇汉先生主要是从中焦脾胃入手，他的弟子刘力红教授阐述得比较清楚。但卢崇汉先生也用调心气的方药，比如说用朱茯神等，从心入手，来解决内伤病的问题。傅文录也专门讲过这个问题，就是调心这个思路，讲得比较透彻。所有内伤病的病因基础就是刚才所讲的饮食、劳倦、七情，以及久病失治等。但是不同方面有所侧重，比如易怒容易伤肝，过喜容易伤心。汪绮石《理虚元鉴》的序言里专门讲到这个问题，"顾私己者，心肝病少；顾大体者，心肝病多。"照顾大局的那些人，心肝易病，因为他照顾到周围的人，自己心情就不能舒畅；自私的人，有什么怨气就发出来了，就不容易肝气郁滞。"任沉浮者，肝肾病少；矜志节者，肝肾病多。"志向远大的人肝肾病多，志向远大太过伤肾；任沉浮者，一切都无所谓，肝肾病就少。这些都是指中医的肝肾。"不及情者，脾肺病少；善钟情者，脾肺病多。"像林黛玉那样，思虑过度，就容易出现脾肺病。不同的情志变化会产生不同的疾病。七情致病还是非常重要的，在与内科疾病的联系方面，西医在这方面研究得还不够。

《血痹虚劳病脉证并治》篇讲到了一些脉象，我介绍几种主要的。一旦出现虚劳，或者出现虚证，虚到了很严重的程度，损伤到先天和后天的时候，就会出现明显的脉象变化。如果脉很大，按之无力，这样的情况就是虚劳，偏于阳气虚浮的虚劳，这就是"脉大为劳"。"极虚亦为劳"，就像脉微，稍微一按就没有了，脉细如丝，这些也为劳。这是阴血不足为主的劳，或阴阳两虚为主的劳。"脉大为劳"是阳气浮越、阳气外脱的一种劳，脉细是血虚，脉弱就是气血两虚。什么是细？什么是弱？按上去比较细、比较软就是细脉；要是弱脉的话，一个是比较细，一个是比较沉，一个是无力。具备了细、沉和无力这三个特点，那就是弱脉，弱脉是气血两虚。弱脉和虚脉是不一样的，虚脉是大而无力，弱脉是小而无力。脉大而无力是阳气不足，阳气浮越；沉细无力是血虚，精血亏虚。到了少阴病，为什么"脉微细，但欲寐"？"但欲寐"就是神疲了，心主神明的功能不行了，"脉微细"是心主血脉的功能不行了。脉跳得无力，很微小，是少阴的阳气不足了，是心阳命火衰微了。

后天之本是脾胃，《血痹虚劳病脉证并治》篇虽然零散说了一些内容，但是根本抓得很好，第一个是抓后天，从脾胃着眼；第二个是抓先天，从肾着眼。

阴阳两虚的虚劳失精，张仲景用的是桂枝加龙骨牡蛎汤。"夫失精家，少腹弦急，阴头寒，目眩，发落，脉极虚芤迟，为清谷，亡血，失精"，用桂枝加龙骨牡蛎汤。不要以为桂枝汤只是治外感、调和营卫的，桂枝汤本身就可以治内伤、治虚劳。柯韵伯有一句话，桂枝汤外证得之可以解表和营卫，内证得之可以化气调阴阳。桂枝汤既可以治内伤，又可以治外感；既可以治虚劳，又可以治表虚中风；既可以治"发热，汗出，恶风，脉缓"，营卫不和的表虚中风，又可以治"虚劳里急，悸，衄，腹中痛，梦失精，四肢酸疼，手足烦热，咽干口燥"的虚劳。小建中汤是桂枝汤的加减，就是桂枝汤倍芍药加饴糖。

甘肃有一个老中医，一辈子只用桂枝汤加减来治疗所有疾病。所以桂枝汤不但可以用来治外感，更重要的功能是化气调阴阳来补虚。黄煌教授的《经方100首》谈到桂枝汤，说古代战争中，将士厮杀完回来，没有什么补养的，为了让血气尽快恢复，喝上一碗桂枝汤，就可以很快恢复。所以，大家不要小看了桂枝汤。但是很遗憾，现代人了解这个方子的不多，《中医内科学》教材涉及的也不多。

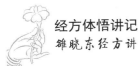

　　但是，经方的很多药物都是有疑问的。桂枝汤中的桂枝和现代药房里的桂枝不是一回事，桂枝应该是柳桂树枝的外皮；药房的桂枝是桂枝尖，也就是柳桂细枝连皮带木，是从明代才开始广泛应用的。这和张仲景用的桂枝完全不是一回事。张仲景用的是指头粗细的树枝的外皮，没有用里面的木质部分，所以不一样。我们不知道张仲景用的是赤芍还是白芍，也不知道理中汤里面用的是苍术还是白术。像黄煌教授用桂枝，他是用 10 克桂枝，5 克肉桂，把这两个药合在一起用，来代表张仲景的桂枝；芍药呢，他有时用白芍，有时候用赤芍，有时候白芍、赤芍合用，各用 30 克。

　　甘草也是如此，现在使用的甘草是蜜炙的甘草，加了蜂蜜水，再把它炒干，叫炙甘草。张仲景时代的炙甘草只是把新鲜甘草放在火上烤干，没有加蜂蜜。也不知道他用的是哪个地方的生姜。卢崇汉先生喜欢用生姜，分了很多种，生姜、干姜、炮姜、煨姜、筠姜。张仲景用的是哪里的姜？用的术是哪里的？张仲景时代用的到底是干药还是湿药？这些都不清楚。像张仲景的百合地黄汤里的地黄是地黄汁。我们现在用的生地黄是干地黄，和新鲜的是不同的。吴鞠通和叶天士用的多数是鲜生地。我们所使用的很多药物和张仲景用的已经不一样了，疗效自然不能和张仲景相比。像曹颖甫的《经方实验录》，和张仲景的相比较，药量不对，比例也不对，所以很难称得上是经方。

　　张仲景是非常严谨的，他的桂枝汤、桂枝加桂汤、桂枝加芍药汤，他的小承气汤、厚朴三物汤，药物是相同的，只是药量不同，就给出了不同的方名，治疗不同的疾病。药量一变就不是张仲景的方了。补阳还五汤，黄芪王清任用了四两，如果你只用 15 克，其他的药用 10～15 克，那就不是补阳还五汤了。王清任的四两黄芪是 120 克，比其他所有活血化瘀的药合起来还多。他是以补气为重、活血为辅的思路。黄芪用 15 克的话，那就变成活血为主、补气为辅的思路了。

　　我们搞中医的一定要对中药敏感，经常去药房看一看，药是哪里产的？是不是道地药材？是真货还是假货？张仲景时代用的柴胡是地下的根茎，我们现在用的柴胡很多都把杆加进来了，大多数用的是地上的杆。现在南柴胡、北柴胡是不分的，张仲景用的柴胡和我们用的是不一样的。所以很多药材都有问题，自然没有办法和张仲景比疗效。如果说干姜那就应该是干的，其他没有明说的药材，比如知母、术是不是湿的？生地黄是鲜生地还是干地黄？什么时候用鲜生地，什么时候用干地黄？很多东西都还没有搞清楚。古人的东西没有搞清楚的话还怎么去继承？所以和古人相比，当今的中医水平差了很多。有些老先生吹牛，说我们现

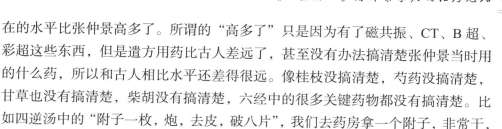

在的水平比张仲景高多了。所谓的"高多了"只是因为有了磁共振、CT、B超、彩超这些东西，但是遣方用药比古人差远了，甚至没有办法搞清楚张仲景当时用的什么药，所以和古人相比水平还差得很远。像桂枝没搞清楚，芍药没搞清楚，甘草也没有搞清楚，柴胡没有搞清楚，六经中的很多关键药物都没有搞清楚。比如四逆汤中的"附子一枚，炮，去皮，破八片"，我们去药房拿一个附子，非常干，根本就切不动。所以张仲景可能用的是比较新鲜的药。

　　桂枝加龙骨牡蛎汤是治虚劳失精的，实际上如果没有失精，桂枝汤也可以治虚劳。龙骨、牡蛎是固摄止遗的，张仲景用牡蛎，要"熬"，为什么要熬？可能因为牡蛎带水，要把它放在铁锅里炒干。所以很多药都有可能是新鲜的。不知道张仲景当时有没有自己的药房，他是自己采药，还是买药，这些都搞不清楚。

　　原文：夫失精家少腹弦急，阴头寒，目眩，发落，脉极虚芤迟，为清谷，亡血，失精。脉得诸芤动微紧，男子失精，女子梦交，桂枝加龙骨牡蛎汤主之。

　　桂枝加龙骨牡蛎汤方：(《小品》云，虚羸浮热汗出者，除桂，加白薇、附子各三分，故曰二加龙骨汤。)桂枝、芍药、生姜各三两，甘草二两，大枣十二枚，龙骨、牡蛎各三两。上七味，以水七升，煮取三升，分温三服。

　　接下来是煎服法。桂枝汤的煎服法，怎样炮制药物？用多少水？煎取多少药？一次喝多少？间隔多长时间？要不要啜粥？要不要盖被子？饮食禁忌有哪些？学这些方子大家一定要把煎服法搞得清清楚楚。

　　大家要记住，桂枝汤既可以治外感，也可以治内伤，它所治的是阴阳两虚的内伤和表虚脉缓的外感。桂枝汤治外感要看三个方面，第一，有汗还是无汗，有汗的是桂枝汤证，无汗的是麻黄汤证；第二，脉是紧绷的还是和缓的，如果脉是紧绷的，是麻黄汤证；如果脉是比较软的，那就是桂枝汤证；第三，还有非常重要的一个方面，黄煌教授的经方体质学说。比如来一个像林黛玉那样的弱不禁风的外感患者，那就得用桂枝汤，哪怕该用麻黄汤的时候也用桂枝汤。如果是武松、李逵那样的体质，即便是有点汗，用麻黄汤也没有问题。桂枝汤有桂枝汤的体质，麻黄汤有麻黄汤的体质。体质很弱，很敏感的人不适合用麻黄汤，用了就有可能心慌气短，阳气发越了。所以我在临床上用桂枝汤、麻黄汤就看这三个方面，一个是看脉，一个是看汗，一个是看体质。

　　讲一下桂枝汤的量，桂枝三两，芍药三两，大枣十二枚(擘)，生姜三两(切)，甘草二两(炙)。汉代的度量衡已经考证得非常清楚了，一两在13～16克之间，如果把一两搞成3克、5克那就大错特错了。汉代的一升约等于现在的200毫升，

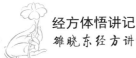

"以水七升，微火煮取三升"，就是用 1400 毫升水，煮取 600 毫升药液。"分温三服"，就是一次服用 200 毫升。像吴茱萸汤用了一升吴茱萸，一升吴茱萸至少在 100 克以上。我在药房称量过这些药。当归四逆加吴茱萸生姜汤用了二升吴茱萸，至少在 200 克以上。现在哪一个医生敢用这么大量的吴茱萸？李可老中医最多用到 70 克。一升半夏大约 130 克左右。像小半夏汤用了一升半夏，大半夏汤用了二升半夏。生半夏李老用过 130 克，再多李老也没用过。现在用药剂量上最接近张仲景的就是李老了。张仲景的用药剂量现在比较清楚，现在不清楚的就是张仲景的时代到底是什么样的药材？是湿药还是干药？我也找了很多考古界的、博物馆的专家，现在也没有办法证明。考古学这一块，没有中药考古这个专业，古墓里挖出来的中药都倒掉了，没有人做这方面的研究。所以这方面还是很欠缺。

张仲景治虚劳最重要的方剂是小建中汤。李东垣和他是一个思路，把小建中汤摆在中间，要建中气。治虚劳不是从先天着眼，而是从后天脾胃去着眼的，从中气去着眼的。在李东垣的学说研究方面，山西的高建忠老师做出了很大的成绩，他也有一个建中汤，由白术和鸡内金两味药组成。他是受到了张锡纯的影响。大家可以在张锡纯的著作中查到类似的方剂。张锡纯是近代中医大家中最优秀的一位。张锡纯和张仲景的渊源还是非常深的，张锡纯山药用得非常好，薯蓣粥，薯蓣饮，黄芪用得也非常好，这都是受张仲景的影响。虚劳有各种各样的表现，但张仲景是从中焦下手的，"虚劳里急，悸，衄，腹中痛，梦失精，四肢酸疼，手足烦热，咽干口燥"，虚劳这一类的表现、症状，都可以从中焦入手。先把他的中气变得强大，气血生化之源调理好了，他的先天才能得到后天的补充。后天之本强大了以后，人的整个基础才能够保证。

现在 ICU 的患者，肿瘤患者，"慢阻肺"患者，重症感染患者，大多数要解决营养的问题，张仲景也是解决营养的问题。小建中汤就是桂枝汤倍芍药加饴糖。高建忠的建中汤我为什么写在这里？张仲景生活在一个战争频仍的时代，李东垣也生活在战乱时代，大多数患者是营养不足的，所以他的方是以参、芪、术、草补中升阳为主。我们现在处在一个营养过剩的时代，造成了大量的心脑血管疾病，死因排在第一位的是脑血管病，然后才是肿瘤，而心脑血管疾病的最主要的因素就是代谢综合征，高血糖、高血脂、高血压，而引起这些的最主要原因，就是我们吃得太多，营养过剩。我们吃得过多了，营养过剩了，怎么解决它，第一位的解决办法不是靠吃药，而是少吃和运动。高建忠老师的建中汤也可以用一下。方子里白术就是健脾的，它不像黄芪那样直接扶助调补，而是促进脾的运化，还可以除湿，鸡内金是调胃的，所以白术加鸡内金是健脾调胃的。这和补中益气汤还不一样，补中益气汤偏重于补。因为李东垣生活在战乱、饥荒、营养不良的时代，而我们现在是一个营养过剩的时代，所以不是以补为主，而是以消为主，应该是用保和丸这一类的方来调整，所以高建忠的很多处方中都加有这两味药。

有人讲过，就中国城市居民的生活来说，晚餐中的 1/4 即可以维持生命，剩下的 3/4 是给医院的，为什么呢？就是因为吃得太多，代谢不了，总的能量超标，积滞在体内，大部分附着在血管内，就形成了心脑血管病。就是这样一个逻辑。

原文：虚劳里急，悸，衄，腹中痛，梦失精，四肢酸疼，手足烦热，咽干口燥，小建中汤主之。

小建中汤方：桂枝三两（去皮），甘草三两（炙），大枣十二枚，芍药六两，生姜三两，胶饴一升。上六味，以水七升，煮取三升，去滓，纳胶饴，更上微火消解，温服一升，日三服。

阴阳两伤的这种虚劳，像"虚劳里急，悸，衄，腹中痛，梦失精，四肢酸疼，手足烦热，咽干口燥"，张仲景对于这些虚劳症状就用小建中汤，它不光是解决阳气、中气的问题，它是从中焦脾胃入手解决阴阳两个方面，还可以解决一些附加的症状，主要还是建中气。小建中汤就是桂枝汤倍芍药加饴糖。现在的中医院药房里有饴糖的不多。前两天我去了南京黄煌教授那里，他那里的药房备有饴糖。很多药房张仲景的药开不全，饴糖也没有，生姜也没有。

不同的时代，不同的患者，建中气有不同的方法。像李东垣，他虽然也泻火，用芩、连、柏，但是以补气升阳为主，参、芪、术、草、升麻、柴胡、葛根之类的药物为主。李东垣用的量非常小，服用方法也不一样。张仲景是煮饮片的，李东垣是煮散的，用的量很小。

"虚劳里急，诸不足，黄芪建中汤主之。"更虚的情况下，在小建中汤的基础上再加一味黄芪。黄芪和人参不同，在张仲景那个时代，人参是养阴的，比如"恶寒，脉微而复利，利止亡血也，四逆加人参汤主之"，亡血的时候才加人参。"大汗出后，大烦渴不解，脉洪大者，白虎加人参汤主之"，伤了津液才加人参。所以张仲景认为人参是救阴的，郑钦安也是这样的想法。黄芪是补气升阳的，补而兼升，能够向上向外，能托，而且还能固，比如汗多的情况下用黄芪可以固表。还有就是疮疡总是不愈合的话，可以用黄芪外托。补阳还五汤，补中益气汤，我们用它补气升阳，补而兼升。治疗半身不遂的时候用补阳还五汤，以黄芪作为君药。补中益气汤也是以黄芪为君药。黄芪建中汤治疗"虚劳里急，诸不足"，所谓"里

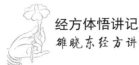
急"是有腹痛的情况，"诸不足"，更多的不足，更严重的不足，就加上黄芪。所以黄芪建中汤比小建中汤作用更强一些。黄芪有补虚的作用，是一个非常好的药。现在有黄芪注射液、黄芪口服液，还有参芪扶正注射液，这一类比较多。王清任的补阳还五汤黄芪用到了 120 克，甚至一天服两剂，那就是八两，240 克。李可老中医的方子中，我见到有用黄芪 500 克的，现在吕英也经常用到 500 克。

《灵枢·终始》篇专门讲到"阴阳俱不足，补阳则阴竭，泻阴则阳脱，如是者可将以甘药"。阴阳都不足，这时候很难办，到最后昏惨惨似灯将尽，就像油灯马上要灭了一样，太补、太泻都不行，只能调以甘药，要小剂量慢慢调。还有就是"勿施以针"，也不适合针刺治疗，否则会伤阳耗阴。用小剂量的甘药缓调中焦，小建中汤、黄芪建中汤就属于这一类。张锡纯有一个薯蓣饮，慢性病到了虚不受补的时候，用一味薯蓣饮就很好，甚至比小建中汤还要好。小建中汤比较温燥，有的患者不能耐受。要是用山药和粳米煮粥的话，或三两薯蓣煮水喝，非常平和，也可以起到很好的补虚作用。

为什么治中焦？为什么调补中焦？刘力红教授有很多心得，他的第一个理论根据是《中庸》里的"中也者，天下之大本也"。"中"是天下最根本、最重要的东西，不是上，不是下，不是天，不是地，而是中。为什么会有生命？就是因为天气和地气的交媾，天地之气的交媾就是中。儒家经典《中庸》，不偏就是中，正常就是庸，不偏不倚，"中者，天下之正道；庸者，天下之定理。"不能太过，也不能不及，这是最难得的，也是最重要的。上焦的是心火，下焦的是命火，天地之间，心火和命火之间最重要的就是脾胃，脾胃是天地交合，心火和命火交汇的地方，是阴阳互济最重要的地点。在中焦互济，才产生旺盛的生命力，所以要调理中气。儒家文化就是讲中，张仲景也是讲中。卢崇汉教授最重要的不是他的桂枝法、四逆法，最重要的是中，很多方子都是先开中焦，先是用平胃、二陈这一类，苍术、厚朴、陈皮、法半夏等药，先把中焦打开，才能够补肾，才能够用附子，才能够解决下焦的问题，扶阳要先开中焦，桂枝法实际上是以中焦法为主，而不是说用桂枝汤。第七届扶阳论坛，刘力红教授就专门讲了中的问题。对应到人体上，这个中指的就是中焦脾胃。小建中汤就是建中，高建忠的建中汤也是建中，补中益气汤也是建中。要调理脾胃，调理中焦，中焦的升降正常了，气血生化之源旺盛了，就不会生病，就正气旺盛。

大部分补虚的办法还是从后天着眼，先天部分很难补，所以从后天补先天是一个更好的方法，更容易起效。调养脾胃的受纳、腐熟、运化功能，能使气血生

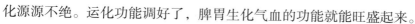

化源源不绝。运化功能调好了，脾胃生化气血的功能就能旺盛起来。

中医还有一个学说，就是命火生脾土，火生土，脾的运化要靠肾阳来温煦，所以命火也非常重要。如果是后天不行的话，要先解决先天的问题。李老就专门讲过，理中不效，急用四逆。就是说太阴脾胃病的时候，本来是一个腹泻、便溏、食欲不振，一旦到了下利清谷、吃什么拉什么的时候，就是命火不足，病入少阴了，所以后天不行的话要补先天。李老专门讲过，太阴如釜，少阴如火。太阴就像一口锅，少阴就是锅底之火。用理中不效的时候，就用四逆，所以后世就创了附子理中汤。大家不要把附子理中汤作为理中汤的加味方来看，要把它当作四逆汤和理中汤的合方。四逆汤本身就是太阴和少阴的方子，不是说四逆汤只是解决少阴病的问题，四逆汤中的甘草干姜汤就是解决太阴病的问题，所以四逆汤既能解决太阴病的问题，也能解决少阴病的问题，太阴病和少阴病同时解决。四逆汤和理中汤合方效果就更好一点。

《血痹虚劳病脉证并治》篇里有一个天雄散，用于治疗肾虚滑精、肾虚虚劳、阳虚虚劳，是一个很好的方子，而且可以久服。但是治疗虚证效果没有那么快。我在临床的时候，就给学生讲，这些患者只住十天院，这么短的时间，想把虚证解决掉，那是不可能的，所以重点还是解决标证的问题。不要想着在十天内就能解决患者的气血不足、肝肾不足等问题。我们能够解决他的头痛、眩晕、失眠、便秘，恢复肢体的功能等，能够把这些标证解决好就可以了，然后再慢慢治本，缓则治本。所以我们在门诊、在病房大多数还是从标证入手。很多患者也是人心浮躁，必须要很快看到效果，服药后睡眠好了没有？口干有没有缓解？大便有没有通畅？头痛有没有缓解？大多数情况下是要从标证去下手的，解决患者的突出症状，急则治标。但你要治本的话，就没有那么快。所以在很多情况下，我们需要把标证放在前面来考虑。《素问·标本病传论》篇，大家可以看一下，"小大不利治其标，小大利治其本"。这一篇就是告诉大家，什么情况下治标，什么情况下治本，先治标还是先治本。除此之外，还可以看一下陈士铎的《石室秘录》。

天雄散是一个非常好的方子，人体阳气虚了，比如说疲乏、便溏、恶寒，就可以使用。天雄散方：天雄三两（炮），白术八两，桂枝六两，龙骨三两。上四味，杵为散，酒服半钱匕，日三服，不知稍增之。

桂枝要用肉桂，张仲景用的桂枝比较接近现在的肉桂。上四味，捣为散，用黄酒送服，每次半钱匕。一般的木质和金石类来说，一钱匕 3~6 克，半钱匕是 2~3 克，可以每次吃 3 克，一天三次。这是一个非常好的方子，价钱又便宜。对于一般的虚劳，比如脾胃功能不好，总是腹泻、怕冷、疲乏，或者经常滑精，身体偏虚，是一个非常好的方，可以长久服用，吃一个月也花不了多少钱。这个方子看上去是从先天着眼的，实际上是从先天、后天两个方面着眼的。而像高建忠的建中汤，像四君子汤、理中汤，都是以白术为君药，是从后天着眼的。张仲景方子里的白术，用的是现在的白术还是苍术，还搞不清楚，苍术的可能性更大一点。如果大家用这个方子，把桂枝换成肉桂就可以了，用黄酒调服，连续吃上几个月都可以，治疗脾肾阳虚或整个阳虚体质的情况。

接下来我们看肾气丸，也是《血痹虚劳病脉证并治》篇的方子。我们有一个错误认识，以为肾气丸是补阳气的，实际上这是一个阴阳双补的方子，重在阴中求阳，重在六味。张仲景用它治疗消渴，小便不利，治疗阴阳两虚。这是一个非常好的方子，大家一定要注意它的比例。张仲景用的是干地黄，就是现在的生地黄，不是熟地黄，也可以用于老年人养生治未病。如果阳气虚，早上服用附子理中丸，晚上就用金匮肾气丸。对于偏于阴虚体质的人，如果火气旺的话就用知柏地黄丸，火气不重就用六味地黄丸，这是养生保健的非常好的方子。可以用于治疗糖尿病、小便不利、老年体虚、老年骨质疏松。老年保健，如果从先天着眼的话，六味地黄丸、八味肾气丸是最好的，比左归丸、右归丸要好。左归丸和右归丸的补性更大，但是补性大的时候就丧失了调节人体正气的功能。八味肾气丸、六味地黄丸的用药非常耐人寻味，不是简单的阳虚补阳，阴虚补阴。里面有三补三泻，用熟地黄补肾，就用泽泻来泻肾，泻肾火，泻肾浊；用山药健脾，就用茯苓渗湿；用山茱萸养肝，就用牡丹皮泻相火。补中有泻，在补的过程中还有调整的功能，不像左归丸和右归丸是纯补的方。处方发挥的是一个团队的功能，一个团队需要各种各样的人来配合，不能全是科学家，要有搭配才能够做好，六味地黄丸和八味肾气丸就有这样的搭配特点，比左归丸和右归丸要高一个境界。

原文：虚劳腰痛，少腹拘急，小便不利者，八味肾气丸主之。

肾气丸方：干地黄八两，薯蓣四两，山茱萸四两，泽泻三两，茯苓三两，牡丹皮三两，桂枝，附子（炮）各一两。上八味，末之，炼蜜和丸梧子大，酒下十五丸，加至二十五丸，日再服。

接下来我们看《千金翼方》的炙甘草汤，"治虚劳不足，汗出而闷，脉结悸，行动如常，不出百日，危急者十一日死。"

《千金翼方》炙甘草汤方：甘草四两（炙），生姜三两（切），人参二两，生地黄一斤，桂枝三两（去皮），阿胶二两，麦门冬半升（去心），麻仁半升，大枣三十枚（擘）。上九味，以清酒七升，水八升，先煮八味，取三升，去滓，纳胶，烊消尽，温服一升，日三服。一名复脉汤。

炙甘草汤治疗比较危急的亡血、失精、亡液的情况。张仲景说："脉结代，心动悸，炙甘草汤主之。"又叫复脉汤，就是脉摸不到的时候要用它。"治虚劳不足，汗出而闷，脉结悸，行动如常，不出百日，危急者十一日死。"炙甘草汤是阴阳双补的方子，后世的吴鞠通、叶天士根据炙甘草汤，创造出了一甲复脉汤、二甲复脉汤、三甲复脉汤、救逆汤、大定风珠等一系列的方剂，所以炙甘草汤为后世温病学的发展奠定了基础。生地黄用到了一斤，刚才讲的八味肾气丸中用的是干地黄，所以这个生地黄应该是新鲜的地黄，像萝卜一样能榨出汁液来，百合地黄汤用的也是新鲜生地黄。而现在药房里的生地黄应该是干地黄。这是一个阴阳双补的非常好的方子，把它的补阳药去掉，就变成了温病学的各种救逆汤。温病学救阴有两个层面，一个是救胃阴，一个是救肾阴。叶天士讲过一句话，"热邪不燥胃津，必耗肾液。"这个主要是救肾阴的，咸寒救肾。养胃阴的话，温病学用的是沙参麦冬汤、益胃汤。养肾阴用的是三甲复脉汤、大定风珠、救逆汤。炙甘草汤的药量非常大，麦门冬用了半升，麻子仁也是半升，阿胶二两，生地黄一斤，也就是 250 克，酒用的是黄酒，张仲景时代用的应该是白酒之类。这是一个非常好的方子，如何使用这个方子，大家可以看一下黄煌教授的《经方 100 首》，介绍得比较通俗易懂。

我们来看薯蓣丸。"虚劳诸不足，风气百疾，薯蓣丸主之。"

薯蓣丸方：薯蓣三十分，当归、桂枝、曲、干地黄、豆黄卷各十分，甘草二十八分，人参七分，芎䓖、芍药、白术、麦门冬、杏仁各六分，柴胡、桔梗、茯苓各五分，阿胶七分，干姜三分，白蔹二分，防风六分，大枣百枚，为膏。上二十一味，末之，炼蜜和丸如弹子大，空腹酒服一丸，一百丸为剂。

这是一个什么方子呢？这是张仲景在外感和内伤相兼的时候出的方。没有高热汗出，也没有营卫不和的身痛、头痛，脉也不浮紧，但是体质比较虚，经常容易感冒，就可以用薯蓣丸。黄煌教授把薯蓣丸做成了膏方，非常方便。后世的张锡纯创制了薯蓣粥、薯蓣饮，他的很多方子都是在薯蓣丸的基础上创制出来的，就是受了张仲景的启发。除此之外他还有很多独创之处，解决了很多问题，大家有兴趣的话可以看一下他的《医学衷中参西录》。如果是从调补中焦脾胃、直接补虚的角度来考虑，薯蓣丸是最好的方子，比小建中汤更平和，效果也不错。它可以内扶正气，外攻邪气，是内伤外感兼夹的时候出的方子。《伤寒杂病论》中最大

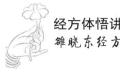

的方子就是薯蓣丸了，一般的方子都不超过七味药，它是二十一味药。像后世的四君子汤、四物汤、理中汤等都涵盖在这个方子里了。

以上讲了一个补虚的问题，所有的疾病，我们都要考虑扶正气的问题，扶正气主要还是从后天着手，考虑黄芪建中汤、小建中汤、桂枝汤，再平和一点的话，就用六君子汤、四君子汤、香砂六君子汤，这些都可以，肯定是有好处的。脾胃健旺，气血生化充足了，身体就健康了，这是解决正气的问题。四君子汤最平和，小建中汤偏温燥一点，而一味薯蓣粥、薯蓣饮更加平和。

在养生保健方面，大家要有一个概念，就是食补胜于药补，预防胜于治病。食疗这方面山药是最好、最平和的。再往下，可以用山药粥，再往下，可以用四君子汤，再往下，可以用理中汤，再往下可以用建中汤等，有这么几个层次。有虚有实的话，就用六君子汤、香砂六君子汤等。正虚兼邪、体质不好的，可以考虑薯蓣丸。我们怎么去从后天补？后天如果补不上了，就像理中不效，急用四逆。命火不行了，单补后天解决不了，出现下利清谷了，那我们就要补先天，用附子理中汤，再不行就用天雄散、八味肾气丸、右归丸。

补阳气如果想作用快，鹿茸的效果很好，作用快，但是很温燥，容易发越人的阳气，把人的阳气掏空。很多肾虚的患者要补肾，用鹿茸，用的时间长的话，可以诱发龙火外越，可能会导致人的正气更虚，肾气更虚，所以补肾要补而纳下。刘力红教授反复讲，四逆汤是主收纳的、纳下的，应冬季的，"冬三月，此谓闭藏"，肾气是要闭藏的，不要让它发越。像鹿茸这样的太发越了，补了以后阳气更旺，性欲更旺，结果肾伤得更厉害，更容易耗散。

以上我们讲的就是从中焦去补，从后天去补。内伤和外感夹杂的话，李东垣的方法更合适，李东垣的方法比张仲景的要柔和一些，李东垣治疗内伤和外感夹杂的方法更多一些。在补后天脾胃这一方面，要将李东垣、张仲景的学说对照一下，李东垣学说非常出色的一点，他把内伤和外感夹杂的这类疾病研究得很透彻，以补气升阳为主线，用药非常庞杂，经常用到十几味，甚至二十几味药，但是他的用量更小一些，他是煮散的。把内伤和外感的药混杂在一起用，他用的很多升阳药其实也是祛外邪的药，比如升麻、葛根、柴胡、羌活、独活，这些经常用。这些药不是说有外邪才用，没有外邪也用，可以用来调整升发阳气。不要说一用荆、防、麻、桂就是治外感的，这些药除了治外感病以外，还可以振奋阳气，调整阳气，升发阳气，所以内伤病也可以用这些药。为什么阳和汤治疗肿瘤照样用麻黄呢？是因为有外邪吗？没有，就是用它通阳，麻黄是最强的通阳之药。

补的这一块，要让大家树立一个扶正的观念，打好这样一个基础，治疗内伤病才有根底，才能够战胜邪气。李老对于肿瘤晚期的治疗，讲过一句话，"但扶其正，任邪自去。"我跟李老会诊过很多患者，对肿瘤晚期的患者，他就是用四逆汤、附子理中汤。这些肿瘤晚期的患者已经不能耐受攻邪了，只能以扶正气为主。所以我们在心里一定要树立一个扶正的观念，尤其是在对待大病重症的时候，更要照顾到正气，攻邪的时候正气能不能耐受，需不需要专门扶助正气。张景岳讲过，微虚微实，所畏在实，可以一扫而除。微虚微实的时候，正气不太虚的时候，受了一点邪气，这个时候可以对邪气一扫而除，用麻、桂、荆、防这些药物，邪气祛除，正气自己就恢复了。但是在甚虚甚实的时候，所畏在虚，但欲固其根本。就是说在严重的虚实夹杂的时候，这个时候要以扶正气为主，把根本固住了，才有机会战胜邪气。扶正这一块就给大家介绍这么多。

下面介绍第二个问题，内邪留滞。为什么会有这么多的疾病，除了正气不足以外，还会产生很多的病理产物，最常见的就是水湿、痰饮、瘀血、食积。食积小孩多见，因为小孩不知饥饱，儿科中医会用保和丸、焦三仙、鸡内金，哪怕是一个感冒，也会加一点鸡内金、山楂、麦芽。为什么？就是因为小孩不知饥饱，容易出现饮食积滞。人体 70%以上是水液，所以水液代谢不好的话就会产生水湿、痰饮。对老年人生命威胁最大的就是心脑血管疾病，血脉不通畅，这是瘀血的问题。能把这几个问题解决了，就把内伤病的基础解决了。《血痹虚劳病脉证并治》篇讲到，"五劳虚极羸瘦，腹满不能饮食，食伤、忧伤、饮伤、房室伤、饥伤、劳伤、经络营卫气伤，内有干血，肌肤甲错，两目黯黑。缓中补虚，大黄䗪虫丸主之。"这就是一个消瘀的方子，能治疗瘀血的干血痨，或者叫瘀血虚劳。

大黄䗪虫丸方：大黄十分（蒸），黄芩二两，甘草三两，桃仁一升，杏仁一升，芍药四两，干地黄十两，干漆一两，虻虫一升，水蛭百枚，蛴螬一升，䗪虫半升。上十二味，末之，炼蜜和丸小豆大，酒饮服五丸，日三服。

这是一个化瘀为主的方子。为什么用丸剂？就是要慢慢地消散瘀血，对于慢性癥瘕、缓慢形成的瘀血，大黄䗪虫丸是最好的方子。现在市面上有大黄䗪虫胶囊、大黄䗪虫丸，同仁堂药厂也有生产，对于像肝硬化、慢性癥瘕的患者，用上它可以缓中消瘀，是一个非常好的方子。

治疗瘀血这一块，张仲景不太全面，可以看一下王清任的《医林改错》，他分得特别细致，头部的瘀血用通窍活血汤，胸部的瘀血用血府逐瘀汤、膈下逐瘀汤，腹部瘀血用少腹逐瘀汤，肢体经脉的瘀血用身痛逐瘀汤，阳气不足的血瘀用补阳还五汤。王清任的《医林改错》是一部划时代的著作，但《医林改错》也有一个评价，叫"医林改错，越改越错"。书的上卷基本上是错误的，下卷非常有价值，有划时代的意义。王清任给各个部位的瘀血创制了非常实用的方剂。新中国成立后，中医药方面拿到的最高奖项是陈可冀院士获得的国家科技进步特等奖，获奖项目是"血瘀证与活血化瘀的研究"，研究的重点就是王清任的理论。

补阳还五汤补气活血；急救回阳汤急救回阳活血，是在附子理中汤里加了桃仁和红花；解毒活血的有解毒活血汤；理气活血的有血府逐瘀汤；既能活血又能利水的有当归芍药散，这是张仲景的方子。如果活血化瘀法用得好，治疗的疾病谱非常广。王清任用活血化瘀法治疗了非常多的疾病，血府逐瘀汤可以治疗失眠、痤疮、皮疹、呃逆、头痛、胸痛等，实际上活血化瘀法确实可以改善人体功能、抗衰老，解决很多的问题。现代社会，威胁人类生命的主要还是心脑血管疾病，就是血瘀的问题，血管不通畅了。岳美中教授的保健长寿方有三味药，人参、田七和琥珀，李老的培元固本散也用了这三味药，其中田七和琥珀就是活血化瘀的，活血化瘀能抗衰老、延长寿命，以及预防心脑血管疾病。西医推荐50岁以上的人每天都可以吃一点阿司匹林，田七就是中医的阿司匹林。现在我们中医把很多阵地都让给西医了，中医院的病房里都在用阿司匹林，都在用波立维。我们也可以用一下中药的阿司匹林，田七、琥珀、丹参这些药，有可能效果比西医更好，只是没有做这个对照研究。

我们作为临床医生治疗疾病，对于不同的疾病要选择不同的思路。岳美中先生就讲过这个问题，如果我们治疗大病重病，还是要用经方，用张仲景的方，这样才能够荡涤邪寇。要是治疗内伤病，还是李东垣的方子好一些，值得推荐。当然朱丹溪、刘完素以及后世张景岳的方子都可以作参考。治疗温病，一些小的疾病，叶天士、吴鞠通的方子还是不错的。治疗一般杂病的话，朱丹溪的方子也有可取之处。这是岳美中先生推荐给大家的。选择不同的思路，哪些病适合用哪些方子，不要一概而论。不同的医家有不同的特色，像李老，治疗大病、重病、肿瘤，他的方子很有可取之处，非常好。如果用李老的方子来保健，小病也吃一两百克的附子，那可能就有点不值得了。

来看一下水液代谢。《素问·经脉别论》讲，"饮入于胃，游溢精气，上输于脾，脾气散精，上归于肺，通调水道，下输膀胱，水精四布，五经并行，合于四时五脏阴阳，揆度以为常也。"水液代谢障碍，会产生水湿痰饮这些病理产物，这些病理产物占了疾病的很大一部分，为什么？就是因为人体的70%以上都是水。

表湿的时候，"湿家身烦疼"，用麻黄加术汤，为什么？因为麻黄汤可以通阳，阳气通了以后水湿才能祛。麻黄有这几个方面的功能，一个是治疗表实无汗，一个是通阳利水，一个是治喘。麻黄是通阳最厉害的药。十个杏仁4克，七十枚就是28克。这里的术用苍术更好。

麻黄加术汤方：麻黄三两（去节），桂枝二两（去皮），甘草二两（炙），杏仁七十个（去皮尖），白术四两。上五味，以水九升，先煮麻黄，减二升，去上沫，纳诸药，煮取二升半，去滓，温服八合，覆取微似汗。

风湿在表，用麻杏苡甘汤。"病者一身尽疼，发热，日晡所剧者，名风湿。此病伤于汗出当风，或久伤取冷所致也，可与麻黄杏仁薏苡甘草汤。"除了风湿在表，身疼痛之外，到了半下午发热加重，日晡是下午三点到九点。

麻杏苡甘汤方：麻黄（去节，汤泡）半两，甘草一两（炙），薏苡仁半两，杏仁七十个（去皮尖，炒）。上剉麻豆大，每服四钱匕，水盏半，煮八分，去滓，温服。有微汗，避风。

刚才讲的是《痉湿暍病脉证治》篇的湿邪，还有一个痰饮病，张仲景讲的痰饮病实际上是澹饮，是津液代谢障碍，和肺、脾、肾、三焦有关。"病痰饮者，当以温药和之。"张仲景所说的痰饮不是咳嗽咳痰的痰饮，而是水饮，是在管道当中、腔隙当中的水饮，张仲景称之为痰饮。包括"水走肠间，沥沥有声"的痰饮，饮邪在胃肠道当中。悬饮是饮后水留在胁下，用十枣汤来解决。溢饮是在四肢，"饮水流行，归于四肢，当汗出而不汗出，身体疼重。"支饮是影响到肺，造成咳喘的饮邪，"咳逆倚息，短气不得卧，其形如肿"，用葶苈大枣泻肺汤、大青龙汤、小青龙汤这类方子。这些都是比较好的方子。但是，最主要的是要用温热药，因为痰饮属于阴邪，所以要用温药和之，所谓"和之"，就是说要慢慢来，不能像十枣汤那样峻泻，慢慢地去消它。《痰饮咳嗽病脉证并治》篇还讲到了留饮和伏饮的问题，留饮可能相当于现在的伏邪，类似于现在哮喘一类的疾病。总的来说要以温药和之。像水在胃肠道之中的痰饮，一般选择用苓桂术甘汤、小半夏加茯苓汤；像胸胁的悬饮就用十枣汤；像溢饮就是四肢的水饮，用大、小青龙汤；支饮相当于呼吸道的水饮，可以用小青龙汤。这是选方的原则。有热的话，我们可以加黄芩或石膏，像小青龙加石膏汤，张仲景给我们做了示范。

水气病方面，《水气病脉证并治》篇讲到了风水、皮水、正水、石水、黄汗。黄汗放在本篇讨论，就是说黄汗也是有水气的。风水是在表的，有脉浮、恶风、身痛的情况，风水有恶风，有受外邪、营卫不和这样的表现。所谓营卫不和的表

经方体悟讲记
雒晓东经方讲稿及李可、黄煌经方思维探讨

现有两个方面，一个是有寒热，再一个就是有身痛，在表的气血流通不畅。有身体疼痛，有发热恶寒，有脉浮，这就是营卫不和的表现。所以，在表的叫风水。风水还有表虚和表实的问题。表实用麻、桂，表虚用桂枝、黄芪之类。皮水也在表，但它相对于风水的话要深一层，是水在皮中，肿得比较严重，但恶风、身痛等营卫不和的表现不突出。风水是在皮毛、腠理和肺，皮水则已经到了肺脾相兼的地步。石水实际上属于里水，属于内在的水，在中、下焦，属于在脾、在肾的情况。黄汗的话，是有黄疸的情况，肝胆的疏泄功能出了问题，兼有胆液外泄。水气病篇讲了这几个水的问题，我叫它"风皮正石黄"。风水是在皮毛。皮水是在肌腠，但它没有恶风、身痛，没有营卫不和的表现。正水和石水都是在里了，石水已经偏于下焦，肾阳不足了。正水是在脾为主。正水和石水偏于正虚为主，风水和皮水是感受外邪在先。正水和石水是脾肾阳虚的问题，中焦和下焦阳气不足的问题，导致了水停在里，还有少腹满的情况。正水可以有喘，但石水是不喘的。正水、石水偏于里，偏于虚。风水和皮水偏于表，偏于外邪。黄汗是影响到肝胆疏泄功能了，胆液外泄，兼有黄疸的问题。有瘀，有热，有黄疸的问题。

张仲景在《水气病脉证并治》篇给了我们一个方法：对于杂病，我们可以用五脏辨证。比如心水是什么问题，肝水是什么问题，脾水是什么问题，肺水是什么问题，肾水是什么问题，五脏功能失调的时候，可以影响水液代谢。所以五脏辨证是杂病辨证的重要方法。五脏辨证不是只能用于水气病，所有的疾病都可以考虑五脏辨证的问题。比如说百合病，会不会影响到肺的功能，会不会影响肝的功能、肾的功能，虚劳会不会是心的问题、肾的问题，所以大家要树立一个五脏辨证的观念。五脏可以有虚，可以有实，可以有水，可以有血瘀。实际上《素问·脏气法时论》就讲过，"肝病者，愈在丙丁，丙丁不愈，加于庚辛，庚辛不死，持于壬癸，起于甲乙……心病者……脾病者……"已经有五脏辨证的因素在里面了。张仲景还提出一个非常重要的原则，腰以上肿要发汗，腰以下的肿要利尿。

风水表虚的时候可以用防己黄芪汤。这个方子也非常有价值，我原来跟过一个老师，擅长用这个方子治疗急性肾小球肾炎。初起症状还不太重的时候，他就用防己黄芪汤合小柴胡汤，用上两三周，效果非常好。

原文：风水，脉浮身重，汗出恶风者，防己黄芪汤主之。

防己黄芪汤方：防己一两，甘草半两（炒），白术七钱半，黄芪一两一分（去芦）。上剉麻豆大，每抄五钱匕，生姜四片，大枣一枚，水盏半，煎八分，去滓，温服，良久再服。喘者加麻黄半两，胃中不和者加芍药三分，气上冲者加桂枝三

200

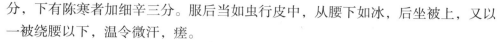

分，下有陈寒者加细辛三分。服后当如虫行皮中，从腰下如冰，后坐被上，又以一被绕腰以下，温令微汗，瘥。

表实夹热的风水可用越婢汤，用于身体比较壮实、有热的时候。没有热的时候用甘草麻黄汤。我在总结张仲景理论的时候，会讲到热化的问题，甘草麻黄汤热化之后就是越婢汤，三拗汤热化之后就是麻杏石甘汤，麻黄汤热化之后就是大青龙汤。有些疾病可以没有热，热化的话就要加石膏，没有热化就不用加。像甘草麻黄汤和越婢汤、麻杏石甘汤和三拗汤、小青龙汤和小青龙加石膏汤、大青龙汤和麻黄汤，差别就是一味石膏。大家可以对比一下，为什么要加石膏？就是因为热化了。

原文：风水，恶风，一身悉肿，脉浮不渴，续自汗出，无大热，越婢汤主之。

越婢汤方：麻黄六两，石膏半斤，生姜三两，大枣十五枚，甘草二两。上五味，以水六升，先煮麻黄，去上沫，纳诸药，煮取三升，分温三服。恶风者加附子一枚（炮），风水加术四两。

甘草麻黄汤方：甘草二两，麻黄四两。上二味，以水五升，先煮麻黄，去上沫，纳甘草，煮取三升，温服一升，重覆汗出，不汗再服。慎风寒。

越婢汤，这个方名还是比较奇怪的，有可能是从南方传过来的。一个是表实，一个是表虚。表实的话就用甘草麻黄汤或越婢汤。如果是表虚的话，就用防己黄芪汤，这就是治疗水气初起，风水、皮水都可以这样用。皮水的话，一般我多用五皮饮和五苓散这些方子。皮水有热的话，就可以用越婢汤；没有热，就用甘草麻黄汤。一般情况下，治疗肾小球肾炎，有表虚的就用防己黄芪汤，表实的越婢加术汤用得比较多。麻黄类方对于改善肾的供血、控制急性肾小球肾炎非常好，所以越婢汤和甘草麻黄汤治疗急性肾小球肾炎的急性水肿，关键是麻黄在起作用。越婢加术汤是在越婢汤的基础上加了术。有水肿、皮水的时候，用麻黄加术汤。实际上皮水和风水用麻黄加术汤或甘草麻黄汤都可以。皮水有表实的时候用越婢汤或甘草麻黄汤，表虚的时候用防己黄芪汤，如果有热就合小柴胡汤。越婢加术汤和甘草麻黄汤的区别就是有无石膏，有无热化。皮水的重点在皮水比风水更深一层，所以皮水没有营卫不和的表现，没有发热恶寒、身痛这些表现，但肿得比较严重，以外邪为主。皮水和风水的鉴别，相同点是病位在表，都以身肿为主症，都可以发汗。不同点是，风水起病急，有表证，从头面部开始肿起，与肺有关；而皮水没有表证，是从下肢肿起，与脾有关，病机是脾虚失运，皮中水气盛而不行，治疗的话就是温阳化气，表里分消水湿。

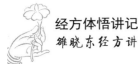
我们来看一下黄汗，用的方子一个是桂枝加黄芪汤，另一个是黄芪芍药桂枝苦酒汤。有水气，有黄疸，出汗有黄染，又有郁热，有这样的表现，就用黄芪芍药桂枝苦酒汤。偏于虚，热象不明显的时候，就用桂枝加黄芪汤。现在黄汗比较少。有水肿，有黄疸，有黄汗，有郁热这样的情况。有些水肿，伴有黄疸，就是肝性水肿，部分患者会出现黄汗的情况。

原文：问曰：黄汗之为病，身体肿，发热汗出而渴，状如风水，汗沾衣，色正黄如柏汁，脉自沉，何从得之？师曰：以汗出入水中浴，水从汗孔入得之，宜芪芍桂酒汤主之。

黄芪芍药桂枝苦酒汤方：黄芪五两，芍药三两，桂枝三两。上三味，以苦酒一升、水七升相和，煮取三升，温服一升，当心烦，服至六七日乃解。若心烦不止者，以苦酒阻故也。

原文：黄汗之病，两胫自冷；假令发热，此属历节。食已汗出，又身常暮卧盗汗出者，此劳气也。若汗出已反发热者，久久其身必甲错；发热不止者，必生恶疮。若身重，汗出已辄轻者，久久必身瞤，瞤即胸中痛，又从腰以上必汗出，下无汗，腰髋弛痛，如有物在皮中状，剧者不能食，身疼重，烦躁，小便不利，此为黄汗，桂枝加黄芪汤主之。

桂枝加黄芪汤方：桂枝、芍药各三两，甘草二两，生姜三两，大枣十二枚，黄芪二两。上六味，以水八升，煮取三升，温服一升，须臾饮热稀粥一升余，以助药力，温服取微汗，若不汗，更服。

我们来看中风这一块儿。中风是一种以肢体不利、口眼㖞斜、语言不利或伴有突然昏倒、不省人事为主要临床表现的疾病。它的病机是正气亏虚，风邪入中，经脉气血痹阻，脏腑功能紊乱。《金匮要略》告诉我们，张仲景是如何对中风分类的。什么是中经、中络、中腑、中脏？"邪在于络，肌肤不仁；邪在于经，即重不胜；邪入于腑，即不识人；邪入于脏，舌即难言，口吐涎。"就是告诉大家邪在肌肤是什么表现，邪在经络是什么表现，入了脏是什么表现，入了腑是什么表现，**就是告诉大家要定位。**

接下来我们看专方专药，**专方专药也是治疗杂病的一个特色。**像屠呦呦看到青蒿单味药可以治疟疾，拿来进行提炼，发现了青蒿素。百合病也是如此，"意欲食复不能食，常默默，欲卧不能卧，欲行不能行，饮食或有美时，或有不闻食臭时，如寒无寒，如热无热，口苦，小便赤，诸药不能治，得药则剧吐利，如有神灵者，身形如和，其脉微数"，总是恍恍惚惚的，一会儿怕冷，一会儿又不怕冷了，一会儿怕热，一会儿又不怕热了。神情恍惚为主要表现的，我们称为百合病。百合病实际上是大病热病以后，心肺气津两伤的一个慢性病。治疗上不管寒热虚实，都要用到百合，像百合地黄汤、百合知母汤、百合鸡子汤、百合洗方、百合滑石散等，根据不同情况来选用。张仲景讲了很多，很多经验非常值得借鉴，比如，"见于阴者，以阳法救之；见于阳者，以阴法救之。"滑石代赭汤用于误下以后出现的胃气上逆。瓜蒌牡蛎散治疗渴不瘥的情况。口渴非常严重的时候可以用瓜蒌牡蛎散，用于糖尿病、消渴病的口渴，效果挺好。

我们学习百合病不光是要了解这个病，而且要知道，我们中医有一些专方专药，可以解决大的问题。茵陈治疗黄疸，不管阴虚阳虚，还是阴黄阳黄，茵陈都可以用。治疗黄疸的方子有茵陈四逆汤、茵陈大黄汤、茵陈蒿汤、茵陈五苓散、栀子柏皮汤，寒热虚实的方子都有，都要用茵陈。治疗黄疸，茵陈必不可少。这就是专方专药。张仲景给了这样的思路，我们必须学会应用。

茵陈蒿汤中，茵陈用了六两。刚才讲的越婢汤，麻黄用了六两。六两是多少克？90 克。麻黄，大家没有人敢用这么大的量吧，我见李老用过这么大的量，他是麻黄单独先煎去沫，然后分次兑入服用，同时观察出汗情况，皮肤比较湿润了，就认为有汗了，剩余的麻黄汁就弃去不用。所以张仲景的用量我们都还没有用到。白虎汤中石膏用了一斤，一斤是多少？250 克，后世这么多石膏谁用到过？温病大家余师愚用过，他的著作为《疫疹一得》。张仲景用量最大的药，像麦门冬汤里麦门冬用了七升，一升等于 200 毫升，1400 毫升麦冬，至少一公斤多，不过也有可能是笔误，传抄错误。

医生职业要求一定要细致，医生最重要的品德就是细心，否则的话，就不要做医生，因为不适合这个行业的要求。如果要用张仲景的方，大家一定要知道他是怎么用的，要对证治、方药、剂量、禁忌、煎服法清清楚楚，这样才可以。

需要提醒大家一点，学习经方，一定要记住剂量，一定要熟悉张仲景的条文，跟方有关的条文一定要能背得出来。中医的功夫就体现在对四大经典的熟悉程度上。除此以外，还要读很多中医书。一个好的中医至少要读一千本以上。

另外，做一个好的中医，评价一个中医大师，有三条，第一条就是功底扎实。什么叫功底扎实？对经典倒背如流，非常清楚，说出来一句话就知道是《内经》里的哪一章哪一条哪一句，说出来一句话就知道是《难经》的哪一篇，《伤寒论》的每个条文，每个方的方药组成、剂量、煎煮法都要清清楚楚。要这样学习经典。另外，涉猎的广不广，有没有读过《千金方》《外台秘要》《肘后方》，《伤寒论》

的注解读过多少本，做过这些的才算得上功底扎实。评价中医大师的第二条就是疗效卓著。有没有疗效？患者认不认可？患者群有多少？第三条就是要有理论创新。有这三条，才能算得上中医大师的水平。

好，今天就给大家介绍这么多。

第19讲　帕金森病中医治疗体会

一、帕金森病中医"分病论治"

帕金森病目前仍以药物治疗为主，但迄今尚无根治药物，复方左旋多巴类仍是控制症状最有效的药物。几乎所有的病例均需终身服药，以控制症状。但很多患者常因药物的副作用太大而被迫停药。脑深部电刺激器（DBS）治疗虽可明显改善症状，但不能根治。近年来开展的中医辨证治疗为主体的临床研究深化了中医对本病的认识，虽然中药治疗在缓解症状方面不如西药起效快，但在改善症状、提高疗效、降低化学药物副作用、延长药物有效时间方面，充分显示了中医药治疗本病的潜力和优越性。

中西医结合治疗可起到良好的协同作用，充分发挥两方面的优势，可以明显提高疗效，减轻西药副作用。尤其在帕金森病早期和改善帕金森病非运动症状方面，中医药及其特色疗法有明显的治疗优势。

1. 中医对帕金森病的认识

第一，人体年老，肝肾精血渐衰，筋失濡养，筋急而拘，阴亏阳亢，风动而颤。到了中老年阶段，人体肝肾精血逐渐亏虚，精血不足，不能濡养肢体筋脉肌肉，而身体拘急，动作迟缓。阴虚阳亢动风，或久病阴损及阳，阳虚失统，也会出现筋纵而摇，即肢体头部，乃至全身的摇动颤抖表现。

第二，情绪变化和帕金森病的发病是有联系的。我们知道肝主情志，情志不遂，郁怒伤肝，肝郁化火，耗伤肝肾精血，筋失濡养，筋急而拘，阴亏阳亢风动而颤。帕金森病患者同时伴有忧郁症的比例很高，在 30%～50% 左右，这个和中医所认为的情志不遂会致帕金森病是相符合的。

第三，房事过度，耗伤肝肾精血，易导致帕金森病。肝肾精血同源，肾精靠肝血去充养，肝血靠肾精来化生。房事过多损伤肾精，继而导致肝血不足，肝肾俱不足，筋脉濡养不足，也会出现动作慢而僵硬。肝肾不足导致阳亢化风，就会

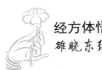
出现颤抖。久病阴损及阳，就会使得阳虚失统，筋纵而摇。总之，中医学认为性生活过多与帕金森病是有直接联系的。

第四，禀赋不足，先天肝肾不足，精血亏虚。精血不足不能濡养肢体筋脉肌肉，导致身体拘紧，动作迟缓。也会出现阳气郁逆化风，风动而颤，而且久病阴损及阳，阳虚失统，筋纵而摇。

2．"分病论治"帕金森病

第一，分期论治。一般认为帕金森病分三期比较合理，早期有帕金森病的临床表现，但日常生活可以自理，治疗以滋阴养血或加息风药为主，可以纯中药治疗。中期日常生活需要帮助，考虑到久病入络、阴损及阳的情况，要补养气血，活血息风。晚期生活完全不能自理，就要中西医结合治疗，阴阳双补，息风活血。

第二，分型论治。帕金森病按运动症状主要分两个类型：一个是僵直少动型，一个是震颤型。僵直少动的认为是精血亏虚，筋失濡养，所以以养血柔筋为主；震颤为主的认为是肝风内动，多数为血虚风动，所以要养血息风。僵直少动型用帕病 1 号方，乃连梅汤合四物汤加减；震颤型用养血息风的帕病 2 号方。

第三，分类论治。按西医学把帕金森病症状分为两大类，一类运动症状，一类非运动症状。运动症状包括四大主症：少动、静止性震颤、肌张力高、姿势平衡障碍。在这方面中药疗效比不过美多芭（多巴丝肼片），比不过激动剂。非运动症状方面中医药是有优势的，解决便秘、尿失禁、体位性低血压、忧郁、焦虑、麻木、疼痛等问题，我们中医有一套系统的方案，疗效较西医更有优势。

3．帕金森病中医药治疗体会

第一，长期服药，不求速效。目前比较公认的治法，叫细水长流，不求全效，剂量低定，早期小剂量、个体化为主。中医治疗帕金森病，我们专科总结的经验是叫长治法、久治法，就是要长期治疗。西医认为要终身治疗，中医总的治疗原则也是长期服药，不求速效，只要没有明显副作用，就要坚持服药。不要经常换方，要不断观察效果，每三个月评价一次，看治疗是否有效，效果到底怎么样。

第二，药量要轻，偏性要小。用药不可过寒过热，不可过腻过燥。不要用大剂量附子、肉桂，长期治疗剂量一定要轻。我们药方中尽量不含金石重镇类，一是避免重金属中毒，还要避免妨碍脾胃、镇潜压抑阳气的问题。每味药用量均控制在 15 克以内，平淡中求神奇。

第三，气中求血，阳中求阴。中医认为人体的阴阳是互根的，所以慢性疾病经常见到阴损及阳、阳损及阴的情况。在治疗帕金森病时，一定要有阴中求阳、阳中求阴的思路。因此，临证时阴血不足也加参、附之类。

第四，久病入络，宜予活血。临床见到的帕金森病例，很多是五年十年，甚至二十几年的患者，符合叶天士提出的久病入络理论，所以在治疗中，我们往往会酌情使用一些活血药来加强疗效。

第五，佐用宣窍，引药入脑。帕金森病的病位在脑，临床上我们也使用菖蒲、远志之类开窍醒神药，作为舟楫之品，来引药入脑，会有不错的疗效。

总之，我院帕金森病专科治疗重点放在两个方面：一个方面是帕金森病早期单纯使用中医药治疗，中晚期采用中西医结合治疗。另外一个方面是帕金森病的非运动症状。我认为改善运动症状方面中医药的疗效没有复方左旋多巴类那么明显，但是对帕金森病的非运动症状方面疗效还是非常好的。比如说对体位性低血压、便秘、忧郁症、焦虑症、疼痛、麻木等方面中医药治疗很有优势，能够跟西医相匹敌，甚至更胜一筹。在运动症状控制方面逊色一些，但也是有明确疗效的。

二、帕金森病中医药治疗探索

这十几年我专注于帕金森病的研究，在这方面做了一些探索，现在和大家分享一下。我们知道，帕金森病是一个中老年的神经系统变性疾病，中国目前大概有 200 万帕金森病患者，到了 2030 年可能就有 500 万左右了，现在全球也就大约 500 万患者。为什么会增加那么快，是不是我们的防治水平在降低？其实是我国的人口在老龄化，它是一个老年病，患者 80%在 50 岁以上，老年人口在不断增加，所以帕金森病患者数量也在不断增加。

中医怎么诊断帕金森病？我们**中医诊断主要从三个方面，一个是以颤抖为主的，叫"颤病"；一个以僵硬、动作慢为主的，颤抖不明显，叫"拘病"；既颤抖又僵硬、动作慢的，叫"颤拘病"。**我院帕金森病专科就使用这三个病名。按西医学来分，帕金森病主要分为三方面，一部分叫原发性帕金森病，这是我们研究的重点。还有一部分叫帕金森叠加综合征，包括了多系统萎缩、进行性核上性麻痹（PSP）、路易体病、皮质基底节变性，这些也会有帕金森病的表现，但对美多芭不敏感。PSP 有核上性麻痹的表现，路易体病有痴呆、幻觉的表现，多系统萎缩有小脑性共济失调的表现。第三部分是继发性帕金森病，比如说脑血管病、中毒、肿瘤、药物引起，等等。我们研究的重点是原发性帕金森病。

中医治疗帕金森病主要是四个方面的干预：药物、针灸、推拿、功能锻炼。现在西医治疗指南强调心理干预，帕金森病患者到晚期约 50%合并忧郁、焦虑的表现。对帕金森病患者来说，**将息调养这方面，饮食影响不大，最关键的是运动**。我们经常对帕金森病患者进行宣教，要求患者每天活动两小时左右，做家务也好，做操也好，散步也好。很多患者到我们这里住院时发现比没入院时要差了，就是因为运动减少了，在床上躺两个星期后病情加重了。肌张力高，每天一定要活动开。到目前为止，帕金森病还是以药物治疗为主，其他所有治疗，包括针灸、推拿、砭石疗法都是辅助疗法。帕金森病患者需要终身服药。

赵国华教授牵头了一个国家"十五"帕金森病中医药治疗研究项目，全国十多家医院开展的多中心、随机双盲试验，我们参与做了 40 例，这个研究结果主要证明了中药的增效、解毒作用，治疗组和对照组都是用美多芭做基础治疗，一组是在美多芭基础上加了安慰剂，一组是在美多芭基础上加了龟羚帕安胶囊，里面有龟甲、羚羊角等，做出了一个阳性结果，就是中药有增效、解毒的作用。基础治疗都是用了有效药物，所以中药只能说明起到了一个辅助治疗的作用，因为美多芭是治疗帕金森病的金标准。

杨明会教授主持的国家"十一五"帕金森病中医药治疗项目，我们也参与了，获得国家科技进步二等奖，这个和前面的设计是一样的，治疗组和对照组都用美多芭，只是前一个项目美多芭是个固定量，这个项目是美多芭每天 375～1000 毫克，根据患者病情选择不同的量，一组用了补肾活血颗粒，一组用了安慰剂，也是随机双盲多中心的试验，也得出了阳性结果，但也是个辅助治疗，基础治疗都用了美多芭。补肾活血颗粒是在补肾活血的基础上加了虫类药。总的来说，补肾活血颗粒对于改善运动症状和非运动症状方面都还是有效的。

针灸方面也做过类似的研究，结果都是增效辅助的作用，没办法单独控制帕金森病。中医界还没有可以拿出来的大样本、多中心、随机对照试验，以证明中医可以起到和美多芭相抗衡的疗效。

我们看看帕金森病的治疗思路。首先帕金森病是一个终身疾病，就是说帕金森病目前没办法彻底治好，还有一个就是目前所有的治疗方法都没办法控制帕金森病的进展，患者会一年比一年有所加重。西医要终身治疗，终身服药；我们中医也要求长期服药，辨证加减，叫"长治法""久治法"，陈士铎《石室秘录》里有这个治法。对于帕金森病，我们做了慢病研究，研究帕金森病慢病管理要管理哪些指标。原发性帕金森病患者签了知情同意书后进入慢病管理系统，中医药标准化系列方案干预，每三个月我们就会进行一次帕金森病综合量表（UPDRS）评测，同时收集相关实验室资料，并有家族的资料，我们留下抽血的标本库，可能十年、二十年以后有用。如果我们纳入 300～500 例帕金森病例，进行十年以上或终身研究，就可以和西医抗衡了。到底我们中医药有效没效，用国际通用量表，然后和西医发表的论文以及西医现有的治疗水平相对照，在帕金森病这一块我们就有话语权了，至少在科研这方面有我们的一席之地。

帕金森病在中医方面的治疗目标：我们没办法治愈它，但能改善症状，延缓病程，延长药物作用时间，起到增效、解毒和预防并发症，主要达到这几个目标。这么多年我们帕金森病专科自己选的几个切入点：一个是全程优势。所有的患者，整个病程中都可以使用中药。而有很多患者是不能吃西药的，我有个患者吃美多芭就患剥脱性皮炎，还有人吃美多芭就呕吐，非常难受，像多巴胺受体激动剂也有很多禁忌证，不能耐受西药就要用中药治疗了。另外一个是阶段优势。对于早期的帕金森病患者，我们可以用中医治疗或纯中医治疗。我们病房收的帕金森病患者占 20%～30%，门诊大概 80% 的是帕金森病患者。第三，还有一个环节优势。就解决某一个问题，比如说解决便秘、肌张力高、身体痛的问题等，中医可以较好地解决。对早期帕金森病患者，我们可以改善症状，可以维持疗效，可以达到和西医相媲美的效果。

对于帕金森病非运动症状方面，我们中医可以做到和西医相匹敌的水平，或者比西医疗效更好。因为在非运动症状方面，西医还没出比较好的指南，指南主要是针对运动症状的，所以**在忧郁、焦虑、身痛、便秘、体位性低血压等非运动症状方面，我们中医治疗的效果更好些**。广州治疗帕金森病也是全国一流水平，广州专门研究帕金森病的西医专家有几十个，他们的水平非常高，但对于非运动症状也没有太好的办法，所以很多患者都来我们这边寻求中医治疗。

我们总结出中医药治疗帕金森病按"分病论治"的思路，包括"分期论治"，早期是纯中医治疗；到了中晚期是中西医结合治疗；到了必要时或经济条件许可，可以选择手术，我们医院具备这样的条件。再一个就是"分型论治"，在临床上我们分两个类型：一个是僵直少动，一个是震颤。僵直少动的，我们认为没有动风，所以养血柔筋为主，用帕病 1 号方；震颤为主的，我们认为是肝风内动，也叫阴虚风动，所以要养血息风，用帕病 2 号方。帕病 2 号方是在 1 号方基础上加了养血息风的药。还有一个"分类论治"，就是按照西医的分法，把帕金森病分为两大类，一个运动症状，一个非运动症状。**运动症状包括四大主症：少动、静止性震颤、肌张力高、姿势平衡障碍**。在这方面我们比不过西医，中药疗效比不过美多芭，比不过激动剂，但有些中药对震颤效果还是不错的。中药里的天仙子、洋金花对震颤效果还是比较明显的，但《药典》里都说有剧毒，帕金森病患者要每天用药，这就比较麻烦。非运动症状方面，中医药是有优势的，解决便秘、尿失禁、体位性低血压、忧郁、焦虑等问题，我们都有一套方案，我们的研究生都做过小样本研究。但是便秘也有难搞的，去年有一个患者，经常便秘，后来去病房灌肠，有几次肠梗阻，最后做了结肠部分切除手术，已经形成了巨结肠症。尿失禁方面，这几年我们用回阳升陷的办法，效果还是挺好的，这是张锡纯的思路，用升陷汤加四逆汤，再加肉桂。低血压方面，补中益气汤、生脉汤、参附汤、参芪扶正剂效果都很好。

早期我们用纯中医治疗，到了晚期，帕金森病患者出现了阴损及阳、阳损及阴的情况。如果急性病的话，一般阴病治阴，阳病治阳，都是比较简单的，到了慢性病就会阴损及阳，阳损及阴，就要照顾到阴阳两方面。帕金森病的第一个运动主症是运动缓慢，就是我们说的僵直少动型，我们认为是血不柔筋、筋脉失养，都是用四物汤为底加减以养血柔筋，包含葛瓜芍草汤，以葛根、木瓜、芍药、甘草来解决筋脉拘挛。还有一个是震颤为主的类型，我们认为是阴虚风动，实际上这部分患者大部分有肌张力高、动作慢的问题，所以在上方养血柔筋的基础上加了平肝息风的药。

下面谈谈帕金森病的非运动症状。精神症状占了 50% 左右，我现在的一个博士研究生用 6-羟多巴做帕金森病大鼠模型，在此基础上叠加了一个忧郁模型，给它用柴甘解忧汤，一方面做临床，一方面做实验。柴甘解忧汤是四逆散加上甘麦大枣汤加减，来解决帕金森病合并忧郁的问题。便秘方面，我们有自己的制剂和通腑醒神胶囊、番泻叶颗粒，能解决 70%～80% 的患者的便秘问题。通腑醒神胶囊用法是有讲究的，能解大便的时候不吃，没大便的话当天晚上吃四粒。

体位性低血压方面，生脉饮、参芪扶正针都有效，如果比较重的话，就用补中益气汤或升陷汤来解决，主要是黄芪的用量要大，有时候用 30 克、60 克，或加到 120 克，甚至 240 克。排尿障碍，我们用四逆加五苓散，是真武汤基础上加减的一个方子，但要分清楚是前列腺增生还是帕金森病导致的排尿障碍。流涎，我们一般用甘草干姜汤，如果不行的话就用理中汤，再不行的话用小青龙汤，效果还不错，总的来说流涎要用温阳化饮。流口水这块，郑钦安也讲过，上焦阳气不足，涕泪涎液就出来了，治疗上要提振上焦阳气。疼痛方面，我的一个研究生在做临床研究，用乌头桂枝汤解决背痛、肢体痛。抽筋的话，小腿或者足趾抽筋，我们用舒筋颗粒，实际上就是葛瓜芍草汤加减制成的。有时候患者会有下肢水肿，我们会用真武汤和温氏奔豚汤，一般用真武汤就能解决了。

帕金森病，我们也会静脉用中成药针剂治疗。对颤抖型，用天麻素；如果阳虚的话，用参附注射液或参芪注射液；僵硬的话，用葛根素注射液，一般 1～2 周一个疗程，主要用于住院患者。还有砭石疗法，大概治疗半小时，效果还是不错的。所以我们开了一个施氏砭石疗法门诊，是专门针对帕金森病患者的，主要有帮助运动、降低肌张力、改善痉挛的作用。对这方面的研究出版了一本书，还搞了个省级课题，我们还专门拍摄了一套砭石治疗帕金森病的标准化录像带。针灸方面，我们在做一个临床科研，针刺治疗帕金森病的研究，设了三组，一组是针刺组，一组是假针刺组，一组是单纯的美多芭组。三组都是针刺前做一次功能磁共振，然后针刺三个月后再做一次功能磁共振，做组间的对比和前后的对比，同时进行 UPDRS 量表评分，然后观察看看有效还是没效、进展多大、功能磁共振有什么变化。这也是属于探索性的研究，做的人比较少。

名老中医治疗帕金森病的研究，我们请了李可老中医、张学文教授、黄煌教授、刘力红教授、吴荣祖教授等专家到我们科室，都是擅长治疗帕金森病的，看看能不能给我们开阔一些思路。李老认为大多数中晚期帕金森病都属于少阴、太阴病，或者说是三阴为主的病。他也认为帕金森病是世界难题，希望对患者症状有所改善。辨证方面的话，他认为是"本气先虚，寒饮内生"，然后"寒饮稽留三阴"，主要是少阴、太阴同病。证候方面，他认为主要是水气和痰饮为主，属阴水。李老在《李可老中医急危重症疑难病经验专辑》里有个"荡漾病"案例，就是帕金森病，他用的是大定风珠。后期李老主要用真武汤加减治疗帕金森病。他常用变通真武汤，茯苓 90 克，白术 60 克，杭白芍 90 克，淡附片 45 克，龙骨 45 克，牡蛎 45 克，磁石 45 克，生山茱萸 90 克，生姜 90 克，实际上是真武汤加张锡纯的来复汤，以水 1000 毫升，煮取 600 毫升，分三次服。这些煎服法李老写得很清楚。加减方面，下利的去芍药加白术 60 克，小便自利的去茯苓，咳嗽或喘的加五味子、干姜，呕的去附子加生姜 125 克。上方服后，他就用麻黄附子细辛汤打底，麻附细、黑小豆、红枣、核桃、红参、生姜、肾四味（菟丝子、枸杞子、淫羊藿、补骨脂）。到了中晚期，救胃气为主，以附子理中汤作底，运大气，固阳根。到了最后亡阳阶段，他就用大破格汤救脱，或用大乌头汤。所以他早期、中期、晚期都考虑到了。但是有个问题，李老方子用的药量比较大，应用时要特别注意。

古籍研究方面，我们做了跟帕金森病相关的古籍研究，从古代一直到新中国成立前所有的中医文献我们都整理了，由中医古籍出版社出版，作为一个研究基础。前两年，我们还出版了《帕金森病中医名家医论医案集》。我们现在也想写一本自己的中医治疗帕金森病的书，要有中医特色，因为我们对这个病的证型、理论文献的调研、干预方案等都有所研究。我们做的东西很多，但怎样才能对大家有用，怎样才能更有新意，还需要和编辑进一步探讨。

第20讲 中风病的传承与创新

我讲一下中风病历代认识的传承与创新。做中医要有功底的话，应该进行一个专病的梳理。在中医内科病里边，中风应该是排在第一位的，中医有四大病"风痨臌膈"。"风"就是中风病，"痨"是过去我们讲的肺结核病，"臌"就是我们现在的肝硬化腹水，"膈"是指噎膈，像食管癌这样的病。这就是中医的四大病，在古代来讲是常见的也是非常难治的四大病。四大病里边中风是排在第一位的，在内科里边它是一个最重要，也是最危重的病。我们现在的教材，肺系病是排在前面的，比如感冒排在第一位，实际上最重要、最疑难的病是中风病。

怎样去对一个疾病进行梳理呢？我们把一个内科病拿出来，从中医创始一直到现在，至少到民国以前，大概两千年的这样一个漫长历史过程，看看是怎么认识这个病的。中医学和西医学不一样，西医学到现在为止才两三百年的历史。中医学有两千年的历史。如果说从中医学的渊源开始，那么标志中医学诞生或者是标志中医学出现，确立中医学地位，是从《内经》开始的。如果是临床医学，是从《伤寒杂病论》问世开始的。中医学最核心的理论是脏腑经络学说、病因病机学说、治则治法，这些学说的理论体系基本上是在《内经》时代就已经奠定了。我们的诊断治疗学、辨证论治、遣药处方也都是一千八百多年前张仲景确立的。而他确立的这些东西，难得可贵的地方，是现在还在临床广泛应用，这些方剂现在还是经典方剂，还是每天在用的重要方剂。这和西医学是完全不一样的，西医的指南可能三五年就过期了，五年前的东西现在可能就已经不能用了，而中医学不是这样的，《内经》《伤寒杂病论》的经典地位，经历几千年都没办法撼动。就像唐诗宋词一样，到现在还没有人能够超越，或者谁敢说我比唐诗写得好，或者是比《离骚》写得更漂亮，我们还没办法超越这些古代经典。

中医学最经典的著作不是现在的著作，最经典的著作还是《内经》和《伤寒杂病论》，当然也有人把《神农本草经》和《温病条辨》也确定为经典。**奠定中医基础理论和临床的著作实际上就是《内经》和《伤寒杂病论》。**大概在西汉早期或者是战国末期《内经》已经出现，因为它活跃，它有效，我们现在所认可的经典还是这两部，学中医都要学它，都尊重它。它的重要地位到现在还没有哪个人物或著作能超越。我们做中医疾病研究的话，有必要从《内经》时代追溯到现代，看看怎么去认识它，怎么去改进它，一个时代和一个时代比有什么不同，进行一下梳理，这种梳理对我们掌握疾病有非常大的好处。

接下来，我们就从《内经》时代一直到现在，把中风病做一个简单的梳理。怎么梳理呢？**我们就从病名、病因、病机、症状、证候、分类、分期、治法、方药这几个大纲去梳理它。**

最早的《内经》对中风病做了哪些贡献呢？《内经》提出了偏枯、诸厥的病名。突然昏倒的这些病叫"厥"，半身不遂的情况就叫"偏枯"。病因方面，认为"风之伤人""大怒""膏粱之疾""虚邪偏中"。在病机上是怎么认识中风病的？《内经》里讲："虚邪偏客于身半，其入深，内居荣卫，荣卫少衰，真气去，邪气独留，发为偏枯。"人体正气虚了，外风直中，出现了中风病，**正虚邪留，阳气炽张，血气逆上**，使人薄厥，而昏迷、仆倒。

中风的五大主症，第一个是神志昏蒙，第二个是偏侧肢体无力，第三个是偏身麻木，第四个是口舌㖞斜，第五个是言语不利。关于中风的证候，在《内经》时代大多数认为是正虚风中。如果选方的话，就选大秦艽汤、小续命汤治疗外风。如果大怒后气血上逆，就用风引汤、镇肝熄风汤、天麻钩藤饮这些潜镇阳气的方子。《内经》还认为中风病大多数是外风，外面刮风，出去受风了，就半身不遂了。实际上在《内经》中有认为是外风的，也有认为是内风的。比如"大怒则形气绝"，还讲到"击仆偏枯，肥贵人则膏粱之疾也"，可能是吃得肥甘厚腻太多了。不只是外风的观点，也有内风的因素在里面了，但《内经》中主要还是外风的观点。《内经》对中风的分期没有记载，治法就是"平调阴阳"，《素问·至真要大论》谈到所有疾病的共性治则为"谨察阴阳之所在而调之，以平为期"。《内经》里有十三方，但没有治疗中风的方子。

接下来是华佗的《中藏经》。华佗和张仲景是同时代的，都是东汉末年，华佗比张仲景大二三十岁，但他们俩没有见面的记载。华佗被曹操杀害了，我们认为华佗没有留下著作，《中藏经》可能是后人补的，也可能是藏到他弟子家里留下来的。它里面有中风、偏枯这样一些病名，"风之厥，皆由于四时不从之气，故为病焉"，认为中风是由于感受外邪造成的，"风中有五者，谓肝、心、脾、肺、肾也"，**提出五脏风的观点。**症状方面的话，"有瘾疹者，有偏枯者，有失音者，有历节者，有颠厥者……皆起于风也""心风之状……肝风之状……脾风状……肾风状……肺风之状……""心脾俱中风则舌强不能言也，肝肾俱中风则手足不遂也。"脉象方面，谈到"其脉数"。中风主症，"面干黑黯，手足不遂，语言謇涩。"治法方面的话，"在上则吐之，在中则泻之，在下则补之，在外则发之，在内则温之、按之、熨之也。吐，谓出其涎也；泻，谓通其塞也；补，谓益其不足也；发，谓发其汗也；温，谓驱其湿也；按，谓散其气也；熨，谓助其阳也。治之各合其宜，安可一揆。在求其本。脉浮则发之，脉滑则吐之，脉伏而涩则泻之，脉紧则温之，脉迟则熨之，脉闭则按之。要察其可否，故不可一揆而治者也。"根据不同的情况去治，《中藏经》里出了几个方子，一个叫醉仙丹，"主偏枯不遂，皮肤不仁""麻黄一升（去节，水煮去沫，焙干作末），南星七个（大者），大附子三个（黑者），地龙七条（去土）。上除麻黄外，先末之，次将麻黄末，用醇酒一方熬成膏，入末，丸如弹子大。每服食后临睡酒化一丸，汗出为度。偏枯不遂、皮肤不仁者皆由五脏气虚，风寒暑湿之邪蓄积于中，久而不散，乃成疾焉，以前法主之。"

华佗在病因上认为中风是正虚邪中，我们看看醉仙丹，麻黄、南星、地龙、附子，是一个发散在外的风寒和补阳气的方子，类似于续命汤系列的方子，但华佗用的是丸药。

张仲景（约公元 150～219 年）比华佗年轻，《金匮要略》里有中风历节篇，这是中风病篇章。和《伤寒论》的太阳中风不一样，中风的病因是风邪偏中。张仲景是很少讲病机的，岳美中给他的评价是，"只出方药而不讲道理，谈症状而不讲病机"，像"发热，汗出，恶风，脉缓，桂枝汤主之"，就告诉你什么症用什么药，不告诉你为什么。中风病分类方面，他提出中络、中经、中腑、中脏。我们现在的中经络、中脏腑这些病名就是从这里来的。但他分成了四类，肌肤不仁就是中络了；即重不胜、半身不遂就是中经了；昏不识人就是中腑了；舌难言、口吐涎就是中脏了。这四种分类法，新中国成立后基本没人用，但是长春的任继学教授是完全按《金匮要略》去分的。我们还是应该有这样一个思维，无神志障碍的是中经络，有神志障碍的是中脏腑。**《金匮要略》里有两个方子，一个是小续命汤，一个是风引汤**。续命汤是正虚邪中的典型代表方，孙思邈的《千金要方》里有大续命、小续命等很多方子。孙思邈晚年自己中风了，就搞了个续命煮散，李可老中医中风时也用孙思邈的续命煮散，原方原量，吃几次就好了。风引汤是现在镇肝熄风汤的前身，补阳还五汤的前身就是黄芪桂枝五物汤。风引汤现在很少有人用，但是刘渡舟老先生写的《金匮要略诠释》里面，在风引汤下面有一个病案，就是治疗高血压中风先兆的。

隋代巢元方的《诸病源候论》是重要的书籍，他把大多数疾病的症状做了分类。中风病的病因，他认为是"血气偏虚，为风邪所乘故也"，分类上把中风分为风偏枯候、风口喝候、风痱候、风懿候、风舌强不得语候。

孙思邈的《千金要方》基本沿用了巢元方的东西，讲到中风病状有四：偏枯，风痱，风痹，风懿。偏枯是半身不遂，风痱是舌不能言、足废不能行，风痹是麻木不仁、疼痛，有昏仆的是风懿。

金元时期是中风病认识的分水岭，中医对于中风病的认识由外因转到内因为主。刘完素认为中风的病机是心火暴亢，肾水虚衰，不能相制，然后突然昏仆、半身不遂，在《黄帝素问宣明论方》里创制了著名的方剂地黄饮子，我们现在还在用。里面有养阴药，也有补阳药，最大的贡献是用了豁痰开窍的菖蒲、远志对药。刘完素对《内经》的研究非常深入、透彻，比如《素问玄机原病式》对病机十九条的阐释。金元四大家里除了张子和的理论比较粗糙外，其他像朱丹溪、李东垣、刘完素的理论功底都是非常厉害的。地黄饮子"治舌暗不能言，足废不能用，肾虚弱，其气厥不至舌下"。治中风病，除了用到熟地黄、山茱萸、肉苁蓉、石斛、五味子、麦冬这些养阴药，最大的特点是用了温阳药附子、官桂，还有就是开窍的菖蒲、远志，这对于醒神、语言障碍是非常有帮助的，像后来的解语丹也是用这些药。不是说只有李老这样的温阳派才用附子，实际上刘完素已经用附、桂治疗中风。

李东垣认为中风的病机是年过四旬，正气自虚。在《医学发明》写到中风有三，有中血脉的，有中腑的，有中脏的。中血脉则口眼喝斜，中腑则肢节废，中脏则性命危急。此三者治各不同。中血脉，外有六经之形证，则从小续命汤加减及疏风汤治之；中腑，内有便溺之阻隔，宜三化汤或《局方》中麻仁丸通利之；外无六经之形证，内无便溺之阻隔，宜养血通气，大秦艽汤、羌活愈风汤治之；中脏，痰涎昏冒，宜至宝丹之类镇坠。若中血脉、中腑之病，初不宜用龙、麝、牛黄。现在的《中医内科学》教材里，中风病有个证型是痰热腑实，治以通腑醒神，实际上就是用的三化汤化裁的星蒌承气汤。

朱丹溪认为中风的病机是湿生痰，痰生热，热生风。"中风大率主血虚有痰。"他对中风有个非常特殊的理解，认为左右偏瘫的病机是不一样的，就是左属死血少血，右属痰有热并气虚。这个后来没多少人去考证，也没人继承，但至少有这样一个认识。治法上也是不一样的，左边瘫用四物汤加桃红、竹沥、姜汁；右边瘫用二陈、四君加竹沥、姜汁。

到明代的王履，分为真中风和类中风。"因于风者，真中风也。"凉风一吹，有可能中风了。"因于火，因于气，因于湿者，类中风。"他的《医经溯洄集》还是值得一看的。

到了明代的张景岳，他直接将中风病叫作"非风"，认为大家都错了，他认为中风由"内伤积损颓败而然，原非外感风寒所致"，中风病和外风一点关系都没有。受此影响，《中医内科学》六版教材把外风去掉了，但到了新世纪教材，又把外风的大秦艽汤、小续命汤的证型补回来了。张景岳起"非风"这个名是对《内经》"虚邪偏中"病机的否定。

明代李用粹的著作《证治汇补》，把中风病分为闭、脱二证。凡是实证的是闭证，凡是元气败脱的是脱证。脱证用参附、四逆、独参汤等，分阳脱、阴脱；闭证也分阳闭、阴闭，阴闭用苏合香丸、涤痰汤，阳闭用至宝丹、安宫牛黄丸、天麻钩藤饮加减。治法上，李用粹强调开窍、固脱，治风先治血，血行风自灭。在中风先兆方面，他提得比较多，"平人手指麻木，不时眩晕，乃中风先兆，须预防之。"预防上"宜慎起居，节饮食，远房帏，调情志"。他的中风分闭脱对我们现在也非常有指导意义，"凡卒仆暴厥，须分闭脱""牙关紧闭，两手握固，即是闭症，其病易治""如口开鼾睡，小便自遗，即是脱症，其病难治""闭者，邪气闭塞于外，元气犹然在内，但与开关利气，则邪自散，故治易；脱者，元气泄于外，邪气混于内，虽与峻补，而脏已伤残，故治难。诸症皆然，不独中风也。"

实际上，我们看闭、脱的话，可以从这几个方面入手：一个是看瞳孔，瞳孔散大的是脱证，瞳孔小的话，离脱证还有一点距离；还有脉象，脉散大的、摸不到的是脱证，脉强而有力的是闭证；最后一个是看汗，如果大汗淋漓，不是阳脱就是阴脱。闭证还有得救，脱证就比较难了。但我们要注意，还有一个闭脱交界状态，内闭外脱，临终前一般是从闭证转向脱证，有一个阶段是闭脱互见。

明代楼英的《医学纲目》讲到"中风皆因脉道不利，血气闭塞也"。我认为他一语道出了中风的本质！我们现在的中风有 90% 是脑梗死，是血管堵住了，明代的楼英已经认识到了"脉道不利，血气闭塞"，抓住了中风的本质。

清代沈金鳌的《杂病源流犀烛》，对小中风进行了描述，阐述了中风源流，阐发三子（刘河间、李东垣、朱丹溪）论中风之理的异同，还汇总治中风 92 方。所谓小中风，就像现在西医的短暂性脑缺血发作。《杂病源流犀烛》里还谈到一个复中的问题，"若风病既愈，而根株未能悉拔，隔一二年或数年，必再发，发则必加重，或至丧命。"现在的流行病学调查也显示，缺血性中风的患者大概有 30%在 3~5 年内复发。对于复中如何处理呢？重在预防，"故平时宜预防之，第一防房劳、暴怒、郁结，调气血，养精神，又常服药以维持之（宜定风饼子），庶乎可安。"大致分析一下沈金鳌汇总的治中风 92 方，中脏的有苏合香丸、至宝丹之类，"兼治卒中，急风不语，不省人事。"里面的**铁弹丸，开窍化瘀之创先，此乃王清任活血化瘀诸法的渊源**。祛痰的有省风汤、三生饮、涤痰汤，像李可老中医，他中风的时候也用过这些方子。解语丹是朱丹溪治疗言语不利的。地黄饮子治中风舌喑，足废，肾虚，其气厥不至舌下。

清代叶天士对中风有什么贡献呢？他讲过一句话，"内风乃身中阳气之变动"，什么叫"内风"？就是人体阳气的剧烈变动，不是自然界刮风下雨的"风"，**病机是"肝血肾液内枯，阳扰风旋乘窍"**，大多属于阴虚阳亢或者说是阴虚阳动。虽然简单的一句话，却道出了大多数中风病机的真谛。叶天士非常忙，每天忙于看病，没写什么著作，他的《温热论》《临证指南医案》都是徒弟记录的。

尤在泾的贡献是"中风八法"——开关、固脱、泄大邪、转大气、逐痰涎、除热风、通窍隧、灸腧穴。每一个治法都对应一个证候，比如说开关对应闭证；固脱对应脱证；泄大邪对应外邪直中，用小续命汤；转大气对应气血不运；逐痰涎，用涤痰汤治疗中风痰迷心窍、舌强不能言；除热风因"内风之气，多从热化"；通窍隧是治"风邪中人，与痰气相搏，闭其经隧，神暴昏、脉暴绝者"；灸腧穴以通表里之气。尤在泾写了本《伤寒贯珠集》，还是很不错的。如果要学习《伤寒论》，有两本书非常有价值，一本是《伤寒来苏集》，一本是《伤寒贯珠集》。

王清任的理论是比较特殊的，我们现在治疗中风最推崇他的补阳还五汤，主要用来治疗中风恢复期。中风恢复期我们认为是阳气虚则不用，没有力气。补阳还五汤原方是：黄芪四两（生），归尾二钱，赤芍一钱半，地龙一钱（去土），川芎一钱，桃仁一钱，红花一钱，水煎服。初得半身不遂，依本方加防风一钱，服四五剂后去之。大家一定要记住药量和比例，其他药物加起来都没有黄芪量大，黄芪最大可用到八两，一两是 30 克，还可加上附子。《医林改错》里谈到中风先兆，把它称为"未病以前之形状"，"有云偶尔一阵头晕者，有头无故一阵发沉者，有耳内无故一阵风响者，有耳内无故一阵蝉鸣者，有下眼皮长跳动者，有一只眼渐渐小者，有无故一阵眼睛发直者，有眼前长见旋风者，有长向鼻中攒冷气者，有上嘴唇一阵跳动者，有上下嘴唇相凑发紧者，有睡卧口流涎沫者，有平素聪明忽然无记性者，有忽然说话少头无尾、语无伦次者，有无故一阵气喘者，有一手

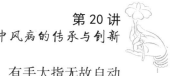

长战者，有两手长战者，有手无名指每日有一时屈而不伸者，有手大指无故自动者，有胳膊无故发麻者，有腿无故发麻者，有肌肉无故跳动者，有手指甲缝一阵阵出冷气者，有脚指甲缝一阵阵出冷气者，有两腿膝缝出冷气者，有脚孤拐骨一阵发软、向外棱倒者，有腿无故抽筋者，有脚趾无故抽筋者，有行走两腿如拌蒜者，有心口一阵气堵者，有心口一阵发空、气不接者，有心口一阵发忙者，有头项无故一阵发直者，有睡卧自觉身子沉者，皆是元气渐亏之症。因不痛不痒，无寒无热，无碍饮食起居，人最易于疏忽。"

　　清末到民国以前的中风专著为数不多，一本是**熊笏《中风论》**。谈到初起时所必有者，凡七症；或有或无者，凡十七症。凡七症，初起猝发，必昏不知人，必有痰涎壅盛，必有皮肤发亮（八风虽有寒热之不同，然总为阳邪。以阳邪而动卫阳，两阳相合，故发亮），必有短气（卫气不能行津布液，则津液皆聚膈中，而宗气之呼吸为之不利，故短气），必有自汗（风为阳邪，不闭腠理，故自汗），必有半身不动，必有体重（两边卫气皆用则身轻，有一边不用则身重）。以上七症，初起时所必有者也。若无以上诸症，则非中风矣。十七症，初起时或有或无者也。或语言謇涩，或喑不能言，或大便自遗，或大便燥结，或小便遗溺，或小便癃闭，或阳事暴举，或阳事痿弱，或心悸善忘，或智虑多疑，或嗳气不食，或消谷善饥，或心烦不寐，或贪眠嗜卧，或呵欠不止，或头痛如箍，或背反如折（此症较重，乃风邪兼入营分，故兼见此症）。凡所必有之症，乃偏枯中风之本症，无此则非矣。或有或无之症，乃因其人受邪有轻重，经络有虚实。人之形体起居不同，故病情亦有不同也。还谈到可愈不可愈，约略言之，偏枯日久，以致骨节之间、肌肤之内渐生痰涎，外见浮肿者，难愈。若津液停而为痰涎，注于肢节、肌肤之间，则必始瘦而后肿。偏枯日久，手足拘挛，不能屈伸者，难愈。《难经》谓：血主濡之，气主煦之。若日久，卫衰营血耗，无以养筋，是由气分而累及血分，由浅入深，故难治。偏枯日久，脉见沉细数急者，难治。凡中风之脉，必浮大而缓。惟变成沉细数急者，最为难愈。所以然者，以其病已分入血分也。沉主血分，细为血少，数急为有气无血。

　　姜天叙的《风痨臌膈四大证治》，认为病因是"风中五脏，其来有自，脏气先伤，后乃中之"，病机是"火、热、气、湿、痰、虚六贼勾引深入"。还有症状证候分类方面的，肺中于风、肝中于风、心中于风、脾中于风、肾中于风。王永炎院士在 20 世纪 80 年代年代写了一个名为《脑血管病》的小册子，讲到中风病病因为"风、火、痰、瘀、虚"，和姜天叙的观点有相似之处。治法上，姜天叙的观点是"察其形证，何脏先伤，调之使平"。

还有一本中风专著，是**张山雷的《中风斠诠》**，把中风病叫作"内风脑病"，提倡内因外因两纲论，认为中风病机是"肝阳化风，气血并逆，直冲犯脑"。治法上，有内风八法（开窍法、育阴养血法、固脱法、滋填肾阴法、潜镇法、通经宣络法、开泄法、顺降法），可以和尤在泾的"八法"对照阅读。

张锡纯对中风病的贡献也非常大。一个是镇肝熄风汤，一个是加味补血汤，还有一个是他喜欢用马钱子。我现在也经常用马钱子，软瘫、肌力差的时候，马钱子比黄芪厉害得多。这个药毒性比较大，很多人不敢用。作为中医，治中风病，镇肝熄风汤、加味补血汤一定要熟悉，马钱子要会用。马钱子到了张锡纯这里成了破血药了，"而其开通经络、透达关节之力，实远胜于他药也。"大家一定要记住镇肝熄风汤的量，这样才知道君臣佐使。怀牛膝一两，生赭石一两（轧细），生龙骨五钱（捣碎），生牡蛎五钱（捣碎），生龟甲五钱（捣碎），生杭芍五钱，玄参五钱，天冬五钱，川楝子二钱（捣碎），生麦芽二钱，茵陈二钱，甘草钱半。心中热甚者加生石膏一两，痰多者加胆星二钱，尺脉重按虚者加熟地黄八钱、净萸肉五钱，大便不实者去龟甲、赭石，加赤石脂一两。

治疗阳气虚之中风，加味补血汤加马钱子比补阳还五汤更胜一筹。加味补血汤"治身形软弱，肢体渐觉不遂，或头重目眩，或神昏健忘，或觉脑际紧缩作疼。甚或昏仆，移时苏醒，致成偏枯，或全身痿废，脉象迟弱，内中风证之偏虚寒者（肝过盛生风，肝虚极亦可生风），此即西人所谓脑贫血病也。久服此汤当愈"。

加味补血汤：生箭芪一两，当归五钱，龙眼肉五钱，鹿角胶三钱，丹参三钱，乳香三钱，没药三钱，甘松二钱。服之觉热者酌加天花粉、天冬各数钱，觉发闷者加生鸡内金钱半或二钱。服数剂后，若不甚见效，可用所煎药汤送服麝香二厘或真冰片半分亦可。若服后仍无甚效，可用药汤送制好马钱子二分。现在《药典》规定的马钱子每天最大剂量是 0.6 克。

近年关于中风病的研究。病机方面，认为是气血逆乱——风、火、痰、瘀、虚——脑脉闭阻或脑脉破溢。

五大主症：神识昏蒙，偏侧肢体不遂，偏身麻木，言语不利，口舌㖞斜。

九大证候：包括中经络的五大证候，中脏腑的四大证候。中经络五大证候：肝阳暴亢、风火上扰证、风痰瘀血、痹阻脉络证、痰热腑实、风痰上扰证，气虚血瘀证，阴虚风动证。中脏腑四大证候：风火上扰清窍证，痰湿蒙塞心神证，痰热内闭心窍证，元气败脱、心神散乱证。

　　参考西医分期，分为急性期（两周内）、恢复期（两周到六个月内）、后遗症期（六个月以后）。1994 年《北京中医学院学报》发表了《中风病证候量表》，规定了中风病风、火、痰、瘀、气虚、阴虚阳亢的证候标准。

　　张学文教授对王清任的学术思想研究得比较多，进行了颅脑水瘀证候的研究；王永炎院士对类中风的研究做得比较多；任继学教授对脑出血的活血化瘀研究做得比较多；刘茂才教授把中风分为阴类证、阳类证研究。

　　在大医院搞专科，至少应把每个病从古到今的重要文献搞得清清楚楚，一个病一个病地梳理，才能做到术业有专攻。不过"博"和"精"的关系，大家要搞清楚，多读书，博学通达才能做到思路宽广，能成大器，有眼界，不拘泥，不迂腐。如果读书少，会比较局限，缺乏眼光。

第21讲　头痛的方药证治漫谈

　　我们来了解一下头痛的方药证治。首先是定义，什么是头痛？头痛是指头颅全部或某一局部出现疼痛感觉的症状。范围包括前面是眉弓以上，两侧和后面是发际以上部位。头痛是一个非常常见的症状，而且很复杂，这里只是讲我们能够治疗的头痛。比如，感染发热性疾病引起的头痛、高血压性头痛、偏头痛、丛集性头痛、紧张性头痛等。而有些头痛，比如说外伤、脑瘤引起的头痛，脑出血、高颅压、蛛网膜下腔出血、严重的颅内感染引起的头痛等，中医内科的治疗很难解决这些问题。对于这些类型的头痛，我们要把它们识别出来，送到别的科室进行治疗。否则的话，就有可能出问题。比如蛛网膜下腔出血，本来死亡率就很高，吃中药很难控制，介入治疗就很有优势。所以中医也一定要懂一些西医知识，防止出现误诊。来了一个头痛患者，我们要做出评判，经过辨证治疗如果没有缓解的话，就要做一些相关的检查。比如，是不是肿瘤？是不是蛛网膜下腔出血？是不是严重的颅内感染？拍一个磁共振就清楚了。对于这些头痛，要筛选出来，虽然这些头痛中医也能治疗一部分，但是我们要慎重对待。对于较重的患者，要么收住院进行治疗，要么转到相关科室进行治疗；不是太重的患者，门诊治疗最多一到两周，效果不好的话，就收入院，做进一步的检查，或转到其他科室。一定要综合考虑，诊断明确，给患者交代清楚。

　　头痛有七大要素。首先我们要明确头痛的部位。根据六经辨证，前额头痛是阳明头痛，后面是太阳头痛，两侧是少阳头痛，巅顶是厥阴头痛，所以首先要分清楚头痛的部位。但也有少部分患者分不清楚疼痛的具体部位，到处都痛，走窜痛。不同的头痛特点反映不同的病机，对中医辨证都是有价值的。

　　第二个就是定性。我的观点是，先定位，后定性。对于头痛的辨证，不管是六经辨证、八纲辨证，还是各种杂病辨证，首先要明确部位，然后再了解疼痛的特点，是胀痛、刺痛、闷痛、灼痛，还是隐痛，是持续疼痛，还是时痛时止，要分清楚。胀痛的话，是不是气痛；阳亢的头痛，是不是肝火引起的头痛；刺痛、刀割样疼痛，那就要考虑是不是有瘀血的问题；闷痛是一个湿邪或痰浊引起的头痛；灼痛的话是不是有热邪，又热又痛；胀痛的话要考虑有没有肝风内动；隐痛是一个虚性的头痛，要考虑是气虚、气血虚，还是肝肾虚。不同的部位能够分辨属于哪一经，不同的性质可以确定属于哪种邪气，所以要定位和定性。

第三就是要分程度。头痛是轻度、中度还是重度。如果是剧烈头痛，那就要注意了，会不会是颅内高压、颅内出血或者颅内的重症感染。

第四就是时间。时间要分清小时、天、周、月、年。持续头痛的话是持续多长时间，几个小时？几天？还是几年？或者是反复头痛、发作性头痛，痛上一段时间就缓解了，过一段时间就出现了。

第五是发作频率。是每天发作，还是每周发作，还是每年发作一两次。

第六就是头痛的诱因。是外伤造成，还是感冒以后造成的，是生气造成的，还是劳累造成的，这些都对我们的辨证有帮助。

第七就是伴随症状。比如伴随恶心呕吐的，至少是中气不和或痰饮为患；伴有恶寒发热的，是不是一个外感？

所以要搞清楚头痛的部位、性质、程度、时间、频率、诱因和伴随症状。

头痛的病因，首先是辨外感内伤。外感六淫。头痛和感冒一样，就是"高巅之上，唯风可到"，如果辨证为外感头痛，就一定要考虑到风邪。如果有风邪，还要进一步区分，是风寒、风热，还是风湿？风寒的话，有脉紧和恶寒；风热的话，有发热恶寒，热重寒轻，舌红苔黄；风湿的话，比较重浊、沉重。

除外感之外，第二个大的方面就是内伤引起的头痛。内伤头痛有几个方面比较多见。一个是情志，就是生气造成肝郁，肝火、肝阳、肝风、肝寒等，影响了五脏里的肝，造成肝的疏泄、藏血功能出现了问题，而引起了头痛，这多是情志引起的。饮食不当也可引起头痛。这有几个方面，一个是饮食不洁损伤了脾胃，中焦脾胃是气血生化之源，损伤以后气血化生不足，气血亏虚，就会引起不荣则痛，不能营养头部，就会出现疼痛。还有就是脾胃不好的话，或者过食肥甘厚腻，就会在体内化生痰浊，痰浊阻滞头部清窍，清阳不升，头部失养，会出现头痛。所以，饮食因素引起头痛是两个方面，一个是脾胃虚，导致气血生化不足；一个是痰浊阻滞，清阳不升，头部失养。这两个方面都可以引起头痛。

劳逸不当也会引起头痛。过于劳累，也会引起头痛。过于劳累，《素问·生气通天论》里讲到，"阳气者，烦劳则张。"在过于劳累的时候，阳气就会扰动，就会弛张、亢奋，就会出现头胀、头痛的表现。所以，过度劳累，心烦，很多脑

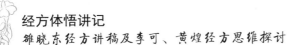

力、体力工作，会引起阳气的扰动，而引起头痛。而且劳累的话可以耗气，导致气血虚弱，而出现不荣则痛。还有一个是逸的方面。逸的方面就是指整天躺在那里，或坐在那里打麻将，不动或休息过度。这样的话，因为他不活动，所以容易出现气血瘀滞，也会出现头痛。不管怎么说，劳逸不当是会引起头痛的。**过劳，过度的脑力或体力劳动引起头痛；活动比较少，成天养尊处优，在床上躺着，身体不活动，这样也容易引起头痛。**

外伤也会引起头痛。这里的外伤指的是头部外伤，比如说车祸，比如说跌倒。只要是头部有外伤，比较严重的话，会引起瘀血留滞，气滞血瘀，可以造成血瘀性的头痛，大多以刺痛为主。

头痛有一个总的病机，基本上是两个方面，一个是不通则痛，一个是不荣则痛。不通则痛是瘀血气滞，不荣则痛在虚证见得比较多。不管怎么说，头痛都不离这两个方面的病机。

每种类型的头痛都会有不同的表现。比如说，外感头痛里，感受风湿之邪引起的头痛，头部就像裹了一块布一样，是一种非常沉重的感觉，好像头很重，头很蒙，患者都会有这样的描述。我们认为它一方面和湿邪有关系，还有就是和痰浊有关系。

如果是肝火上扰引起的头痛，往往疼痛剧烈，头部两侧疼痛突出，胀痛感多一点，易怒，容易生气，尤其可能出现脸红目赤、口苦咽干，合并证也不一样。

还有一种类型是肝经寒凝引起的头痛。它是五脏里的肝脏受寒引起的，比如说吃了冰块，来月经的时候受凉、下水游泳等。那么肝寒引起的头痛往往以巅顶痛多见，可能会伴有恶心呕吐、怕冷等，疼痛时会有紧缩感，这样的头痛我们认为它是肝经寒凝的头痛。《伤寒论》中有"干呕，吐涎沫，头痛者，吴茱萸汤主之"，就属于这种肝经寒凝的头痛。治疗这种类型的头痛，吴茱萸是比较常用的药。

还有一种是肝阳亢盛引起的头痛。这样的头痛往往高血压的患者多一些。脉比较弦硬，面部容易潮红，容易发怒，头经常发胀，它的痛是以胀痛为主，舌一般会偏红。这是肝阳上亢引起的头痛，也是临床上比较常见的类型。

还有一种痰浊引起的头痛。这种痰浊头痛的患者一般都比较肥胖，往往尊荣富贵一些，吃得肥甘厚腻，营养过剩。这种头痛往往比较沉闷，像裹了一块布。它和湿邪头痛的表现是一样的，头都比较沉重。但湿邪头痛属于外感头痛，会有怕冷、怕风等感觉；而这个痰浊类型的头痛则没有外感的症状，体质偏胖一些，舌苔白腻，脉较滑，同时伴有沉闷的感觉，头重如裹。所以，它们还是有区别的。

还有一种瘀血留滞的头痛。一般从病因上来讲，会有头部外伤病史，舌质比较紫暗，有瘀斑，脉象较涩，沉涩，沉结，不流利，舌象很典型，面色比较晦暗。这种瘀血头痛以刺痛为多，有外伤病史。患者病得比较久，也有可能出现瘀血留滞的情况。瘀血头痛也是比较常见的一个类型。

还有一种是虚证头痛。虚证头痛一般是肝肾虚，或是脾胃虚。脾胃虚的头痛一般是气血亏虚引起的头痛；肝肾虚的头痛则是髓海不足引起的头痛。这两种头痛都是虚证引起的，一个在中焦，一个在下焦肝肾。这种头痛的程度都不是很严重，年龄可能比较大，而且会有比较空虚的感觉，比较虚弱，一劳累就容易加重。

头痛方剂用药频次。《中医方剂大辞典》里面收录了十万首方剂，有 502 首主治头痛，我们分析了一下头痛用药的情况。甘草是大多数方里都用的，而治头痛川芎用得最多，其次是防风、白芷、细辛、乌头（川乌、草乌）、石膏、荆芥、羌活、半夏、南星、天麻、菊花、当归、蔓荆子、薄荷，这十五味药排在比较靠前的位置。从这 502 首方中选出这十五味药来，我们就能大致明白治疗头痛常用的药有哪些。

中医治病有很多的模式。**近代著名老中医岳美中先生提倡辨证论治和专方专药相结合的模式，这是治疗所有内科杂病的最佳组合方式。**就是说既要辨证论治，又要专方专药，这两个结合起来，是临床最佳的方法、方式或手段。那么我们今天选的这些药，这十五味药就等于是治疗头痛的常用专药，治疗头痛时可以选择性运用，比较常用，效果比较好。

还有就是治疗头痛的药，有的医家又根据气味的不同做了一个归类。辛味的，甘味的，苦味的，这三种用得比较多一些。辛味的药大部分是辛香走窜的，容易活血化瘀行气，容易疏散，治疗外感头痛用得比较多；苦味的药则清热降火，火热头痛用得就比较多；甘味的药补虚，脾胃虚、肝肾虚的头痛用甘味药比较多。所以治疗头痛，辛味、甘味、苦味药用得多，是有它的临床基础的。归肺经、肝经的药用得比较多一些。归肺经的药是来疏散风邪的。肺和皮毛相表里，入肺经的药用得比较多，是针对外感头痛的，和肺经有关系。肝经的药用得比较多，比如说肝气郁滞、肝阳亢盛、肝血瘀滞、肝寒、肝火等，也是内伤头痛用得比较多的一类药。所以，通过归类能看出辨证的趋势。

头痛常用药对。比较常用的药对，比如说**川芎和天麻**，这个前面说了，川芎是治疗头痛最常用的药。川芎和天麻合用治疗头痛是用得比较多的。我们看看大川芎丸，这是刘完素的方子，由川芎和天麻组成，可以治疗头痛；《传信适用方》

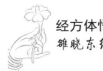

的温脑散，也是这两个药一起用；《博济方》的羌活丸，也用到川芎和天麻；《杨氏家藏方》的天麻丸、香芎丸；《脉因证治》的藿香散，等等。这么多的头痛方剂都用到川芎和天麻，两者配在一起，加强了祛风通络散邪的作用，治疗外感头痛、内伤头痛属于实证的，用得比较多。

川芎和菊花用得也比较多。我们知道川芎茶调散（《太平惠民和剂局方》）、菊花散（《太平圣惠方》）、香甲散、菊花汤（《圣济总录》）等都很常用。川芎和菊花配在一起治疗外感头痛还是非常好的，风热头痛时用得多一些。

川芎和白芷在风寒头痛时多用，外感和内伤的血虚头痛、瘀血头痛也常用。川芎和白芷配伍即是芷芎散（《普济方》），含有此药对的方剂还有金花一圣散（《魏氏家藏方》）、芷桂川芎汤（《辨证录》）。这些都是比较好的止头痛药对，外感和内伤头痛都可以用。

川芎和蔓荆子，在《石室秘录》里叫芎荆散，还有一个顾首汤，这也是治疗头痛头晕的，两侧头痛用得多。外感和内伤头痛都可以用，多用于治疗偏头痛。

还有川芎和香附，叫芎香散（《中藏经》）或芎附散（《丹溪心法》）、点头散（《是斋百一选方》）等，也是治疗头痛的常用药对。既可以治疗外感头痛，又可以治疗内伤头痛。

这些配伍药一个是止痛，一个是治疗实证的多一些，比如说治疗外感头痛、肝郁头痛、肝火头痛或者肝寒头痛，治疗虚证头痛的话就要另外辨证论治了。

川芎和附子配合治疗头痛也比较常用。二者相伍方名附芎散（《普济本事方》），治疗气虚头痛、头风。治疗寒湿头痛的奇效芎术汤（《医钞类编》）及细辛散（《普济方》）中均有此药对。但是如果头痛比较严重的话，川芎和乌头相配就更好了。在所有治疗头痛的药物里面，**乌头的止头痛效果最好**，但一定要用好，因为附子和乌头有毒。在后面我会讲得比较细一些。不管怎么说，川芎和附子或乌头相配治疗虚寒性的头痛效果还是非常好的。

再下面是石膏和荆芥，二者相伍方名圣效散（《医方类聚》），治疗诸般头痛。治疗脑风、头痛时作及偏头痛的地骨皮散（《圣济总录》）也含有此药对。

治疗头痛，川芎是比较常用的，尤其是实证头痛；治疗寒性头痛，附子和川乌是最好的选择；治疗热性头痛，石膏是最好的、最有效的、最常用的药。我们中医治疗疾病，在性质上最常用的分类方法就是区分寒性和热性。治疗寒性头痛就是乌头和附子，尤其是川乌，一般都是用制川乌；治疗热性头痛就是石膏、菊花、蔓荆子这些。这都属于使用率排在前面、比较常用的药。

　　天南星和荆芥也是治疗风寒头痛的常用药，二者组成南荆散（《普济方》），治疗风痰头痛不可忍者。治疗头痛的甘菊丸（《杨氏家藏方》）、治疗太阳头痛的一字散（《医方类聚》）均含有此药对。天南星有一个好处，它祛痰力量是最强的，比半夏还厉害。所以**对于痰浊头痛，天南星是最好的药**，再往下排在第二的就是半夏了。在痰浊这一块，哪怕没有痰浊，天南星治疗头痛，它的止痛作用也是非常好的，天南星的止痛作用仅次于川乌、草乌，中药里止痛作用最强的、最好的就是川乌和草乌，排在第二的就是南星，白芷、细辛这些都还排在后面。

　　川芎、白芷、石膏，此三者组成石膏散（《卫生宝鉴》），用于治疗阳明风热头痛。含有此药对的方剂有芎术汤（《圣济总录》）、太阳丹（《普济方》）、石膏散（《证治汇补》）、芎芷石膏汤（《医宗金鉴》）、风热散（《仙拈集》）。《中医内科学》第五版、第六版有一个芎芷石膏汤，用于治疗风热头痛或鼻窦炎的头痛，效果比较好，一般属于偏热一点的外感头痛，可用芎芷石膏汤。偏热不明显的就用菊花茶调散，是在川芎茶调散的基础上加减化裁而成。如果是表热证比较明显，一般都会用芎芷石膏汤，有川芎、白芷、石膏、菊花、藁本、羌活这几味药，这些是比较常用的药。

　　川芎、细辛和白芷。如果是治疗寒证头痛，川芎、细辛、白芷就是非常好的药，它是陈士铎《辨证录》里的，叫救破汤，就是头痛得像要破了一样。其他含有此药对的方剂有治疗偏正头风并牙痛的清香散（《普济方》）、风入太阳经头痛的清上至圣丸（《石室秘录》）、可治一切头痛的清上蠲痛汤（《寿世保元》）、治疗一边头痛如破的开关散（《外科百效全书》）等。川芎、细辛、白芷，不但治疗头痛，对牙痛也有非常好的疗效。川芎一般用量是 15～30 克。细辛的话，因为《药典》说它有些毒性，一般用 3～5 克。一些非常有经验的老中医，比如李可老中医，还有河北的刘沛然老中医，他们可以用到 60 克，甚至 120 克。我们用中药还是尽量在《药典》和法律规定的范围内用药。如果没有经验，细辛一般都是 3～5 克。白芷的话，可以用到 15 克，也可以用到 30 克，甚至 60 克。一个是它没有毒性，再一个，它的止痛效果还是非常好的。这三味药都是非常好的止痛药。如果有热证的话就可以把石膏加进去。如果没有热证，是寒证或一般体质的话，从止痛来说，这三味药我们叫它专方专药，就用它来止痛，不管什么头痛，都可以用它。

　　我简单讲一下头痛的针刺治疗。肝阳上亢的头痛，比如说血压高，肝阳上亢，颜面潮红，头胀痛，脉弦，舌偏红。这样的肝阳上亢头痛，一般针刺太冲、风池、膈俞这几个穴位。太冲的话，两脚同时针刺，用强刺激，然后要行针，左右都是

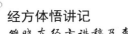

要外旋的，向外旋转，用比较强的刺激，一般到一寸左右的深度就可以了。用比较粗的针，要有针到得气的感觉。风池也是针双侧，向对侧眼球的方向去针刺，一般不超过一寸深，也可以刺激它。还有一个膈俞，可以埋针。1999年在杭州开会，邓铁涛教授当时血压高到180，有点头胀头痛。他没用中药，邓老的儿子带着针，针刺膈俞和埋针。一个小时后量血压，血压控制得就很好了。因为邓老是铁杆中医，没有用西药，就用针灸来处理，有很好的效果。肝阳上亢头痛，这三个穴位效果很好，对肝火头痛效果也很好。

还有一种痰湿头痛。这种人的体型比较白胖，营养过剩，舌苔厚腻，生活优越，脉是比较滑的。患者头闷痛，比较沉重。这种痰湿头痛一般选丰隆、百会和中脘穴。丰隆是祛痰要穴，百会是升提阳气的。痰浊阻滞阳气以后，用百会来升提通阳。还有一个中脘穴，健脾胃的，脾胃的运化功能好了，痰湿就会减少。但是，痰湿头痛仅用这几个穴位的话不会起效那么快，一般要用到三天以后才起效，因为这是痰湿治本的穴位。痰湿头痛如果要治标的话，是以宣通阳气为主。宣通阳气为主的方法对痰湿头痛起效要快一些。用疏散的药，像羌活胜湿汤来两剂，然后这些针灸的穴位跟着上去就可以了。治痰湿，健脾升阳的药物要慢慢来，没有那么快，三天左右才起效，而且要控制饮食，不能每天肥甘厚腻，大吃大喝，这样效果才好。痰湿性头痛最好配合羌活胜湿汤或半夏白术天麻汤这些祛痰湿的方药来通阳，效果才来得快。

血瘀头痛也是比较常见的，治疗可以选风池、血海和阿是穴。选血海、阿是穴最好能放血，效果更好，气血流通得更快一些。

肾虚的话，不管是肾阴虚还是肾阳虚，肾俞、命门、太溪这几个穴位都是非常好用的。这几个穴位的话，要针一到两周才有比较好的效果，起效要慢一点，而用艾灸起效更快。另外，命门是补肾阳的，肾俞是补肾阴的，太溪是肾经的原穴，肾阴肾阳都可调补。一般的肾虚，如果想起效快的话，就要灸一下百会、气海、关元这几个穴位，否则，效果要慢一些。但是，虚证针刺要慢慢调补，不要太着急。

血虚的话，用血海、膈俞、三阴交，这些穴位双侧都要针刺，起效也比较慢。要想起效快，也要用灸法，用阳生阴，用阳化阴。单独的以阴养阴、以阴救阴起效就慢一些。一定要通过补阳的办法来补阴血，这样效果更好。所以，用血海、膈俞、三阴交治疗血虚的话，用灸法更合适。

前额痛用印堂、太阳、合谷；偏头痛用风池、太阳、太冲；枕项痛用风府、后溪、列缺；巅顶痛用百会、足三里、太冲。这些穴位局部针刺起效很快。三个穴位配合使用，针刺得好的话可在半小时内明显起效。这是根据疼痛部位的不同选择不同穴位来施针的方法，起效比较快。而像补虚的，补肾虚、补血虚、祛痰湿等需要治本的方法，起效都是比较慢的。但是起效快的方法不能持久，容易再发，而起效慢的方法则持续的时间比较长。起效快的方法半小时内就能见到效果，起效慢的则需要一周、两周，至少要三天以上才能见效。

仲景治疗头痛的方药。张仲景的很多方都可以治疗头痛，比如《伤寒论》第35条，"太阳病，头痛发热，身疼腰痛，骨节疼痛，恶风无汗而喘者，麻黄汤主之。"一开始就是太阳病，头痛发热，麻黄汤主之。麻黄汤是可以治疗头痛的。《伤寒论》第13条，"太阳病，头痛，发热，汗出，恶风，桂枝汤主之。"第265条，"伤寒，脉弦细，头痛发热者，属少阳。少阳不可发汗，发汗则谵语，此属胃，胃和则愈，胃不和，烦而悸。"第378条，"干呕，吐涎沫，头痛者，吴茱萸汤主之。"张仲景的麻黄汤、桂枝汤、小柴胡汤、吴茱萸汤都讲到了治疗头痛，可以根据不同的类型去用药。

李东垣治疗头痛有关的方药。李东垣治疗头痛是分经用药。太阳头痛，恶风而脉浮紧，川芎、羌活、独活、麻黄之类为主；阳明头痛，自汗，发热恶寒，脉浮缓长实者，升麻、葛根、石膏、白芷为主；少阳头痛，脉弦细，往来寒热，柴胡为主；太阴头痛，必有痰，苍术、半夏、南星为主；少阴经的头痛，有少阴病的脉微细，但欲寐，还有外感的头痛、发热恶寒这样的表现，脉是沉细的，用麻黄附子细辛汤就可以解决；厥阴经的头痛就是刚才我们讲的吴茱萸汤治疗的头痛，头痛，恶心呕吐，巅顶痛，用吴茱萸汤，或当归四逆加吴茱萸生姜汤。这是李东垣治疗头痛的一些经验，还是非常有价值的。

朱丹溪治疗头痛有关的方药。朱丹溪对头痛治疗有一个贡献，他把头痛的引经药列了出来，根据部位的不同加用不同的引经药，这是金元时代才有的，张仲景时代没有。朱丹溪对于所有的头痛都用川芎，如果不愈的话就加引经药，太阳头痛用川芎，阳明前额头痛用白芷，少阳头痛用柴胡，太阴沉重闷痛用苍术，少阴头痛用细辛，厥阴巅顶痛用吴茱萸。根据部位的不同加相应的引经药，这是朱丹溪的贡献。

治疗头痛的常用效方。

温脑散（《传信适用方》），由川芎、天麻、川乌组成，治疗头风。

清气香芎汤（《圣济总录》），由川芎、细辛、人参、半夏曲、甘草组成，治疗头痛。

芎辛丸（《普济方》），由大川芎、细辛、甘草组成，治疗伤寒非时头痛。

芎辛散（《证治汇补》），由川芎、细辛、苍术、甘草、干姜组成，治疗寒湿头痛。

清上至圣丸（《石室秘录》），由川芎、细辛、白芷、柴胡、芍药、夏枯草、甘草组成，治疗风入太阳经头痛。

定风饼子（《袖珍方》），由草乌、白芷、川芎、天麻、防风、细辛、甘草组成，治疗头风头痛。

羌活丸（《博济方》），由羌活、川芎、天麻、旋覆花、青皮、天南星、藁本、牵牛子组成，治疗久患偏邪头痛。

天麻丸（《杨氏家藏方》），由天麻、川芎、防风、甘草组成，治疗风气壅盛，头痛目涩。

香芎丸（《杨氏家藏方》），由川芎、天麻、细辛、荜茇、甘草组成，治疗风气上攻，头目昏痛。

藿香散（《脉因证治》），由藿香、川芎、天麻、蔓荆子、槐花、白芷组成，治疗脑风头痛。

八生散（《证治要诀类方》），由天雄、大川乌、白附子、南星、天麻、川芎、半夏、木香、全蝎组成，治疗偏正头风作痛。

开关散（《外科百效全书》），由川芎、白芷、北细辛、薄荷叶组成，治疗一边头痛如破。

芎附散（《丹溪心法》），由川芎、香附组成。

点头散（《是斋百一选方》），由川芎、香附、茶组成，治疗偏正头痛。

香芎散（《中藏经》），由香附、川芎、甘草、石膏组成，治疗一切头风。

附芎散（《普济本事方》），由川芎、附子组成，治疗气虚头痛、头风。

奇效芎术汤（《医钞类编》），由川芎、附子、白术、桂心、甘草组成，治疗寒湿头痛。

细辛散（《普济方》），由细辛、川芎、附子、麻黄组成。

菊花散（《太平圣惠方》），由川芎、菊花组成，治疗风头痛。

香甲散（《圣济总录》），由甘菊、川芎、甘草、青皮、檀香组成，治疗风热头目疼痛。

芎菊汤（《圣济总录》），由川芎、防风、麻黄、前胡、独活、菊花、枳壳、

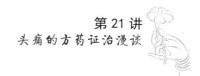

甘草、细辛、石膏组成，治疗首风、目晕头痛。

芷芎散（《普济方》），由川芎、白芷组成，治疗头风。

金花一圣散（《魏氏家藏方》），由川乌、川芎、白芷组成，治疗头风。

如圣饼子（《内经拾遗方论》），由苍术、川芎、白芷、草乌组成，治疗头痛、头风因寒者。

芷桂川芎汤（《辨证录》），由川芎、白芷、桂枝组成，治疗头痛如破，无一定处。

太白散（《普济方》），由川芎、石膏、甘草组成，治疗头痛。

石膏散（《卫生宝鉴》），由川芎、白芷、石膏组成，治疗阳明风热头痛。

石膏散（《魏氏家藏方》），由石膏、赤芍、川芎组成，治疗偏正头风。

石膏散（《症因脉治》），由川芎、石膏、白芷、葛根组成，治疗外感头痛。

石膏散（《圣济总录》），由石膏、川芎、旋覆花、白附子、细辛、甘草组成，治疗风壅头痛。

风热散（《仙拈集》），由川芎、白芷、石膏、荆芥穗组成，治疗因风热而头痛者。

茶调散（《医学集成》），由川芎、白芷、荆芥、黄芩、石膏、薄荷、茶叶、生姜组成，治疗内热头痛。

治疗头痛比较有名的方剂，像温脑散，是治疗寒性头痛的，不管是外感还是内伤都可以用。由川芎、天麻、川乌组成，川芎可以用 10 克、20 克、30 克，天麻可以用 10 克、20 克、30 克，川乌可以用 5 克、10 克、15 克（先煎）。川乌用的是制川乌，生川乌尽量不要用，非常有经验才能用。制川乌可以从 5 克开始用，效果不好就用 10 克，逐渐加量，10 克不好就用 15 克，一定要先煎。热性头痛可以加石膏。治疗寒性头痛最好的药就是制川乌，它的效果最好。

治疗寒性头痛最好的药就是川乌，如果是热性头痛就用石膏。如果是不偏寒热的头痛则川乌、石膏合用。根据情况，热性多则石膏用量多一些，寒性多则用川乌，不用石膏。细辛因为有毒，所以一般用 3~5 克，非常有经验的情况下才可以多用。如果是痰浊头痛，半夏和天南星这两个药最好，天南星比半夏效果还要好，用于治疗太阴的痰浊头痛。所有的头痛都可以用川芎，一般用量 30 克以下，也有用到很大量的，但这需要有经验才可以。如果是枕项部太阳的头痛，最好的药是羌活和葛根；如果巅顶痛的话就用藁本；如果两边痛的话就用柴胡、香附。

草乌也可治疗头痛，草乌的作用比川乌还厉害，但是毒性更大，一定要用制

231

草乌。一般制川乌用得多一点，因为川乌就可以达到疗效了，而且毒性没有那么大。草乌的毒性要比川乌大很多。草乌古代叫断肠草，不当服用会要命的，但它的疗效是最好的。现在一般都用制川乌替代草乌，建议大家也这样做，毕竟草乌的毒性太大了！除非很有经验，才可使用，没有经验的话尽量少用或不用。如果想用的话，一定要从 1 克、3 克、5 克、10 克渐加使用，不要一下用到 10 克以上。

这些都是我们前面讲过的常用的治疗头痛的中药，其中效果最好的还是乌头类，作用最强，但是有毒性。大家一定要用制过的乌头，而且要从小剂量开始用，逐渐加量。见好就收，见效就不增加量或减量，不要一直用下去。身体比较虚弱的、肝肾功能不好的，以及老年人要慎用，还有就是过敏体质的人尽量不要用毒性药物。**要安全第一！安全胜过疗效！**

这些都是治疗头痛的常用药，看上去有很多是治疗外感病的，但是有很多是外感和内伤头痛都可以用的。像细辛、白芷，外感头痛可以用，内伤头痛也可以用。

讲了这么多治疗头痛的方子，重点在专方专药，就是用它们来止痛，来对症治疗。辨证治疗这一块，如果是寒性的话就可以用白芷、细辛、川乌这些；如果是热性的就用石膏、菊花等药。再辨证、辨体质，是痰浊的还是瘀血的。但这些止痛的药，所有的头痛都可以加减使用。所以说，这是治疗头痛的专方专药，就是用来止痛的。至于是寒性头痛，还是热性头痛、瘀血头痛、痰浊头痛，根据情况，在辨证治疗的基础上加用这些专方专药。这就是岳美中老中医所说的现在最好的治疗方式，就是辨证论治加专方专药这样一个思路。

这样来看，治疗头痛，像菊花散、香甲散等，所有的这些方子，经过分析，还是这些药，川芎、白芷等，这些药我们叫作对症治疗，这些都是治疗头痛的专方专药，不管什么头痛，都可以加减使用。

下面是几个有代表性的治疗头痛的方剂，我把它们列了出来，都是有出处的，可以查到原著作。

救破汤（《辨证录》）

组成：川芎一两，细辛一钱，白芷一钱，水煎服。

适应证：用于治疗头痛如破，走来走去无一定之位者。

方解：盖川芎最止头痛，非用细辛则不能直上于巅顶，非用白芷则不能尽解其邪气，而遍达于经络也。虽如藁本他药，未尝不可止痛，然而大伤元气，终逊川芎散中有补之为得也。（清·陈士铎《辨证录》）

陈士铎的救破汤是一个治疗头痛效果很好的方子。川芎一两大约是 31 克，细辛一钱大约是 3.1 克，白芷一钱，如果头痛剧烈的话，白芷也可以加到 15 克、30 克，甚至 60 克。细辛有毒，有经验的话量也可以加大，加量疗效可以上升，但是现在《药典》还不太支持。这个方子能治疗各种头痛，如果是寒性的可以加制川乌，5 克、10 克、15 克，渐加；如果是热性的，可以加石膏，30 克、60 克。所有的头痛都可以治疗，不是说一定要风寒的，可以在原来的基础上加减。这是一个典型的专病专方，就像用止痛片止痛一样，它是针对头痛对症治疗的一个非常好的方剂。

川芎在所有头痛里都可以用，是治疗头痛最常用的一味药。外感头痛可以用，内伤头痛也可以用，但是虚证头痛用量要小一些，一般在 15 克以内。如果是实证头痛的话，用量可以偏大一些，用到 30 克，乃至更大。川芎、细辛、白芷，这些都是可以祛风的药，祛风药是可以治疗头痛的，可以上达巅顶。如果是头中间痛的话，还可以用藁本。如果遇到虚证的头痛，就可以在这些方药中加入党参或其他参来扶正。如果是实证的话用这些药就没有问题，量也可以偏大。虚证用量要小一点，同时再加入参类补气药。

芎辛散（《证治汇补》）

组成：川芎一钱半，细辛一钱半，苍术一钱，甘草一钱，干姜一钱。

适应证：用于治疗寒湿头痛，脉细者。

方解：寒湿袭经，抑遏不散，故清阳之气不伸，不能分布，故头痛不止焉。川芎活血以上荣头角，细辛散寒以旁达肌表，苍术燥湿强脾兼主升阳，干姜温中散冷兼能补火，甘草援中以和诸药也。使寒湿解散，则清阳得伸而经气清和，头痛无不愈矣。此辛燥散寒之剂，为寒湿头痛之专方。（清·徐大椿《医略六书》）

芎辛散也是常用的治疗头痛的对症方剂。川芎、细辛、苍术、干姜，用于有寒的、有痰浊湿浊的太阴头痛。这个方子比较特殊的是用了苍术，苍术是治疗太阴痰浊头痛的代表药。太阴头痛的特点是头重头沉、头晕头蒙，用这个方子疗效很好。苍术一般可用 15 克，实证比较严重的可以用到 30 克。这个方子比较特殊的地方是，细辛、川芎都是祛风止痛的，苍术是治疗太阴痰湿头痛的君药。所以一般太阴头痛的话要记得加苍术，比较虚的可以用 15 克，体质好的可以用到 30 克。治疗头蒙头胀，太阴的痰浊湿邪头痛，苍术是最好的药。

清香散（《普济方》）

组成：川芎、藁本各一两，防风、羌活各二钱，细辛三钱，香白芷一两，甘草半两。上为细末，每服三钱，食后清茶调服。如痛甚者，吞黑锡丹三十粒。

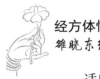

适应证：治疗偏正头风并牙痛。

清香散，有川芎、藁本、防风、羌活、细辛、白芷等药，出自《普济方》。这也是一个适用范围很广的头痛方，不管是外感头痛，还是内伤头痛，都可以使用，叫作专病专方，所有的头痛都可以用。如果是虚证患者就再加些党参，如果是实证的患者就使用原方，效果很好。

太阳丹（《太平惠民和剂局方》）

组成：脑子二两（别研），川芎、甘草、白芷各一斤，石膏二斤（别研），大川乌一斤（炮，去皮脐）。上为细末，蜜同面糊为丸，每两作一十八粒，朱红为衣。每服一粒，薄荷茶嚼下。

适应证：治疗头疼，伤寒、气积，偏正、夹脑一切头疼。

这是《太平惠民和剂局方》里比较特殊的一个方子，里面有川乌，川乌是止痛效果最好的药。如果是热性头痛的话就不要忘了石膏类药。这个方子，可以治疗一切头痛，所有的头痛都可以用，而且这个方子的效果很好。

清上蠲痛汤（《寿世保元》）

组成：片芩一钱五分（酒炒），菊花五分，蔓荆子五分，麦冬一钱，当归一钱（酒洗），小川芎一钱，苍术一钱（米泔浸），白芷一钱，羌活一钱，独活一钱，防风一钱，细辛三分，生甘草三分。上锉一剂，生姜煎服。

适应证：主治风邪、头部气血郁滞、气逆、水湿、内寒诸证，一切头痛，不问左右、偏正、新久。

加减法：左边痛者，加红花七分，柴胡一钱，龙胆草（酒洗）七分，生地黄一钱。右边痛者，加黄芪一钱，干葛八分。正额上眉棱骨痛者，食积痰壅，用天麻五分，半夏一钱，山楂一钱，枳实一钱。头顶痛者，加藁本一钱，大黄（酒洗）一钱。风入脑髓而痛者，加麦门冬一钱，苍耳子一钱，木瓜、荆芥各五分。气血两虚，常有自汗，加黄芪一钱五分，人参、白芍、生地黄各一钱。

清上蠲痛汤，是龚廷贤《寿世保元》里的方子。它也可以治疗一切头痛，不管什么头痛都可以用，用的时候调整一下剂量就可以了。黄芩、菊花、蔓荆子、麦冬、当归、川芎、羌活、防风、白芷、细辛、苍术、独活、甘草，这些药的特点就是比较平和，所有的头痛都可以用这个方子进行加减，调整剂量轻重去运用。不管是风寒、风热，不管是外感、内伤，不管是痰浊、瘀血，都可以用这个方子加减，可以治疗一切头痛。现在有一个中成药，叫复方川芎颗粒，就是依据这个方子做成的中成药。它的加减法，左边痛加红花、柴胡、龙胆草、地黄，右边痛

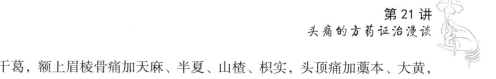

加黄芪、干葛，额上眉棱骨痛加天麻、半夏、山楂、枳实，头顶痛加藁本、大黄，风入脑髓而痛，就是脑袋里面痛，加麦冬、苍耳子、木瓜、荆芥，气血两虚加黄芪、人参、白芍、地黄。所有的头痛都可以用清上蠲痛汤来加减治疗。

川芎茶调散（《太平惠民和剂局方》）

组成：薄荷叶（不见火）八两，香附子（炒）八两（别本作细辛去芦一两），川芎、荆芥（去梗）各四两，白芷、羌活、甘草（爁）各二两，防风（去芦）一两半。上件为细末，每服二钱，食后茶清调下。常服清头目。

适应证：本方祛风清热，养血活血。治丈夫、妇人诸风上攻，头目昏重，偏正头疼，鼻塞声重；伤风壮热，肢体烦疼，肌肉蠕动，膈热痰盛；妇人血风攻注，太阳穴疼，但是感风气，悉皆治之。

方解：此足三阳药也。羌活治太阳头痛，白芷治阳明头痛，川芎治少阳头痛，细辛治少阴头痛，防风为风药卒徒，皆能解表散寒，以风热在上，宜于升散也。头痛必用风药者，以巅顶之上，惟风可到也。薄荷、荆芥并能消散风热，清利头目，故以为君，同诸药上行，以升清阳而散郁火。加甘草者，以缓中也。用茶调者，茶能上清头目也。（明·汪讱庵《医方集解》）

川芎茶调散可以治疗所有的外感头痛，但它偏于治疗风寒头痛。如果是风热头痛可以加菊花、僵蚕，就变成了菊花茶调散。里面有薄荷叶、香附、川芎、荆芥、桔梗、白芷、羌活、甘草、防风，有的还加了细辛。这里有煎服法，还要用茶去调一下，它是祛风清热、养血活血的。这个方子的特点是所有的外感头痛都可以使用，它主要是用于外感头痛的，不管是寒是热，都可以用。如果是风热头痛的话，可以加菊花、僵蚕，如果是风寒的话就用原方。不过要注意，它是用于治疗外感头痛急性期的。**如果是阳虚、阴虚、气血虚的头痛的话，就不太合适了，因为这个方子太过疏散**。这是治疗外感头痛的代表方剂，但不能用它来治疗内伤头痛。方子里羌活是治疗太阳头痛的代表药，只要是后面头痛就可以用羌活、葛根之类的药，前面的头痛用白芷，川芎可以治两侧的头痛，细辛治少阴头痛。防风是风药，所有的外感头痛都可以加防风。如果是风热的话，方子里的薄荷、荆芥可以疏散风热邪气。治疗外感头痛，川芎茶调散是一个代表方剂，非常常用，效果也非常好。

通窍活血汤（《医林改错》）

组成：麝香五分（绢包），桃仁三钱（研泥），红花三钱，赤芍一钱，川芎一钱，老葱三根（切碎），鲜姜三钱（切碎），红枣七个（去核）。用黄酒十斤，将前

235

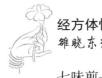

七味煎一盅，去渣，将麝香入酒内，再煎二沸，临卧服。

方内黄酒各处分量不同，宁可多二两，不可少；煎至一盅，酒亦无味，虽不能饮酒之人亦可服。方内麝香，市井易于做假，一钱真，可合一两假，人又不能辨。此方麝香最要紧，多费数文，必买好的方妥，若买当门子更佳。大人一连三晚，吃三付，隔一日再吃三付。若七八岁小儿，两晚吃一付；三两岁小儿，三晚吃一付。麝香可煎三次，再换新的。

适应证：本方通窍活血。瘀血留滞脑内，气机失畅所致头痛，头痛日久不愈，痛如针刺而有定处，或呃逆日久不止，或内热烦闷，心悸失眠，急躁善怒，入暮渐热，或舌顶暗红，舌边有瘀斑瘀点，唇暗或两目眶暗黑，脉涩或弦紧。

方解：本方用活血通窍之品治疗劳证，深得此法。方中麝香为君，芳香走窜，通行十二经，开通诸窍，和血通络；桃仁、红花、赤芍、川芎为臣，活血消瘀，推陈致新；姜、枣为佐，调和营卫，通利血脉；老葱为使，通阳入络。诸药合用，共奏活血通窍之功。（冉先德《历代名医良方注释》）

这是王清任《医林改错》里的通窍活血汤，是血瘀头痛的代表方，非常好的一个方子。按一钱3克、一分0.3克来换算，麝香五分就是1.5克，桃仁三钱就是9克。这个方子还有个使用特点就是要用黄酒煎，用黄酒十斤，煎成一盅，然后去渣，最后加麝香，再煎一下，临卧服。黄酒一般用绍兴黄酒。麝香要用比较好的，现在国内还有麝香，实在没有，就用人工麝香代替，人工麝香也没有的话就用冰片。对于瘀血头痛，这是最好的一个方剂。它的特点，除了活血化瘀药以外，另外还有两个特点，一个就是芳香开窍药的用法，一个就是通阳的药。通阳的药，一个是用葱，一个是用黄酒。这就是通阳、兴阳的药。麝香是芳香开窍的药，就是说头部的活血化瘀药不能单用，要用芳香开窍的药，用麝香作为君药来引导它，还要用黄酒、葱白这些通阳的药来帮助它。所以**通窍活血汤是治疗头部瘀血最好的方剂**。如果没有麝香，也可以用白芷代替麝香，白芷代麝香的话一付药要用到30克。通窍活血汤不是单纯活血，还有芳香开窍药，就是麝香或冰片或白芷这一类的通窍药，起引经药的作用。另外的话，用通窍活血汤一定要用黄酒煎，一定要有葱白，一定要有通阳的药。如果没有的话，效果就没有那么好。

另外，辨证一定要准确，它是治疗头部瘀血的方子，有外伤史，有刺痛感，痛有定处，不是游走不定的，舌是紫暗有瘀斑瘀点的，或者两目框是暗黑的，脉是沉涩的。就是舌、脉，再加上痛的特点，要有瘀血的证据，才可以使用。这是治疗头部瘀血最好的方剂，但一定要辨证准确。

龙胆泻肝汤（《太平惠民和剂局方》，录自《医方集解·泻火之剂》）

组成：龙胆草（酒炒）、黄芩（炒）、栀子（酒炒）、泽泻、木通、车前子、当归（酒洗）、生地黄（酒炒）、柴胡、甘草（生用）。

适应证：本方清肝胆实火，泻下焦湿热。肝胆实火上炎证，头痛目赤，胁痛，口苦，耳聋，耳肿等，舌红苔黄，脉弦数有力；肝胆湿热下注证，阴肿，阴痒，阴汗，小便淋浊，或妇女带下黄臭等，舌红苔黄，脉弦数有力。

加减法：肝胆实火较盛，可去木通、车前子，加黄连以助泻火之力；若湿盛热轻者，可去黄芩、生地黄，加滑石、薏苡仁以增利湿之功；若玉茎生疮，或便毒悬痈，以及阴囊肿痛红热者，可去柴胡，加连翘、黄连、大黄以泻火解毒；肝经湿热，带下色红者，可加莲须、赤芍等以清热燥湿凉血；肝火上炎致头痛眩晕，目赤多眵，口苦易怒，可加菊花、桑叶以清肝明目；木火刑金，见咳血者，可加牡丹皮、侧柏叶以凉血止血。

方解：此足厥阴、少阳药也。龙胆泻厥阴之热，柴胡平少阳之热，黄芩、栀子清肺与三焦之热以佐之，泽泻泻肾经之湿，木通、车前泻小肠、膀胱之湿以佐之，然皆苦寒下泻之药，故用归、地以养血而补肝，用甘草以缓中而不伤肠胃，为臣使也。（清·汪昂《医方集解》）

肝为风木之脏，内寄胆腑相火，凡肝气有余，发生胆火者，症多口苦胁痛，耳聋耳肿，阴湿阴痒，尿血赤淋，甚则筋痿阴痛。故以胆、通、栀、芩纯苦泻肝为君；然火旺者阴必虚，故又臣以鲜地、生甘，甘凉润燥，救肝阴以缓肝急；妙在佐以柴胡轻清疏气，归须辛润舒络；使以泽泻、车前咸润达下，引肝胆实火从小便而去。此为凉肝泻火、导赤救阴之良方。然惟肝胆实火炽盛，阴液未涸，脉弦数，舌紫赤，苔黄腻者，始为恰合。（清·俞根初《重订通俗伤寒论》）

半夏白术天麻汤（《脾胃论》）

组成：黄柏二分，干姜三分，天麻、苍术、白茯苓、黄芪、泽泻、人参以上各五分，白术、炒曲以上各一钱，半夏（汤洗七次）、大麦蘖面、橘皮以上各一钱五分。上件吹咀，每服半两，水二盏，煎至一盏，去渣，带热服，食前。

适应证：本方益气健脾，化痰息风。治脾胃内伤，眼黑头眩，头痛如裂，身重如山，恶心烦闷，四肢厥冷，谓之足太阴痰厥头痛。

方解：此头痛苦甚，谓之足太阴痰厥头痛，非半夏不能疗。眼黑头旋，风虚内作，非天麻不能除。其苗为定风草，独不为风所动也。黄芪甘温，泻火补元气。人参甘温，泻火补中益气。二术俱甘苦温，除湿补中益气。泽、苓利小便导湿。

237

橘皮苦温，益气调中升阳。曲消实，荡胃中滞气。大麦蘖面宽中助胃气。干姜辛热以涤中寒。黄柏苦大寒，酒洗以主冬天少火在泉发躁也。

半夏白术天麻汤（《医学心悟》）

组成：半夏一钱五分，白术、天麻、陈皮、茯苓各一钱，甘草（炙）五分，生姜二片，大枣三个，蔓荆子一钱，虚者加人参。水煎服。

适应证：本方燥湿化痰，平肝息风。风痰上扰证，眩晕头痛，胸闷呕恶，舌苔白腻，脉弦滑。

补中益气汤（气虚头痛代表方）（《内外伤辨惑论》）

组成：黄芪（劳役病热甚者一钱）、甘草（炙）各五分，人参（去芦）、升麻、柴胡、橘皮、当归身（酒洗）、白术各三分。上件哎咀，都作一服，水二盏，煎至一盏，去渣，早饭后温服。如伤之重者，二服而愈，量轻重治之。

适应证：本方补中益气，升阳举陷。脾不升清证，头晕目眩，视物昏瞀，耳鸣耳聋，少气懒言，语声低微，面色萎黄，纳差便溏，舌淡脉弱；气虚发热证；中气下陷证。

禁忌：阴虚火旺及实证发热者禁用本方，下元虚惫者亦不可服用本方。

加减法：汗多、失眠不寐去升麻、柴胡，加炒枣仁；虚火上炎加玄参；阴虚生火加黄柏、知母；阴虚痰多加贝母；泄泻去当归，加白茯苓、泽泻、白芍；手足冷或腹痛加附子；心刺痛重用当归，加白豆蔻；用心太过，神思不宁，怔忡惊悸加茯苓、酸枣仁、柏子仁、远志、石菖蒲；咽干加葛根和天花粉；精神短少倍人参；夏加五味子、麦冬；梦遗加龙骨、牡蛎；头痛加蔓荆子，痛甚再加川芎；腰痛加牛膝、杜仲；脚弱加木瓜、防己；五心烦躁加生地黄；气浮心乱与朱砂安神丸并服。

方解：东垣以后天立论，从《内经》劳者温之，损者益之。故以辛甘温之剂，温足太阴、厥阴，升足少阳、阳明。黄芪、当归和营气以畅阳，佐柴胡引少阳清气从左出阴之阳，人参、白术实卫气以填中，佐升麻引春升之气从下而上达阳明，陈皮运卫气，甘草和营气。原其方不特重参、芪、归、术温补肝脾，义在升麻、柴胡升举清阳之气转运中州，故不仅名补中，而复申之曰益气。（清·王子接《绛雪园古方选注》）

简要总结一下：

1. 头痛是指因外感六淫、内伤杂病引起的，以头痛为主要表现的一类病证。
2. 病位在头部，由外感风寒热湿或内伤肝脾肾引起。

3．辨证重点应分外感、内伤。

4．治疗原则以审证求因，审因论治。

5．分证论治。外感头痛：风寒头痛，川芎茶调散；风热头痛，芎芷石膏汤；风湿头痛，羌活胜湿汤。内伤头痛：肝火头痛，龙胆泻肝汤；肝阳头痛，镇肝熄风汤；血虚头痛，加味四物汤；肾虚头痛，大补元煎；痰浊头痛，半夏白术天麻汤；瘀血头痛，通窍活血汤。

第22讲　眩晕中医辨治体悟

眩晕是临床常见病。对眩晕的辨证分型，《中医内科学》列出了四种证型：肝阳上亢、气血亏虚、肾精不足和痰浊中阻。通过对临床病例的观察和研究，以及查阅前人的论述，我认为只分这四种不够全面，有待补充。

首先，《中医内科学》所讲的眩晕，这四个证型都属内伤病，没有谈到外感眩晕的问题。但在临床上，有些眩晕和外感有明确的关系。比如体质较弱的患者，出现感冒的症状，鼻塞、流涕等，同时还有头部昏沉的表现，尤其是夹有湿邪、暑邪的外感，很容易出现头昏、头部不清爽的感觉。还有一类外感眩晕，感冒的同时会出现天旋地转的感觉。比如西医的前庭神经元炎，发病前有外感病史，几周前曾经鼻塞、流涕等，随后出现天旋地转的感觉。这些眩晕和外感有明确的关系，治疗的话就要按照外感来辨证施治，或者在治疗眩晕的同时也要解决感冒的问题。从古到今，包括现在的《中医内科学》，对外感眩晕鲜有提及，导致中医院校的学生不识此病，会把眩晕和外感分开考虑，但实际上这种眩晕的重要原因就是外感。这类患者中有的表现为头部昏沉，有的表现为天旋地转。所以，**对于眩晕的认识，我们要打破内伤和外感的界限，外感和内伤都可以引起眩晕，而不只是内伤**。

《中医内科学》所说的四种证型，没有达到对临床上眩晕论治的全覆盖，是不全面的。另外，《中医内科学》的编写方式是辨病论治，按病分型。每种疾病分为诸多证型，然后让学生按图索骥地去套，看临床上见到的患者和哪一种证型相符。这种辨证思维和诊治方式不能满足临床应用，因为临床所见的患者是千差万别的，一种疾病，绝对不止《中医内科学》所罗列的那几种证型。再比如，对于眩晕，以前的《中医内科学》教材没有瘀血阻滞或脑脉瘀阻型，第六版以后才补入了这种证型，瘀血型眩晕在古代文献中提的也比较少，但这种证型确实存在。**瘀血或脑脉瘀阻也会导致头昏头晕，步态不稳，甚至天旋地转**。

再介绍另外一种眩晕。《中医内科学》谈到了痰浊中阻型眩晕，但没有提到饮邪型眩晕。任继学先生在《悬壶漫录》中谈到过这个问题。《伤寒论》和《金匮要略》中有很多饮邪眩晕的论述，说的是痰饮，但这个痰饮实际指的就是水饮，在汉代的"痰"字实为"澹"，澹是指水波荡漾的样子。《中医内科学》中痰浊中阻型的眩晕通常用的是李东垣或程钟龄的半夏白术天麻汤，这是金元以后才开始被广泛提及的证型。仲景所论述的水饮眩晕，治疗方法与痰浊眩晕是不同的，比如用苓桂术甘汤、泽泻汤、真武汤等。现代的《中医内科学》对痰浊眩晕谈得比较多，而把水饮眩晕漏掉了。实际上，**以天旋地转为主的眩晕往往和水饮有密切的关系**。

对于眩晕，除了《中医内科学》所论之外，还有较大的补充余地。对眩晕论治的总括性认识，大体的思路，主要还是分虚和实两个大类，除此以外，还可以补充进来外感眩晕，内伤眩晕里还可以加入瘀血型眩晕和水饮眩晕。在虚和实两个大类里，往往实邪的眩晕严重一些，天旋地转，步态不稳；而虚性眩晕，往往症状较轻，比如头部昏沉、轻微的眩晕等。

虚性眩晕中，肝肾不足、髓海不足以及肾精不足可以合并为一种，比如合并后称为髓海不足，因为三者的病机是基本一致的。髓海属于奇恒之腑，肾主骨生髓藏精，脑髓是肾精所化，所以髓海可以归入到肾精下面，肾精不足和髓海不足是同一性质的问题。**在髓海不足中，还可以分偏于阴虚和阳虚，但都存在髓海不足的共同基础**。治疗的话，可以是六味地黄丸、桂附地黄丸，可以是左归丸、右归丸，也可以是龟鹿二仙胶。对于髓海不足的治疗，除了上述方药之外，加入一些血肉有情之品会有直接的补益作用，比如龟甲胶、鹿角胶等。总体上来说，方向都一样，都是从补充肾精、肾阴、肾阳几个方面着眼的。

凡是肾气不足的问题，大都涉及阴和阳两个方面。因为髓海不足属虚证，不是一天两天形成的，在长期慢性虚损的过程中，就会有阴损及阳、阳损及阴的问题，以及气病及血、血病及气的问题。补中益气汤也好，归脾汤也好，八珍汤也好，桂附地黄丸也好，这些方剂都考虑到了阴和阳两个方面。慢性疾病，哪怕是阴虚，也要有部分阳药在里面，阳药是可以化阴的。阳药在这里不是用来补阳的，而是用来化阴的，这就是阳中求阴，要善于运用张景岳的阳中求阴的思维。髓海不足，即便是偏于阴虚，也有阴损及阳的问题，需要阳中求阴。所以，**对于虚证眩晕，不管是气血不足，还是髓海不足，都要照顾到阴阳或气血两个方面。以补充精血为主**，但也要考虑到阳中求阴的问题，要考虑到使用阳药、气分药。比如金匮肾气丸、右归丸中的附子、肉桂。除此以外还要考虑到血肉有情之品的应用。

241

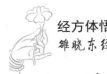
对于脑病的治疗，凡是涉及脑髓，瘀血也好，痰浊也好，髓海不足也好，都要注意痰浊阻窍的问题，需要酌情加入开窍药，甚至可以把开窍药作为治疗脑病的引经药，比如远志、菖蒲、麝香等。中药里能够芳香开窍的也就是远志、菖蒲、郁金、麝香、冰片这几味药，它们可以引药入脑。

虚性眩晕中，除了髓海不足的眩晕外，还有气血两虚、心脾两虚型眩晕。气虚则不能携血上行，血虚则不能荣养脑髓。心泵血上行于脑，把血液推送到脑髓，才能荣养脑髓。所以气血两虚、心脾两虚在本质上有相同之处。气血虚、心脾虚也可以导致脑髓失养，出现头部昏沉，严重者可以出现步态不稳。一般来讲，气血虚、髓海不足的患者都会出现头部昏沉、步态不稳，但基本不会有天旋地转的表现。出现天旋地转，一方面意味着是实邪，一方面症状严重。这种症状多见于痰浊、水饮和瘀血，尤其是水饮之邪。以上关于眩晕的介绍，是根据《中医内科学》教材，结合临床实际，形成的一些认识。

外感眩晕，多为感受暑邪、湿邪、暑湿之邪，但也可以是一般的风寒、风热之邪，都有可能产生头晕头沉的感觉。比如暑湿感冒，炎热潮湿的天气，感冒了，头晕头沉，不思饮食，甚至有些恶寒发热，这就是感受了暑湿之邪。根据寒热的不同，可以选用藿香正气散、香薷饮、新加香薷饮、十味香薷饮、银翘香薷饮等。感受暑湿之邪，先是鼻塞、流涕等外感表现，然后又出现头晕头沉，甚至天旋地转、恶心呕吐的表现，这时就可以按照暑湿外感来治疗。西医所说的前庭神经元炎，有些症状和暑湿感冒引起的头晕头沉很类似。

再比如感受湿邪，湿气很重的天气，感受邪气后，头沉头蒙，就像《素问·生气通天论》所讲的"因于湿，首如裹"。这种感受湿邪的治疗，可用薛生白《湿热论》中治疗湿在表分之方，"湿热症，恶寒无汗，身重头痛，湿在表分，宜藿香、香薷、羌活、苍术皮、薄荷、大力子等味。"我称之为芳散表湿汤。也可以用李东垣的羌活胜湿汤，治疗的思路是升清阳、宣窍、通玄府。湿邪阻滞人体经气的运行，脑髓失去清阳之气的濡养，自然就会不清爽，头部昏沉，甚至天旋地转。用药后，湿邪一去，玄府畅达，头部昏沉即缓解。还有一类是素体气血虚弱，感冒以后也有可能出现头晕头沉的表现，这也是临床常见的一种类型。合并外感的眩晕就可以按照外感来治疗。

气血不足引起的眩晕，主要有气血不足、心脾两虚等类型。对此的治疗，我在临床上多用补中益气汤、升阳益胃汤、益气聪明汤等。补中益气汤相对比较简单。升阳益胃汤证的表现，除了头晕头沉外，还有胃脘痞满，升降失常，大便不畅，消化不良，食欲不佳，频频欲呕，脉象虚大，这时就可以用升阳益胃汤。还有些患者，年高，目眩耳聋，头晕头沉，脉象无力，身体虚弱，益气聪明汤就比较合适。方中的蔓荆子、葛根、升麻解决清阳不升的问题，人参、黄芪以扶正。

　　另外，还有一类特殊的清阳不升型眩晕。清阳不升也可以导致头晕头昏，甚至天旋地转，但是以头昏为主，其次是头晕，步态不稳，天旋地转的比较少。根据病因的不同，清阳不升还可以细分。气血不足兼清阳不升者，不是因为痰浊或水饮的阻滞，只是因为中焦脾胃虚弱，导致清阳无力上升，进而产生眩晕。这种类型的重点是阳气虚，清阳不升是脾气不能升清造成的。对此的治疗，就需要补气药和升阳药同时使用，人参、白术、黄芪、甘草，再加上升麻、柴胡，比如补中益气汤。痰浊阻滞所致的清阳不升，比如李东垣的半夏白术天麻汤证，痰浊头晕头痛，既有中焦脾胃虚弱的问题，又有痰浊阻滞。所以方中既有参、芪补中焦，又有苍术、半夏、陈皮以化痰浊。东垣说："痰厥头痛，非半夏不能疗；眼黑头旋，虚风内作，非天麻不能除。"如果气虚不甚，只是清阳不升，李东垣有单纯的升阳汤，不用参、芪等补气药，直接用麻黄、防风、羌活升阳即可；若是又有痰浊阻滞，又有中气虚弱，又有清阳不升，那就可以用李东垣的半夏白术天麻汤；若是没有中气虚弱，只有痰浊中阻和清阳不升，那就可以用程钟龄的半夏白术天麻汤，不用人参和黄芪。除此以外，还有水饮导致的眩晕，可以选用苓桂术甘汤、泽泻汤或者真武汤，以温药和之。所以，看上去是清阳不升，但病因病机不同，治法方药就不同。至少可以分出痰浊、水饮、中气虚弱三种类型，这三种还可以相兼，根据相兼不同，用药也有差别。治疗就要区分是单独升清阳，还是补中气升清阳，还是化痰浊升清阳，还是化水饮升清阳。

　　再介绍一下瘀血型眩晕，其实还可以细分，一种是头部外伤引起的脑窍瘀阻型眩晕，可以发生在急性期，也可以发生在恢复期或后遗症期，头部昏沉，步态不稳，甚至出现天旋地转的感觉。这是由于外伤损伤、瘀血留滞导致的。治疗的话，像通窍活血汤、血府逐瘀汤等，都可以加减应用，通窍活血汤可能更具有代表性。另一种是脑脉瘀阻型眩晕，这种患者主要问题是血管病变或狭窄，导致脑部血供减少，也可以表现为头部昏沉，步态不稳，甚至天旋地转。治疗也可以用血府逐瘀汤或通窍活血汤等，尤其是通窍活血汤，方中使用人工麝香也有效，一天 0.3 ~ 0.5 克。**通窍活血汤的特点，一个是用麝香宣窍，再一个是用了黄酒、葱白，这是以通阳之药来带动活血药发挥作用，阳气通达之后血脉才有可能畅达。**所以，瘀血型眩晕可以是外伤引起的，也可以是脑脉瘀阻甚至是脑梗后遗症引起的，辨证的时候要分辨清楚。

接下来谈一下肝阳引起的眩晕，这种类型所表现的症状，如脉弦、头胀、头痛、颜面潮红等。对此的治疗，若是单纯肝阳上亢造成的眩晕，可以用天麻钩藤饮；若是阴虚阳亢导致的眩晕，可以用镇肝熄风汤，滋阴潜阳；若是肝火上扰引起的眩晕，口苦、咽干、目眩、面红目赤、情绪急躁易怒、胸胁胀痛、大便干燥、小便黄赤等，可以用龙胆泻肝汤；若是火邪造成的眩晕，比如朱丹溪治疗火邪导致的眩晕，"眩晕不可当者，以大黄酒炒为末，茶汤调下"，火邪上攻导致的眩晕，一味大黄，泻其火势就解决问题了，这属于实火，或者用三黄泻心汤也可以。《内经》病机十九条谈到"诸风掉眩，皆属于肝"，肝火、肝阳、肝气郁滞、肝风内动等，都可以导致眩晕。

还有情绪和更年期导致的眩晕。比如患者平素身体好，生闷气后开始出现头晕胀痛、天旋地转、胸胁胀痛、急躁易怒。这样的话，疏肝理气，用逍遥散或丹栀逍遥散就可以。有些忧郁症患者的眩晕，服用百忧解后症状消失，这类患者服用逍遥散应该也可以解决。这是由于心情郁闷，情怀不畅，肝气不畅，气机失却调达，导致清阳不升。更年期患者的眩晕，可能与阴虚火旺、肝气不调、冲气上逆有关。由于肝气不畅，虚火上扰或冲气上逆，出现五心烦热、月经不调、面色潮红等症。这时的治疗就可以滋阴清热，比如知柏地黄丸就可以。患者肝肾不足，阴不潜阳，虚火上扰，导致了诸多问题。更年期冲气上逆、虚火上扰的心烦头晕、头面烘热、少寐、脉大，上海曙光医院用二仙汤合郑钦安的潜阳丹，效佳。

临床上，由于患者的体质不同，病因不同，生活方式不同，出现疾病后的表现也是千变万化的。大多都是内外兼有，虚实夹杂，辨证时就要细心辨别，是虚多实少还是虚少实多？实证是痰浊、水饮，还是瘀血？虚证是虚在哪里？一个患者，可能有肝郁，还有脾肾之虚，还有血脉瘀阻，还有可能兼有水饮，往往是多种问题混杂在一起。这时就要分析每个因素的权重，哪个多哪个少，这些才是临床辨证的关键。

水饮导致的眩晕也有多种类型。天旋地转，呕吐，目眩耳鸣，症轻者苓桂术甘汤就可以，重者可用真武汤。多年前，我太太也患过眩晕（梅尼埃综合征），几年发作一次，一旦发作，症状剧烈，天旋地转，头晕耳鸣，不能起床。李可老师看了之后，直接开了真武汤，服药后就解决了，好多年都没有再出现眩晕。真武汤和苓桂术甘汤对比，都可以治疗心悸、气短、头晕。苓桂术甘汤证的病机是水饮凌心射肺，水饮病位在中焦，但向上走，上扰清窍。而真武汤证的病位在下焦，李老却直接用真武汤治疗水饮上扰清窍的问题。真武汤是解决命火的问题，命火是中焦运化功能的基础。命火旺盛，中焦运化功能就强健，中焦健运则水饮自消，眩晕即解。仲景在真武汤的条文中说，"身瞤动，振振欲擗地"，身体的阳气不足，畏寒肢冷，心阳命火不足，这时用真武汤。真武汤和苓桂术甘汤治疗眩晕相比较，前者更高一个层次。方中都有茯苓和白术，而阳热药，苓桂术甘汤用的是肉桂，真武汤用的是附子。附子和肉桂相比，肉桂偏于解决中上焦的问题，附子温下焦命火的作用更突出。所以，看上去都是痰饮眩晕，但治疗上是有侧重点的。

当代伤寒大家范中林先生从六经辨证的角度探讨眩晕。比如他在《范中林六经辨证医案选》中收录有太阳病眩晕的医案，患者是恶寒、咳嗽、无汗的太阳病伤寒证，同时还有头胀眩晕的表现，天旋地转，呕吐清稀痰涎，先后以小青龙汤加减、麻黄附子细辛汤加减治之而愈。我们可以接着范中林先生的思路，探讨其他五经病证引起的眩晕。比如阳明病引起的眩晕，阳明实火上攻引起的眩晕，朱丹溪以一味大黄末治之，也可以用三黄泻心汤。阳明病还有寒证的问题，胃寒，呕吐清稀痰涎，头晕头胀，可以用吴茱萸汤。太阴病的眩晕，比如用清震汤（升麻、苍术、泽泻），还有半夏白术天麻汤。藿香正气散可以治太阳、太阴合病的眩晕。少阴病的眩晕，比如真武汤证，"头眩，身瞤动"。厥阴病的眩晕，比如吴茱萸汤证，干呕，吐涎沫，头晕或头痛，还有龙胆泻肝汤证的眩晕。肝肾阴虚的患者，头部昏沉，比如用杞菊地黄丸，亦属厥阴病的范畴。所以，眩晕的治疗也可以从六经辨证来思考。六经辨证和脏腑辨证是交叉的，肝的病证归入到厥阴，心、肾的病证归入到少阴，脾、肺的问题归入到太阴。

总结一下，眩晕不光是内伤病，外感也可能导致眩晕，尤其是暑湿之邪。对于外感眩晕的治疗，当以解表为核心。清阳不升导致的眩晕，要细分清阳不升的原因，是单纯的清阳不升，还是脾阳虚导致的清阳不升，还是痰浊阻滞导致的清阳不升，还是水饮导致的清阳不升。血脉瘀阻也可以出现眩晕的问题，可以细分为瘀阻脑窍和瘀阻脑脉。在五脏中，和眩晕相关的，除了脾的痰浊水饮、清阳不升之外，接下来就是肝了。肝寒上逆，头晕头痛，吐涎沫，吴茱萸汤治之。水饮上逆的，比如"心下逆满，气上冲胸，起则头眩"，苓桂术甘汤主之，以及"头眩，身瞤动，振振欲擗地者，真武汤主之"。肝气郁滞的眩晕，比如用逍遥散、丹栀逍遥散治疗。虚证引起的眩晕，最典型的就是髓海不足，可以用滋补肝肾的方药治疗，还可以加入一些血肉有情之品，治疗的过程中要注意阳中求阴、阴中求阳的问题。范中林以六经辨证论治眩晕的思路还是比较有特色的，比如太阳病合太阴病的藿香正气散证，眩晕，呕吐，腹泻；太阴病的泽泻汤证；水饮引起的眩晕。感受暑湿之邪的太阳病，比如羌活胜湿汤、新加香薷饮、芳散表湿汤证等。

最后再谈一下眩晕的病名。《中医内科学》以眩晕作为病名，分为四种证型，可能有些不妥，因为这四种证型的症状表现和病机差异性很大，是不同的疾病类型。按照我的思考，若以病为纲进行分类，应该把《中医内科学》所说的**眩晕分为头昏、头晕和眩晕三种疾病分开论述**。头昏，就是头部昏沉、沉重、不清爽，头部没有旋转感、不平衡感和不稳定感等感觉；头晕，只是觉得晕，走路有些不稳当，但没有天旋地转的感觉；眩晕，则是如坐舟船，有天旋地转的感觉。这样分开讨论，辨证会更加细致，临床医生对这类疾病的认识和把握会更加清晰。所以，有必要把《中医内科学》的眩晕分为三个病来看待。

以上是我对眩晕辨治的一些思考。

第23讲　感冒的中医辨治策略

感冒的治疗，大家可能以为很好治，实际上不是那么回事，看起来简单，实际上非常复杂。在所有疾病中，它是最复杂的，如果把感冒的治疗弄通了，就几乎掌握了中医药治疗的半壁江山。

感冒这个名称比较通俗，就《中医内科学》来说，感冒的概念是什么？是**感受触冒风邪，出现鼻塞、流涕、喷嚏、咳嗽、头痛、恶寒、发热、全身不适等症状的一种疾病。**基本上就是这些表现。中医对感冒有各种不同的名称，在《内经》《难经》时代，把它叫风寒，基本上相当于广义伤寒的范畴。《难经》说："伤寒有五，有中风，有伤寒，有湿温，有热病，有温病。"有的则称感冒为"外感热病"，就是有发热的外感病。但实际上，有很多感冒是不发热的，只是鼻塞流涕，只是有点咳嗽。有的则称为"感证"，比如清末的严鸿志就写了一本治疗感冒的书，起名《感证辑要》。一般来说，外感疾病大多相当于西医的病毒性感冒。但也有少部分，比如说细菌性的上呼吸道感染、鼻炎、咽喉炎、咽炎，这些和感冒也很难分得清楚，所以都和感冒放在一起探讨。

有些感冒还有流行的情况，中医叫作时疫感冒或时行感冒，西医叫作流行性感冒，也是放在感冒里来讨论，它和普通感冒很难分得清楚。有时看着是一个普通的感冒，没有造成大范围的流行，它也可能是传染的，回到家就有可能传染给家人了。它可能不是一个流行性感冒，但确实有传染的情况存在。

中医治疗感冒还是非常有优势的。西医没有哪个药能把感冒全部解决，很多情况下对于感冒无药可治。对于轻症感冒，有些西医专家推荐患者多饮水、多休息、充足睡眠，来帮助痊愈。而中医治疗感冒，思路和手段特别多，疗效也远胜过西医。但是也得看中医医生的水平够不够高，患者服药期间的调养是否得当。

现行的中医教材，对于感冒的探讨还是比较落后的，没有把它讲清楚，只是给出了几个证型，让你按图索骥去套用。这样的话，疗效自然会打折扣。所以，我想给大家简单介绍一下感冒的中医论治。大致从以下几方面进行介绍。**第一是**

从三大病机论治感冒，比如，从上窍不利论治感冒，从营卫不和论治感冒，从肺气不畅论治感冒。第二是从外感六淫进行辨证，看是由风邪、风寒之邪、风热之邪、暑邪、湿邪、燥邪，还是火热之邪造成的，从六淫来论治感冒。第三是从六经论治感冒，从太阳、阳明、少阳、太阴、少阴和厥阴来论治感冒。第四是从虚损论治感冒，比如虚人感冒，感冒的同时还有气虚、血虚、阴虚、阳虚等表现。第五介绍感冒兼夹杂病的论治，比如感冒的同时还可能会夹食，尤其是儿童。第六是从气化的角度论治感冒。

一、从三大病机论治感冒

感冒有三个方面的病症。**第一是上窍不利的症状**，过去多把它作为伤风的症状，比如鼻塞、流涕、喷嚏、咽喉不适，甚至咽干、咽痒、咽痛，或者有耳痒、目涩等。这类表现，我们称为上窍不利，主要是在口、鼻和咽，较少涉及耳、目。像六经辨证中的少阳病会出现耳鸣、耳聋，普通的感冒一般很少出现眼和耳的症状。评判一个人有没有感冒，上窍不利的症状占了主要部分。**第二是营卫不和的症状**。营卫不和会出现哪些症状呢？会出现恶风、恶寒、头痛、发热、身痛、骨节疼痛这些症状。**第三是肺气不畅的症状**。肺气不畅主要是肺的宣发功能出了问题，症状主要包括咳嗽、咳痰、喘促这几个方面。

这三个方面的病症不是都出现，病情较轻的可能就是有点鼻塞、流涕、怕冷和发热，过几天就好了，也叫作感冒。有的可能只是上窍不利，有的只是营卫不和，有的只是肺气不畅，也有的则可能三大类病症都有。

感冒的三大类病症中，最常见的就是上窍不利，比如像鼻塞、流涕、喷嚏、咽喉不适这些症状，过去我们把它叫作伤风，实际上寒邪、湿邪、温邪、燥邪都可以造成上窍不利。

第二大类病症是营卫不和，它的表现有头痛、身痛、骨节疼痛、发热、恶寒、恶风这些症状。有的人可能就是恶风，没有发热。中医有一句话，有一分恶寒就有一分表证。形容得特别恰当的，还是《伤寒论》的第 12 条原文，"啬啬恶寒，淅淅恶风，翕翕发热。""啬啬恶寒"是指受寒瑟缩的感觉，"淅淅恶风"是指像寒风冷雨浸渍肌骨一样，"翕翕发热"是指像羽毛覆盖在身上一样温温发热。

营卫不和，单纯有点恶寒时，在没有热象的情况下，葱豉汤就可以解决问题；如果有热象，舌尖偏红，咽部发红，可以用银翘散。对于营卫不和，最厉害的药还是麻、桂、青龙类，可遵寒热虚实加减。

第三大类病症是肺气不畅，涉及咳、痰、喘等方面。在温热病方面，如果是在肺轻咳的，一般用桑菊饮；如果是营卫不和的，银翘散效果很好。燥邪要分凉燥和温燥，凉燥常用杏苏散，温燥可用桑菊饮、桑杏汤、翘荷汤或清燥救肺汤等。而肺气不畅最好仍是麻、杏之类，寒热燥湿均可加减应用。

感冒可先分出单纯上窍不利的、单纯营卫不和的和单纯肺气不畅的。虽然都是外感，受了风邪，只是有些咳嗽、咳痰等上窍不利的症状，其他没有什么特殊表现，那我们就从咳嗽进行论治。上窍不利的外感还可以细分，鼻塞流涕的，如果不太严重，我喜欢用薄荷，比较严重的可以用麻黄，效果很好，根据不同的配伍，风寒、风热都可以用。

如果只是单纯营卫不和的感冒，卫闭营郁，腠理闭塞，营阴郁滞，可以用麻黄汤。麻黄汤的原文有伤寒八症，"头痛，发热，身疼，腰痛，骨节疼痛，恶风，无汗而喘。"麻黄不但能治外感，还能通阳，比如阳和汤里就有麻黄，用它来通行阳气。临床可根据病情需要，选择生麻黄或炙麻黄。用麻黄疏表、调和营卫的话，一般和桂枝合用。不和桂枝合用的话，麻黄的发汗力量要弱一些。对于营卫不和的身痛，麻黄可以治，桂枝也可以治。麻黄汤用于治疗卫气闭塞比较突出，营阴郁滞，身体疼痛，卫闭阳郁的状况。而桂枝汤则是卫强营弱，营阴外泄，汗出脉缓，用桂枝汤调和营卫。桂枝汤用于身体偏虚的人，比如像林黛玉之类、久病之人。《伤寒论》"辨霍乱病脉证并治"里有"吐利止而身痛不休者，当消息和解其外，宜桂枝汤小和之"。所以，桂枝汤也能治疗身痛，只是比麻黄汤的力量弱一些。

桂枝汤原文：太阳中风，阳浮而阴弱。阳浮者，热自发；阴弱者，汗自出。啬啬恶寒，淅淅恶风，翕翕发热，鼻鸣干呕者，桂枝汤主之。

桂枝汤方：桂枝三两（去皮），芍药三两，甘草二两（炙），生姜三两（切），大枣十二枚（擘）。上五味㕮咀，以水七升，微火煮取三升，去滓，适寒温，服一升。服已须臾，啜热稀粥一升余，以助药力，温覆令一时许，遍身漐漐，微似有汗者益佳，不可令如水流漓，病必不除。若一服汗出病瘥，停后服，不必尽剂。若不汗，更服，依前法。又不汗，后服小促其间，半日许令三服尽。若病重者，一日一夜服，周时观之。服一剂尽，病证犹在者，更作服。若汗不出者，乃服至二三剂。禁生冷、黏滑、肉面、五辛、酒酪、臭恶等物。

麻黄汤原文：太阳病，头痛发热，身疼，腰痛，骨节疼痛，恶风，无汗而喘者，麻黄汤主之。

麻黄汤方：麻黄三两（去节），桂枝二两（去皮），甘草一两（炙），杏仁七十个（去皮尖）。上四味，以水九升，先煮麻黄，减二升，去上沫，纳诸药，煮取二升半，去滓，温服八合，覆取微似汗，不须啜粥，余如桂枝法将息。

肺气不利，属于伤寒的，麻黄汤就可以解决。如果营卫不和不明显，没有恶寒身痛，只是肺气不畅，三拗汤就可以了，麻黄、杏仁、甘草三味药。桂枝汤不能治疗外感咳喘，要加厚朴、杏仁。

我们要考虑清楚，哪些是上窍不利的？哪些是营卫不和的？哪些属于肺气不畅的？哪些是既有上窍不利，又有营卫不和与肺气不畅的？如果是上窍不利，是鼻塞流涕？是咽痛？是咽痒？还是打喷嚏？需要针对性地解决哪个症状？如果是营卫不和，是恶风恶寒？还是头痛身痛？是偏寒偏热？还是偏湿偏燥？程度如何？是表实还是表虚？腠理闭塞的程度如何？用麻黄汤还是桂枝汤？剂量怎么选择？剂量怎么定度？有没有兼夹膀胱腑证？营卫不和也有程度的轻重，有的是单纯的恶寒，有的是恶寒发热，有的是寒重热轻，有的是热重寒轻，有的是寒热往来。发病第一日还是第三日？这些处理起来都是不一样的。肺气不畅的话要考虑咳、痰、喘，以咳为主还是喘为主？咳的话是什么时间咳？是寒咳还是热咳？寒咳是用三拗汤、麻黄汤，还是旋覆花汤？有没有痰？有痰是一个治法，没有痰又是一个治法，有没有咽痒、咽干、咽痛？所以，外感有很多不同的表现，可以细分出很多类型。

当年我跟着张斌老师出门诊，看他治疗感冒，病程三天以上的都不用麻、桂，而用小柴胡汤。他认为病程三天，邪达少阳，患者的正气就不达了，小柴胡汤可以扶正祛邪，里面有参、草、姜、枣等补中之品。

二、从六淫论治感冒

从六淫角度来考虑。首先，所有的感冒都有风邪的存在。除此以外，还可能有寒、热、燥、湿之邪。还有一种比较特殊的、季节性的，就是暑天还可能有暑邪。感冒，我们强调三点，第一是感受风邪，第二是出现三大类病症，第三是起病急，时间短，五到七天，或十几天，时间再长的就比较少了。

感冒邪气进入的途径，一般来说，寒邪和湿邪多从肌肤皮毛而入，而温邪和燥邪多从上窍口鼻而入。比如温病学派的"温邪上受，首先犯肺"。中医的外感证，究竟邪气是从肌肤皮毛侵入还是从口鼻侵入，很难说得清楚。但是我们要知道，寒邪和湿邪多从肌肤皮毛而入，温邪和燥邪多从上窍口鼻而入。

　　从六淫论治感冒最常见的就是伤风，再兼夹一些其他的寒、热、燥、湿之邪。比如说轻症的寒伤风，有鼻塞、流清涕、恶寒、恶风这些症状。不同的患者舌脉还有一些变化，比如说脉浮，舌苔薄白，咽喉不适，但也有可能是正常舌苔。也有可能感冒前就是薄白苔，感冒后舌象没有变化，只是脉变得有些浮。有的可能脉也没有变化，只是有些鼻塞、流涕，也没有热象。这种状况常用的方子，比如姜枣饮、生姜红糖水、葱豉汤。像葱豉汤，或葱豉生姜汤，加上葱白四五茎，切成段。李可老中医喜欢用带须葱白，但是葱有大有小，有粗有细，一般情况下用10~15克就可以了，再切上三五片生姜，10~15克，再加些豆豉，一般用淡豆豉，也可以用麻黄制过的豆豉，这是葱豉生姜汤。对于常见的风寒感冒，主要是上窍不利症状，轻症的可以用葱豉汤，再轻一点的可以用姜枣饮，再轻一点的可以用生姜红糖水。对于症状较重的正伤寒，属于表实的可以考虑麻黄汤，表虚有汗的考虑桂枝汤。

　　风夹湿的感冒。湿邪伤脾胃，可以引起胃纳不佳；湿邪犯表的话，表现为身重、头发蒙、胸闷这些症状，舌苔可以是白腻的，有时候白腻不突出，脉也不一定能显示出来。这些表现就是湿气比较重。比如广东春季的"回南天"，阴雨连绵，就容易出现夹湿感冒。治疗湿邪感冒有一个基础方，叫神术散。感受了表湿以后，出现身重、头蒙、不思饮食、舌苔白腻，就可以用神术散，也叫神术汤，就是苍术、防风、甘草这三味药。如果是表湿再进一步，可用薛生白《湿热病篇》的芳散表湿法，药物有薄荷、藿香、香薷、茯苓皮、苍术皮、牛蒡子、羌活等，茯苓皮和苍术皮是走表的，可以宣在表之湿。再深一步，湿邪还有可能影响到中焦，出现胃纳不佳、胸闷不饥、头蒙等情况，那么就可以根据情况加入藿香、石菖蒲等药。还可以考虑使用治疗内外湿邪相合、中焦不利的藿香正气散。

　　藿香正气散原文：治伤寒头疼，憎寒壮热，上喘咳嗽，五劳七伤，八般风痰，五般膈气，心腹冷痛，反胃呕恶，气泻霍乱，脏腑虚鸣，山岚瘴疟，遍身虚肿，妇人产前产后血气刺痛，小儿疳伤，并宜治之。

　　藿香正气散方：大腹皮、白芷、紫苏、茯苓（去皮）各一两，半夏曲、白术、陈皮（去白）、厚朴（去粗皮，姜汁炙）、苦桔梗各二两，藿香（去土）三两，甘草（炙）二两半。上为细末，每服二钱，水一盏，姜钱三片，枣一枚，同煎至七分，热服。如欲出汗，衣被盖，再煎并服。

　　风燥感冒可以考虑用翘荷汤、杏苏散、东垣清燥汤或者清燥救肺汤。如果是温燥而出现了上窍不利的表现，可以选用《温病条辨》里的翘荷汤。如果是凉燥的话，可以用杏苏散。北方秋燥的时候，出现口鼻干燥，是气化不行，慢性长久的燥，可以用李东垣的清燥汤。李东垣的清燥汤和喻嘉言的清燥救肺汤不是一个思路。清燥汤是救气化的，是升阳疏散为主的方，帮助机体恢复气化运转；清燥救肺汤是滋阴的。它们的制方思路不同，是在不同的区域、不同的情况下产生的。但它们在不同的地点、不同的人群都可以解决燥邪的问题。燥邪再深一点，有干咳、咽痒、咽干，有燥痰，这属于温燥，可以用《温病条辨》里的桑杏汤。

翘荷汤方：薄荷一钱五分，连翘一钱五分，生甘草一钱，黑栀皮一钱五分，桔梗二钱，绿豆皮二钱。水二杯，煮取一杯，顿服之。日服二剂，甚者日三。

加减法：耳鸣者加羚羊角、苦丁茶，目赤者加鲜菊叶、苦丁茶、夏枯草，咽痛者加牛蒡子、黄芩。

杏苏散原文：燥伤本脏，头微痛，恶寒，咳嗽稀痰，鼻塞，嗌塞，脉弦，无汗，杏苏散主之。

本脏者，肺胃也。《经》有嗌塞而咳之明文，故上焦之病自此始。燥伤皮毛，故头微痛、恶寒也，微痛者，不似伤寒之痛甚也。阳明之脉，上行头角，故头亦痛也。咳嗽稀痰者，肺恶寒，古人谓燥为小寒也；肺为燥气所搏，不能通调水道，故寒饮停而咳也。鼻塞者，鼻为肺窍。嗌塞者，嗌为肺系也。脉弦者，寒兼饮也。无汗者，凉搏皮毛也。按杏苏散，减小青龙一等。此条当与下焦篇所补之痰饮数条参看。再，杏苏散乃时人统治四时伤风咳嗽通用之方，本论前于风温门中已驳之矣。若伤燥凉之咳，治以苦温，佐以甘辛，正为合拍。若受重寒夹饮之咳，则有青龙。若伤春风，与燥已化火无痰之证，则仍从桑菊饮、桑杏汤例。

杏苏散方：苏叶、半夏、茯苓、前胡、苦桔梗、枳壳、甘草、生姜、大枣（去核）、橘皮、杏仁。

加减法：无汗，脉弦甚或紧者，加羌活，微透汗。汗后咳不止，去苏叶、羌活，加苏梗。兼泄泻腹满者，加苍术、厚朴。头痛兼眉棱骨痛者，加白芷。热甚加黄芩，泄泻腹满者不用。

清燥汤原文：六七月之间，湿令大行，子能令母实而热旺，湿热相合而刑庚大肠，故寒凉以救之。燥金受湿热之邪，绝寒水生化之源，源绝则肾亏，痿厥之病大作，腰以下痿软瘫痪不能动，行走不正，两足㿗侧，以清燥汤主之。

清燥汤方：黄连（去须）、酒黄柏、柴胡以上各一分，麦门冬、当归身、生地黄、炙甘草、猪苓、曲以上各二分，人参、白茯苓、升麻以上各三分，橘皮、白术、泽泻以上各五分，苍术一钱，黄芪一钱五分，五味子九枚。上㕮咀，如麻豆大，每服半两，水二盏半，煎至一盏，去渣，稍热空心服。

桑杏汤原文：秋感燥气，右脉数大，伤手太阴气分者，桑杏汤主之。（前人有云：六气之中，惟燥不为病，似不尽然。盖以《内经》少秋感于燥一条，故有此议耳。如阳明司天之年，岂无燥金之病乎？大抵春秋二令，气候较夏冬之偏寒偏热为平和，其由于冬夏之伏气为病者多，其由于本气自病者少，其由于伏气而病者重，本气自病者轻耳。其由于本气自病之燥证，初起必在肺卫，故以桑杏汤清气分之燥也。）

桑杏汤方：桑叶一钱，杏仁一钱五分，沙参二钱，象贝一钱，香豉一钱，栀皮一钱，梨皮一钱。水二杯，煮取一杯，顿服之，重者再作服。（轻药不得重用，重用必过病所。再，一次煮成三杯，其二三次之气味必变，药之气味俱轻故也。）

温邪感冒的治疗。风温之邪引起的上窍不利，鼻塞、流涕，根据病情的轻重，用吴鞠通《温病条辨》里的桑菊饮、银翘散就可以了。

桑菊饮原文：太阴风温，但咳，身不甚热，微渴者，辛凉轻剂桑菊饮主之。（咳，热伤肺络也。身不甚热，病不重也。渴而微，热不甚也。恐病轻药重，故另立轻剂方。）

桑菊饮方：杏仁二钱，连翘一钱五分，薄荷八分，桑叶二钱五分，菊花一钱，苦梗二钱，甘草八分，苇根二钱。水二杯，煮取一杯，日二服。

二三日不解，气粗似喘，燥在气分者，加石膏、知母；舌绛暮热，甚燥，邪初入营，加元参二钱，犀角一钱；在血分者，去薄荷、苇根，加麦冬、细生地、玉竹、丹皮各二钱；肺热甚加黄芩；渴者加花粉。

银翘散原文：太阴风温、温热、温疫、冬温，初起恶风寒者，桂枝汤主之；但热不恶寒而渴者，辛凉平剂银翘散主之。温毒、暑温、湿温、温疟，不在此例。

银翘散方：连翘一两，银花一两，苦桔梗六钱，薄荷六钱，竹叶四钱，生甘草五钱，芥穗四钱，淡豆豉五钱，牛蒡子六钱。上杵为散，每服六钱，鲜苇根汤煎，香气大出，即取服，勿过煎。肺药取轻清，过煎则味厚而入中焦矣。病重者，约二时一服，日三服，夜一服；轻者三时一服，日二服，夜一服；病不解者，作再服。盖肺位最高，药过重则过病所，少用又有病重药轻之患，故从普济消毒饮时时清扬法。今人亦间有用辛凉法者，多不见效，盖病大药轻之故。一不见效，遂改弦易辙，转去转远，即不更张，缓缓延至数日后，必成中下焦证矣。胸膈闷

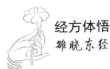

者加藿香三钱，郁金三钱，护膻中；渴甚者加花粉；项肿咽痛者加马勃、元参；衄者去芥穗、豆豉，加白茅根三钱，侧柏炭三钱，栀子炭三钱；咳者加杏仁利肺气；二三日病犹在肺，热渐入里，加细生地、麦冬保津液；再不解，或小便短者，加知母、黄芩、栀子之苦寒，与麦、地之甘寒，合化阴气，而治热淫所胜。

风热感冒，口苦咽干，耳朵像冒火了一样，咽喉不适，可以考虑用黄芩汤。我认为这是相火盛，清降一下相火就可以了。黄芩汤中的芍药我多用赤芍。

黄芩汤原文：太阳与少阳合病，自下利者，与黄芩汤。

黄芩汤方：黄芩三两，芍药二两，甘草二两（炙），大枣十二枚（擘）。上四味，以水一斗，煮取三升，去滓，温服一升，日再，夜一服。

暑邪感冒的话，是阳暑还是阴暑？如果是阴暑，暑湿之邪闭塞毛窍，可以考虑用香薷饮。香薷也称为"夏月麻黄"，发汗力较强。阴暑热化后，既有暑湿闭塞毛窍的问题，又有火郁的情况，可用新加香薷饮，在化湿透表的基础上加入了金银花、连翘等清热之品。暑热大盛的时候也可用白虎加人参汤，张仲景就是用白虎加人参汤治暑热。

香薷饮原文：治脏腑冷热不调，饮食不节，或食腥鲙、生冷过度，或起居不节，或路卧湿地，或当风取凉，而风冷之气归于三焦，传于脾胃，脾胃得冷，不能消化水谷，致令真邪相干，肠胃虚弱，因饮食变乱于肠胃之间，便致吐利，心腹疼痛，霍乱气逆。有心痛而先吐者，有腹痛而先利者，有吐利俱发者，有发热头痛，体疼而复吐利虚烦者，或但吐利心腹刺痛者，或转筋拘急疼痛，或但呕而无物出，或四肢逆冷而脉欲绝，或烦闷昏塞而欲死者，此药悉能主之。

香薷饮方：白扁豆（微炒）、厚朴（去粗皮，姜汁炙熟）各半斤，香薷（去土）一斤。上粗末，每三钱，水一盏，入酒一分，煎七分，去滓，水中沉冷，连吃二服，立有神效，随病不拘时。

新加香薷饮原文：手太阴暑温，如上条证，但汗不出者，新加香薷饮主之。

新加香薷饮方：香薷二钱，银花三钱，鲜扁豆花三钱，厚朴二钱，连翘二钱。水五杯，煮取二杯，先服一杯，得汗止后服，不汗再服，服尽不汗，再作服。

白虎加人参汤原文：太阳中热者，暍是也。汗出恶寒，身热而渴，白虎加人参汤主之。

白虎加人参汤方：知母六两，石膏一斤（碎），甘草二两，粳米六合，人参三两。上五味，以水一斗，煮米熟汤成，去滓，温服一升，日三服。

这是从六淫的角度论治感冒。

三、从六经论治感冒

张仲景的《伤寒杂病论》，伤寒部分占了一半的内容。大多数医家都认为，伤寒部分才是《伤寒杂病论》的精华，尤其是六经辨证，而杂病部分比较零散。

从六经的角度论治感冒。**太阳的感冒怎么治？** "太阳之为病，脉浮，头项强痛而恶寒"，脉应之而浮，邪气在表。**太阳是指病位，代表经病、腑病或经气为病，**代表手太阳小肠经、足太阳膀胱经，同时代表膀胱、小肠腑，代表肾阳气化温煦体表的过程，代表肺宣发所达到的部位。太阳病的表现是什么？就是发热恶寒、营卫不和等表现，可以有头痛身痛，也可以有上窍不利的表现。因为肺主卫气、主体表，而太阳也主表，所以，太阳病也可能出现肺气不利的表现。另外，还要说明一点，不是说只有麻黄汤、桂枝汤类的方才是治太阳病的，桑菊饮、银翘散也是治疗太阳病的，芳散表湿法也是治太阳病的，以及香薷饮、新加香薷饮也是治太阳病的。暑邪、湿邪、温邪都可以侵犯太阳，只是发病后的表现不一样。麻黄汤证是卫闭营郁，桂枝汤证是卫疏营泄而有汗，所以，太阳病的治疗不要只局限于麻黄汤、桂枝汤。

阳明感冒。有些感冒刚开始是怕冷的，第二日就开始出现高热，一点也不恶寒，这时就变成了阳明病，白虎汤就比较适合了。如果高热的同时还有咳嗽，有肺系的症状，有表寒，那就属于寒包火，外寒里热，可以用麻杏石甘汤，其中石膏的量一定要大于麻黄，辛凉药多于辛温药。另外，葛根也是阳明经药，用葛根的话，说明邪气已经到肌肉，到阳明了。姚梅龄教授讲过，葛根芩连汤是阳明经表之剂。

麻杏石甘汤原文：发汗后，不可更行桂枝汤。汗出而喘，无大热者，可与麻黄杏仁甘草石膏汤主之。

麻杏石甘汤方：麻黄四两（去节），杏仁五十个（去皮尖），甘草二两（炙），石膏半斤（碎，绵裹）。上四味，以水七升，先煮麻黄，减二升，去上沫，纳诸药，煮取二升，去滓，温服一升。

葛根芩连汤原文：太阳病，桂枝证，医反下之，利遂不止，脉促者，表未解也。喘而汗出者，葛根黄芩黄连汤主之。

葛根芩连汤方：葛根半斤，甘草二两（炙），黄芩二两，黄连三两。上四味，以水八升，先煮葛根，减二升，纳诸药，煮取二升，去滓，分温再服。

少阳感冒。感冒可以在太阳，也可以转到阳明，也可以转到少阳。少阳病的提纲证"口苦，咽干，目眩"，少阳病的耳聋，黄芩汤就可以解决，或用小柴胡加黄芩汤。

小柴胡汤原文：伤寒五六日，中风，往来寒热，胸胁苦满，默默不欲饮食，心烦喜呕，或胸中烦而不呕，或渴，或腹中痛，或胁下痞硬，或心下悸，小便不利，或不渴，身有微热，或咳者，与小柴胡汤主之。

小柴胡汤方：柴胡半斤，黄芩三两，人参三两，半夏半升（洗），甘草二两（炙），生姜三两（切），大枣十二枚（擘）。上七味，以水一斗二升，煮取六升，去滓再煎，取三升，温服一升，日三服。

除此以外，**还有太阴感冒**，它有什么表现？除了感冒的症状，还可能会有恶心、呕吐、腹痛、腹泻，实际上是太阳、太阴同病，西医叫胃肠型感冒。太阴病的提纲证是"太阴之为病，腹满而吐，食不下，自利益甚，时腹自痛。若下之，必胸下结硬"。这种情况可以用藿香正气散或用桂枝人参汤。

少阴也有感冒，可以用麻黄附子细辛汤、麻黄附子甘草汤。李老认为，所有的感冒都有阳气不足的问题，孙其新教授给他总结出一个方子，叫麻细梅参汤，有麻黄、细辛、附子、乌梅、人参这几味药，通治一切外感。这是李老的观点。我们对于各家的观点都要学习，这样知识才能全面。

麻黄附子细辛汤原文：少阴病始得之，反发热脉沉者，麻黄附子细辛汤主之。

麻黄附子细辛汤方：麻黄二两（去节），细辛二两，附子一枚（炮，去皮，破八片）。上三味，以水一斗，先煮麻黄，减二升，去上沫，纳诸药，煮取三升，去滓，温服一升，日三服。

麻黄附子甘草汤原文：少阴病，得之二三日，麻黄附子甘草汤，发微汗。以二三日无证，故微发汗也。

麻黄附子甘草汤方：麻黄二两（去节），甘草二两（炙），附子一枚（炮，去皮）。上三味，以水七升，先煮麻黄一两沸，去上沫，纳诸药，煮取三升，去滓，温服一升，日三服。

厥阴也有外感。厥阴的热型有三种，寒热错杂、厥热胜复和上热下寒。治疗厥阴经表证的方子是"手足厥寒，脉细欲绝"的当归四逆汤。如果是经脏同病，那就加吴茱萸和生姜。

当归四逆汤原文：手足厥寒，脉细欲绝者，当归四逆汤主之。

当归四逆汤方：当归三两，桂枝三两（去皮），芍药三两，细辛三两，甘草

二两（炙），通草二两，大枣二十五枚（擘）。上七味，以水八升，煮取三升，去
滓，温服一升，日三服。

还有就是六经并病、合病和合方的问题，比如太阳、少阳合病，太阳、阳明
合病。还有合方，桂枝麻黄各半汤、桂枝二麻黄一汤、桂枝二越婢一汤、柴胡桂
枝汤等。像轻症的卫闭营郁证，用麻黄汤力量太强，桂枝汤力量又不及，就可以
考虑桂枝麻黄各半汤或桂枝二麻黄一汤；如果还有内热的问题，可以考虑用桂枝
二越婢一汤；如果既有太阳病的表现，又有少阳病的表现，就可以考虑用柴胡桂
枝汤。虽然是合方，但总量都比较小。

所以，六经也可以辨治感冒，尤其是大病重症的感冒。在营卫不和、肺气不
畅的寒热、身痛、喘咳方面，六经辨证疗效突出。而上窍不利对张仲景来说是小
菜一碟，可能麻桂剂都不需要用，喝点姜汤就解决了。

四、从虚损论治感冒

按中医理论来讲，"邪之所凑，其气必虚""正气存内，邪不可干。"所有的
感冒，都可能有虚的一面，有一个正气虚的因素在里面，不是单纯一个邪气的因
素。虽然感冒是外邪致病为主，但所有的外邪致病，即使是"非典"、禽流感、霍
乱、鼠疫这些时疫传染病，也有一些人接触后没有发病，这就是因为正气的存在，
有了正气的防护，这是内因。所以感冒不光是外邪这一个因素，还有内伤因素在
里面。所有的感冒都要从外因和内因两个方面去考虑，**虽然以外因为主，但还是
以内因为决定性因素**。李东垣为什么要写《内外伤辨惑论》？他的很多方子，比
如像补中益气汤，有扶正的一面，还有疏散的一面，所以也可以治疗虚人外感。
为什么起名叫《内外伤辨惑论》？是因为内伤和外感夹杂在一起，很难分得清楚。
几乎所有的感冒都是内伤和外感夹杂的情况。可能是体质虚了，正气不足，而感
受外邪；可能是吃得太多，伤食，导致体表正气不足，而感受外邪。所以，所有
的感冒都要考虑内因的问题，而不只是单纯考虑外邪的因素。

总之，虚人感冒要分气、血、阴、阳，要结合五脏定位综合考虑，如脾气虚
外感、肺阴虚感燥、肾阳虚感寒等。

五、从兼夹证的角度论治感冒

感冒往往都有兼夹证的问题。比如，小孩多见停食感冒，感冒的同时还有食

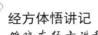

积的问题。成年人去餐馆吃一顿丰盛大餐，受风寒后就可能出现发热、恶寒、呕吐、下利的症状，这就是夹食伤寒，用藿香正气散、保和丸和麻桂合方就解决问题了。所以，感冒的时候也要考虑兼夹证的问题，有没有兼夹湿、瘀血、痰饮的问题。比如本来就有"慢阻肺"，受凉感冒了，咳嗽，咳痰清稀，在感冒的基础上还有痰饮的问题，这时小青龙汤就是不错的选择。如果热化的话就用小青龙加石膏汤，虚化的话就用小青龙汤加附子。小青龙加附子汤里有半夏和附子，这是"十八反"，但也有很多医生这样用。比如李老就是这样用，取得了很好的效果。张仲景本身也有半夏、附子同用的方剂。另外，多种邪气同时存在的情况也比较多见，比如既有燥邪，又有寒邪；既有热邪，又有燥邪。

小青龙汤原文：伤寒表不解，心下有水气，干呕，发热而咳，或渴，或利，或噎，或小便不利，少腹满，或喘者，小青龙汤主之。

小青龙汤方：麻黄（去节）、芍药、细辛、干姜、甘草（炙）、桂枝（去皮）各三两，五味子半升，半夏半升（汤洗）。上八味，以水一斗，先煮麻黄，减二升，去上沫，纳诸药，煮取三升，去滓，温服一升。

还有就是不同人群的感冒怎么论治。比如小儿感冒，因为自控能力差，容易伤食，所以往往要调理脾胃，在治外感的方药中合用焦三仙、保和丸、二陈汤、平胃散、枳术丸等方药。我以前在北方曾经跟过一位老师，所有的小儿感冒他都要调理脾胃，用平胃散和焦三仙打底，效果很好。而老年人的感冒，一般可以用参苏饮、补中益气汤、小柴胡汤等，这些方子都具有扶正祛邪的作用。一般情况下，属于气虚外感的，参苏饮就可以解决问题。如果是经期感冒，像《伤寒论》所说的热入血室的情况，可以用小柴胡汤，而我喜欢用柴胡四物汤或小柴胡汤加芎归散。如果是孕期感冒，则至少要避开妊娠禁忌歌的药物，像牛膝、肉桂以及破血药、行血药、容易滑胎的药，都要避开。如果是产后感冒，属于体虚感冒，气津两伤，就不能用麻桂峻剂。还有就是不同体质的人要有不同的治法。比如，虚人外感，除了外感症状以外，还很疲乏，痰湿重，可能就要用参苏饮、补中益气汤；肺气虚的感冒，伴有声低息微，咳嗽无力，可以用补中益气汤；如果阳虚体质的人感冒，平时手脚发凉，身体怕冷，甚至便溏，水肿，常用麻黄附子细辛汤、桂枝加附子汤或参附再造汤；如果是阴虚体质的人感冒，可能就需要用加减葳蕤汤、清燥救肺汤、养阴清肺汤这类方剂加减。

所以，不同人群的感冒要有不同的治法，要照顾到体质特点，一定要考虑这个因素。比如，女性的感冒，要多考虑肝郁气滞的一面，所以常用香苏散、香附、紫苏、陈皮、甘草等药。女性的伤风，常用香苏葱豉汤，就是香苏散和葱豉汤的合方。女性容易出现气郁，女性保健常用青囊丸；男人多火，男性保健则要用黄鹤丹。所以，女性感冒和男性感冒的治则也应该有差异。老人和孩童的感冒治法也应不同，穷人和富人也不同。陈士铎的《石室秘录》介绍得非常详细。另外，不同时代感冒的治法也应该有差异。张仲景的时代有几个特点，一个是战乱频仍，一个是瘟疫多发，一个是气候寒冷。那个年代的平均温度比现代可能要低一二度。不同的地域治法也不同。中医注重辨证论治，这个证不是证型，而是证候。所以要因时、因地、因人而异。体质不同，感冒的治法也不同，比如像林黛玉这种类型，即便是伤寒感冒，没有汗，也不能给她用麻黄汤，而要用桂枝汤；而像武松、李逵感冒，即便有些出汗，用麻黄汤也没有问题。黄煌教授在经方的体质学说方面做出了很大的贡献。

参附再造汤方：高丽参一钱至一钱半，淡附片五分，川桂枝一钱，羌活八分，绵芪皮一钱半（酒洗），北细辛三分，清炙草八分，防风八分。

加减葳蕤汤：生葳蕤二钱至三钱，生葱白二枚至三枚，桔梗一钱至一钱半，东白薇五分至一钱，淡豆豉三钱至四钱，苏薄荷一钱至一钱半，炙草五分，红枣两枚。

香苏葱豉汤方：制香附一钱半至二钱，新会皮一钱半至二钱，鲜葱白二枚至三枚，紫苏一钱半至三钱，清炙草六分至八分，淡香豉三钱至四钱。

参苏饮原文：治感冒发热头疼，或因痰饮凝结，兼以为热，并宜服之。若因感冒发热，亦如服养胃汤法，以被盖卧，连进数服，微汗即愈。尚有余热，更宜徐徐服之，自然平治。因痰饮发热，但连日频进此药，以热退为期，不可预止。虽有前胡、干葛，但能解肌耳。既有枳壳、橘红辈，自能宽中快膈，不致伤脾，兼大治中脘痞满，呕逆恶心，开胃进食，无以逾此。毋以性凉为疑，一切发热，皆能取效，不必拘其所因也。小儿、室女亦宜服之。

参苏饮方：木香半两，紫苏叶、干葛（洗）、半夏（汤洗七次，姜汁制，炒）、前胡（去苗）、人参、茯苓（去皮）各三分，枳壳（去瓤，麸炒）、桔梗（去芦）、甘草（炙）、陈皮（去白）各半两。上㕮咀，每服四钱，水一盏半，姜七片，枣一个，煎六分，去滓，微热服，不拘时候。

六、从气化角度论治感冒

再谈一下从气化角度论治感冒。机体感受邪气以后，不是说感受暑邪就一定是中暑，感受了寒邪就一定是伤寒，感受了热邪就一定是热病，不是这样的。比如北方的冬天，天寒地冻，没有机会感受温热之邪，但有些患者会表现为风热感冒，比如舌红、苔黄、咽痛、热多寒少等症状。这么寒冷的季节，为什么会得风热感冒呢？道理上好像讲不通，实际上我们感受的外在邪气和机体的正气相合之后会产生一个气化的过程。本来感受的是寒邪，但机体的内热很重的话，很快会化热，而且这个变化的过程很快。所以冬天也会出现风热感冒，夏天也会出现风寒感冒，秋天也可能会出现夹湿邪的感冒，这要看机体气化的情况。《医宗金鉴·伤寒心法要诀》里介绍得非常清楚，这是邪气和正气合化的时候出现的病理状态。我们在辨证的时候，不是以病因辨证为主，而是以病理辨证为主，以气化之后的病理状态为依据，这就是中医的证候，这就是中医的辨证论治。而不是说夏天都是风热感冒，冬天都是风寒感冒，秋天都是秋燥感冒，不是这样的。而是以辨证为依据，辨证的依据是什么？依据就是邪气和正气合化之后，机体所产生的症状表现。还有虚化实化，寒化热化，燥从湿化，湿从燥化。像刘完素所讲，"六气皆从火化"，风也可以化热，寒、湿也可以化热。李老讲虚化的时候，像小青龙汤的虚化就是小青龙汤加附子。这是从气化的角度论治感冒。

除此以外还可以从体质角度论治感冒。比如像林黛玉，可能就是桂枝汤的体质，得了感冒，用桂枝汤的概率很大；而像武松、李逵这类人，很可能属于麻黄汤体质，得了感冒，很可能会出现麻黄汤证。

因此，治疗感冒一定要从多个方面去考虑，对方药的剂量要有所把握。另外，也要注意调护，哪怕是一个轻症感冒，也要遵循张仲景桂枝汤方后的调理方法。比如说服药后"啜热稀粥一升余，温覆令一时许"，就是服药后要喝200毫升热稀粥，或者热开水也可以，还要盖被子捂上一个时辰，也就是两个小时，以助发汗。出汗也有要求，要达到"遍身漐漐，微似有汗者益佳，不可令如水流漓，病必不除"。除此之外，饮食也有需要注意的地方，"禁生冷、黏滑、肉面、五辛、酒酪、臭恶等物"。《素问·热论》也讲过，"病热少愈，食肉则复，多食则遗，此其禁也。"感冒以及初愈时不能吃得太多，不能吃肉类的食物。所以，在服药的同时，这些调养措施也非常重要，都要做到。

服药方法也要注意，"若一服汗出病瘥，停后服，不必尽剂。若不汗，更服依前法。又不汗，后服小促其间，半日许令三服尽。若病重者，一日一夜服，周时观之。服一剂尽，病证犹在者，更作服。若汗不出，乃服至二三剂。"对于病重者，要缩短给药时间，而且白天、晚上都要服药。"半日许令三服尽"，一日一夜

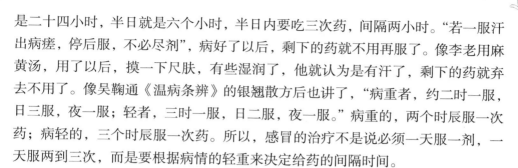

是二十四小时，半日就是六个小时，半日内要吃三次药，间隔两小时。"若一服汗出病瘥，停后服，不必尽剂"，病好了以后，剩下的药就不用再服了。像李老用麻黄汤，用了以后，摸一下尺肤，有些湿润了，他就认为是有汗了，剩下的药就弃去不用。像吴鞠通《温病条辨》的银翘散方后也讲了，"病重者，约二时一服，日三服，夜一服；轻者，三时一服，日二服，夜一服。"病重的，两个时辰服一次药；病轻的，三个时辰服一次药。所以，感冒的治疗不是说必须一天服一剂，一天服两到三次，而是要根据病情的轻重来决定给药的间隔时间。

　　所以，感冒的治疗看起来简单，实际上很复杂，可能用的方子有一两百个也不为过。像湖南的熊继柏教授，可能记了几千个方，记得多了，用的时候才有选择的余地，否则，选择面就很窄，就会沦落到有药无方的地步。而且论治要有思路，用的药量合不合适，感冒的同时有没有兼夹气滞、血瘀，是脾气虚还是肺气虚，治疗都有差异。单是气虚感冒就可以细分出多种类型，肺气虚的话有声低息微，心气虚的有心慌气短，脾气虚的有腹胀、便溏、疲乏，肾气虚的可能有滑精、腰酸、发落、小便不利、肾不纳气等表现。血虚的话要判断是肝血虚还是心血虚。

　　今天介绍感冒的治疗，就是给大家开阔一下思路。我们治疗感冒的时候，要把这些基本的概念、基本的病机、基本的证候症状搞清楚，是从六经辨证入手？还是从六淫去辨证？还是从三大类病机去辨证？还是从兼夹证去考虑？还是从体质去辨证？这些都要综合权衡，才能比较成熟，思路才会清晰，疗效才会好。所以，最重要的还是大家要多读书、多临床，把所有的书中论述感冒的内容搞清楚，做过比较和衡量，才可能挑选出合适的方药。

编辑推荐图书

经方研讨·李可经验		
阳气为重 气化为用——雒晓东六经体系讲稿及李可六经学术思想探讨	小 16 开	45.00 元
经方体悟讲记——雒晓东经方讲稿及李可、黄煌经方思维探讨	小 16 开	58.00 元
李可临证要旨 1——李可学术经验研读 21 讲	小 16 开	58.00 元
李可临证要旨 2——李可学术经验研读 19 讲	小 16 开	59.80 元
老中医经验		
医门课徒录：一名基层老中医 55 年临证手记	小 16 开	48.00 元
传世碎金方：一名基层老中医 55 年屡试屡效方	小 16 开	48.00 元
草木皆为药：一名基层老中医 55 年中草药简易方	小 16 开	52.00 元
本草体证录 1~3：一名基层老中医 55 年临证用药秘法	小 16 开	48.00 元
回眸效验方：一名基层老中医 55 年实效验方辑录	小 16 开	48.00 元
简便廉验方：一名基层老中医 55 年效验小方秘录	小 16 开	48.00 元
沉疴治悟录：一名基层老中医 55 年顽疾诊治体悟	小 16 开	48.00 元
临证效为实：一名基层老中医 55 年治病经验实录	小 16 开	55.00 元
步入中医之门系列		
步入中医之门 1：道少斋中医讲稿	小 16 开	49.00 元
步入中医之门 2：被淡忘的经络辨证	小 16 开	45.00 元
步入中医之门 3：分部经络辨证理论与实践	小 16 开	49.00 元
步入中医之门 5：疑难危重症辨证论治 24 讲	小 16 开	48.00 元
步入中医之门 6：疑难病证辨治思路详解	小 16 开	49.00 元
任之堂系列		
任之堂跟诊日记 1	小 16 开	48.00 元
任之堂跟诊日记 2	小 16 开	48.00 元
任之堂跟诊日记 3	小 16 开	48.00 元
任之堂跟诊日记 4	小 16 开	48.00 元
任之堂脉学传心录	小 16 开	48.00 元
任之堂医门日诵早晚课	小 16 开	45.00 元
任之堂中药讲记	小 16 开	45.00 元
小郎中学医记系列		
小郎中学医记——爷孙俩的中医故事 1	小 16 开	45.00 元
小郎中学医记——爷孙俩的中医故事 2	小 16 开	45.00 元
小郎中学医记——爷孙俩的中医故事 3	小 16 开	45.00 元
小郎中学医记——爷孙俩的中医故事 4	小 16 开	49.00 元
小郎中学医记——爷孙俩的中医故事 5	小 16 开	48.00 元
小郎中学医记——爷孙俩的中医故事 6	小 16 开	48.00 元
小郎中学医记——我的中医实习故事	小 16 开	45.00 元
小郎中学医记——我的大学中医故事	小 16 开	45.00 元